老年期の作業療法

鎌倉矩子・山根 寛・二木淑子／編

浅海 奈津美・守口 恭子／著

改訂第3版

編者の序

　老年期作業療法は，わが国に作業療法士が誕生してまもない頃から，先駆者によって行われていた．しかしそれはきわめて稀なことであり，場所も特別養護老人ホーム内に限られていた．大勢の作業療法士たちがいわゆる老年期作業療法の分野に進出するようになったのは，1982 年の老人保健法以降である．

　このときから，老人医療，老人保健分野での作業療法士需要は急増した．1990 年代の精神保健における老人性痴呆疾患（現在は「認知症」）対策の推進は作業療法士にさらなる技術の開拓を求めた．2000 年には公的介護保険が始まり，作業療法士はこの新たな制度のもとで高齢者に対する作業療法を実践することになった．作業療法士が医療以外の分野で提供するサービスは法律のうえでは作業療法と呼ばれないが，作業療法士たちの目から見ればそれは作業療法である．

　つまりこの 20 年間，老年期作業療法は，どちらかと言えば社会情勢に強く背中を押されるかたちで，小走りの歩みを進めてきた．たくさんの課題があるのに消化しきれない，そんな思いを抱えながら走ってきたとも言えるだろう．しかし一方で，老年期作業療法のおもしろさに目覚めた人たちも決して少なくなかった．老人の暮らしに最も近い場所で，"よりそうケア"の中での作業を実現することに意義とよろこびを見いだしたのである．

　老年期作業療法は，それに携わる作業療法士の力量が最も問われる分野のひとつである．対象者の体と心と脳の状態を的確に捉える力，心身を最良に整えるのに手を貸す力，物理的環境を整えるのに手を貸す力，そしてその人にふさわしい作業活動の機会を提供し，支える力が求められる．社会資源とその利用方法に対する知識も蓄えていなければならないと言えるだろう．

　浅海，守口両先生はいずれも，この分野で長きにわたって実績を積んでこられた方々である．お二人には，何よりもご自身の臨床実践に根ざす執筆をとお願いした．制度論に陥らないで，老人文化論に陥らないで，実践の哲学・知識・技術をこまめに書いてとお願いした．たてまえではなく本音で書いて，できるだけたくさんの事例を加えてともお願いした．お二人は快くこれに応じて下さり，何度も相談を重ね，何度も書き直して下さった．おかげで，どんな姿勢で対象者に向かえばよいかがわかる，どんなときにどうすればよいかの判断材料が豊富に与えられる，とてもよいテキストができあがった．

　老年期作業療法は，難しいけれども魅力に満ちた領域である．本書を手に，たくさんの作業療法士がよりよい作業療法を実践して下さることを願っている．

三人の編者を代表して　鎌倉矩子

改訂第3版発行にあたって

本書のコンセプトについては，初版の「はじめに」に記したのでお読みいただきたい．

第2版増補版のまえがきに「できるだけ早く，第3版にて」などと書いたものの，うかつにも9年間が経ってしまった．その間に，老年期作業療法の専門書や関連書籍が，気鋭の作業療法士によってたくさん書かれ，もう本書の出番はないのではないかと，薄々思い続けてきた．

しかし，人の老年期とはどういうものか，老いを体験するとはどういうことか，老い衰えゆく人に対し作業療法は何ができるのか，作業療法の専門的知識や技能のほかに押さえておくべき周辺事項は何かなどを，学生が俯瞰的に学べる「教科書」としての本書の役割は，そう色褪せてはいないのかもしれないと思うに至り，意を決して改訂作業を開始した．

この間，作業療法のみならず，医学をはじめとする諸科学，介護保険制度などの法制度，社会状況や人間理解に至るまで，老年期領域に関わることがらの進歩や変化には著しいものがあり，結果として全面的書き直しを迫られた．さらに今回新たに加えた事項として，高齢者の人権，作業療法理論と老年期作業療法の関連（第1章），予防期の作業療法の実践（第2章），「活動と参加に焦点を当てたリハビリテーションの推進」など，関連諸制度の最近の動向（第3章），生涯発達や老年期への適応に関する代表的理論，認知症と廃用症候群の基本的理解（第4章），しばしば学生が難渋する，対象者の評価結果から作業療法計画を立案するプロセス（第5章），対象者の役割を引き出す介入（第6章），生活のなかのリスク管理（第7章），連携の基本的理解（第8章），高齢者の人権侵害について（第10章）がある．

本書は，著者二人がそれぞれに，これまで学び実践し体験したことの全てを注いで，日本で，タイで，インターネットで，議論を重ねながら書いたものである．しかし，現在進行形で成長発展中の，日本における老年期作業療法を，網羅的に扱うことは意図しなかった．内容の不足・欠落については他書などで補っていただきたい．記述に誤りがあれば，ぜひご指摘ください．

日本の老年期作業療法の実践はすでに，これから人口の高齢化が進む他国への発信が期待される段階にある．本書がその礎を築く一端も担えれば，これほど嬉しいことはない．

タイでの執筆にあたり，必要な資料の取り寄せにたびたびご尽力いただいた北里大学医療衛生学部リハビリテーション学科作業療法学専攻の河村晃依氏，ならびに多くの学びと刺激をいただいたチェンマイ大学医療技術学部作業療法学科 Chiang Mai University, The Faculty of Associated Medical Sciences, Occupational Therapy Department の教員の皆様，明るくよく勉強する同学科の学生の皆様に深謝いたします．

2018年7月　　浅海奈津美

第 2 版増補版　発行にあたって

　今回の増補版では，国際生活機能分類 (ICF) による老年期作業療法の位置づけや関連を第 1 章と第 2 章に，また第 4 章では老年期作業療法の臨床で最も重要な観察評価のポイントを，臨床経験のない学生に伝えるべく加筆した．古くなった各種統計データは最近のものに更新し，第 2 版発行以降に変更された諸制度の概要についても第 3 章に加筆・修正した．

　日本社会の高齢化はますます進み，老年期にある人に関わる作業療法も最早特別な領域ではない．しかし老年期に避けては通れない「老い衰えゆくこと」あるいは「人生の終末」に寄り添う作業療法について，本書ではまだ十分に触れることができていない．さらに，疾患研究の進歩や当事者の発言により大きく変化しつつある認知症を抱える人への取り組み，急増する独居者への在宅支援など，新たなテーマも目の前に現れている．これらについては，できるだけ早く，第 3 版にてお示ししたい．

2009 年 2 月　　浅海奈津美　守口恭子

第2版発行にあたって

　2004年12月に「痴呆」に替わる用語に関する検討会報告書が厚生労働省より発表され，一般的な用語や行政用語としての「痴呆」が「認知症」に変更されることが提唱された．これは，「痴呆」という語が侮蔑的な表現であり，偏見や差別感を招くという認識に立つものである．本書もこの提唱にならい，文中の「痴呆」をすべて「認知症」に変更することにした．ただし，引用した図表や文章に出ている場合，過去の法令の文言にある場合については，原則としてそのままとした．新しい用語の使われ方が定着するのを待って，改めて整理するつもりである．

　老年期の医療や介護に関わる施策の動きはめまぐるしく，追いかけることすら容易ではないが，リハビリテーションやケアの考え方と実践もまた日に日に進歩している．これらのうち今回の改訂では，際立った2点について，すなわち，介護予防の動向を「介護予防への取り組み」(3.1.5) として，認知症当事者の語りに耳を傾ける重要性を「面接」(4.3.2) の中で，少しではあるが加筆した．今後，介護保険や医療保険制度の改正を視野に入れて，本書の内容全体の手直しに着手する予定である．

　また，文章表現がわかりにくいとご指摘をいただいた数カ所の修正も併せて行った．これからも，老年期の作業療法を育てていくために，本書の内容について多くのご意見，ご感想をお寄せいただきますようお願い申し上げます．

2005年2月　　浅海奈津美　守口恭子

第1版のはじめに

　高齢者人口の急増を受けて日本では1980年代以降，老人保健法，ゴールドプラン，介護保険法などの法律や指針が次々と制定され，要援護もしくはそうなる恐れのある高齢者に，医療，保健，福祉，介護など必要なサービスが提供されるようになった．これらの現場に，それ以前あるいは80年代の初めから携わってきた作業療法士の臨床実践と後輩育成の努力の結果，高齢者を対象とする施設や機関で働く作業療法士の数は次第に増え，今日では多くの作業療法士が活躍している．

　しかし老年期が，身体障害や精神障害，発達障害などと並ぶ作業療法の一分野として認知されるようになってからまだ日が浅く，老い衰えていく人たちに対して何をすべきか，何ができるのかについて，日本の作業療法士全体が共通の認識をもつところまでには至っていない．その一方で作業療法に対する需要は大きく，よい仕事をする作業療法士が，今後さらに増えることが望まれている分野でもある．

　本書は，作業療法士養成教育におけるテキストとして活用されることを念頭に，著者二人が考える老年期作業療法のアウトラインを，初学者が具体的イメージをもちやすいようにできるだけ事例をあげながら，示すことを試みたものである．全体は，老年期作業療法の理念（第1章），基礎知識（第2，3章），作業療法の実際（第4，5章），臨床実践に不可欠な知識と考え方（第6，7，8，9，10章）で構成されている．それぞれの章は独立して読めるようになっているが，本書全体に共通する著者の考え方と言葉の定義を第1章に記したので，できれば最初に目を通していただきたい．

　私たちは老年期ということばに，「老い衰えゆく時期を生きる」というニュアンスを込めた．老年期作業療法の対象は機能でも障害でもなく，人である．生物としては衰えの時期にあってもなお，その人が自分らしい主体性のある生活を送り続けられるよう，手を変え品を変えその人の「すること」を支えていく．これが老年期作業療法の核心である．作業療法をとりまく社会制度がどのように変化しようと，このことだけはゆるがせにしてはならない．

　もちろん心身機能に回復の可能性がある場合には，対象者が高齢であっても作業療法士は治療的技法を用いて働きかける．本書はそれを否定するものではない．しかしリスク管理の点で特別な配慮が必要になる場合でも，用いる技法そのものが老年期に特有であるとはいえないと判断し，本書では触れなかった．

　執筆当初は章ごとに分担して書く予定であったが，二人で何十回と議論を重ね，幾度も構成を組み替え，削除と加筆を繰り返しているうちに，気が付いてみたらすべての章が実質的に共同執筆といえるものになっていた．したがって本書の文責はすべて二人が共に負う．

　日本の老年期作業療法がよりよき姿で発展していくために，本書がいくらかでも貢献できれば幸いである．

2003年11月　　浅海奈津美

目　次

編者の序 ——————————————————————————————— iii

改訂第3版発行にあたって ————————————————————— iv

第2版増補版　発行にあたって ———————————————————— v

第2版発行にあたって ————————————————————————— vi

第1版のはじめに ——————————————————————————— vii

第1章　老年期作業療法の枠組み　　　　　　　　　　　　　　1

1・1 老年期作業療法の目的 ……………………………………………… 2

1・2 老年期作業療法における作業 ……………………………………… 2

　1・2・1 国際生活機能分類と作業　2

　1・2・2 日本作業療法士協会による分類　5

　1・2・3 その人らしい生活と作業　5

1・3 老年期作業療法における介入 ……………………………………… 6

　1・3・1 作業療法介入の方向性　6

　1・3・2 作業療法介入の特徴　7

1・4 作業療法理論/モデルとの関連 …………………………………… 7

　1・4・1 老年期作業療法と人間作業モデル　8

　1・4・2 老年期作業療法とカナダ作業遂行モデル　9

　1・4・3 トップダウンアプローチとボトムアップアプローチ　11

第2章　老年期作業療法の対象　　　　　　　　　　　　　　13

2・1 対象者との出会いと終了 …………………………………………… 14

　2・1・1 作業療法の対象者　14

　2・1・2 作業療法の開始　14

　2・1・3 作業療法の終了　14

2・2 高齢者の状態像と作業療法の特徴 ………………………………… 15

　2・2・1 高齢者の状態像の特徴　15

　2・2・2 状態像別にみる作業療法の特徴　15

　　1. 予防期における老年期作業療法　16

　　2. 急性期，回復期における老年期作業療法　20

　　3. 生活期における高齢者の状態像の特徴　21

4. 終末期における老年期作業療法の特徴　*22*

第3章　老年期作業療法の制度的位置づけと実施形態　*27*

3·1 日本社会の高齢化 …………………………………………………………………… *28*
3·2 高齢者保健福祉施策と作業療法 …………………………………………………… *30*
3·2·1 老人保健法と作業療法の実践　*30*

3·2·2 認知症高齢者への取り組みのはじまり　*31*

3·2·3 在宅サービス推進の流れ　*31*

3·2·4 介護保険制度の導入　*32*

3·2·5 介護保険制度のしくみ　*33*

3·2·6 地域包括ケアシステムと介護予防・生活支援　*36*

3·2·7 認知症の人の地域生活を支える施策　*37*

3·2·8 活動と参加に焦点を当てたリハビリテーション　*39*

3·3 老年期作業療法の実践形態とその特徴 ……………………………………………… *41*
3·3·1 入院・入所施設における作業療法　*41*

3·3·2 通所施設における作業療法　*43*

3·3·3 在宅訪問における作業療法　*45*

第4章　老年期とはどのような時期か　*49*

4·1 老化に起因する不自由 ………………………………………………………………… *50*
4·1·1 ADL における不自由　*50*

1. 移動における不自由　*50*

2. 食事における不自由　*50*

3. 排泄における不自由　*50*

4. 入浴における不自由　*50*

5. 整容における不自由　*51*

6. 更衣における不自由　*51*

4·1·2 IADL における不自由　*51*

1. 調理における不自由　*51*

2. 洗濯と物干しにおける不自由　*51*

3. 掃除とゴミ出しにおける不自由　*51*

4. 家電製品の操作や管理における不自由　*51*

5. 住居と庭の管理における不自由　*52*

6. 買い物・外出における不自由　*52*

ix

7. 金銭管理における不自由　52

8. 安全管理における不自由　52

9. 電話連絡における不自由　52

4・2 老化と加齢変化　53

4・2・1 老化の定義　53

4・2・2 老化の機序　53

4・2・3 生理的老化と病的老化　54

4・3 身体機能の加齢変化　54

4・3・1 感覚機能　55

1. 視機能　55

2. 聴機能　56

3. 味覚　56

4. 嗅覚　56

5. 皮膚感覚　57

4・3・2 自律神経機能　57

1. 循環機能　57

2. 呼吸機能　57

3. 消化機能　58

4. 排尿機能　58

5. 体温調節機能　58

6. 内分泌機能　58

7. 免疫機能　59

4・3・3 運動機能　59

1. 骨・関節　59

2. 骨格筋　59

3. 筋力　59

4. 運動　59

4・4 精神機能の加齢変化　60

4・4・1 知的機能―流動性知能と結晶性知能　61

4・4・2 記憶　62

4・5 人格の加齢変化　64

4・5・1 人格の生涯発達理論　64

1. 精神分析的理論による高齢期　65

2. 生涯発達理論による高齢期　65

4・5・2 人格と加齢　67

4·6 老年期への適応 ……………………………………………………………… 68

4·7 老年期の暮らし ………………………………………………………………… 69

4·7·1 4つの喪失　*69*

4·7·2 就業　*69*

4·7·3 余暇活動　*70*

4·8 実践現場で多い疾患・症候群―認知症と廃用症候群 ……………………… 72

4·8·1 認知症　*72*

1. 定義・診断基準　*72*

2. 疫学と推計値　*73*

3. 原因疾患　*73*

4. 症状　*74*

5. 4大認知症の特徴　*75*

1)アルツハイマー病　*75*／2)血管性認知症　*76*／

3)レビー小体型認知症　*77*／4)前頭側頭型認知症　*77*

4·8·2 廃用症候群　*79*

● 第5章　評価　*83*

5·1 評価の考え方 ………………………………………………………………… 84

5·2 評価計画 ………………………………………………………………………… 85

5·3 評価内容 ………………………………………………………………………… 86

5·3·1 情報を収集する　*86*

5·3·2 面接　*86*

5·3·3 観察　*90*

1. 観察から得られる情報　*90*

2. 観察の限界と可能性　*91*

3. 認知症のある人の観察　*92*

5·3·4 検査・調査　*93*

1. ADL（Activities of Daily Living, 日常生活活動）　*93*／

1)FIM　*93*／2)バーセル指数　*93*

2. IADL（Instrumental ADL, 手段的ADL）　*94*

1)老研式活動能力指標　*95*／2)Lawton手段的ADL尺度　*95*

3. QOL（Quality of Life, 生活の質）　*96*

1)PGCモラールスケール　*96*／2)SF-36　*96*

4. 身体機能　*96*

1)機能的上肢到達検査　*96*／2)ボルグのバランス指標　*98*／

xi

3）Timed "up and go" test　*99*

5. 認知機能　*99*

　1）HDS-R　*99*／2）MMSE　*100*／

　3）MOCA-J　*100*／4）CDR　*100*／5）FAST　*100*／

　6）柄澤式老人知能の臨床的判定基準　*103*

6. 精神・心理機能　*103*

　1）意欲の指標　*103*／2）うつ性自己評価尺度　*104*

7. 介護負担　*104*

　1）Zarit 介護負担尺度日本語版　*104*

8. 認知症の介護予防　*104*

　1）ファイブ・コグ　*104*／2）DASC-21　*106*

9. 介護保険　*106*

　1）障害高齢者の日常生活自立度（寝たきり度）判定基準　*106*／

　2）認知症高齢者の日常生活自立度判定基準　*106*

10. その他　*108*

5・4 評価の実際と作業療法計画—事例を通して ……………………………………*108*

5・5 まとめ ……………………………………………………………………………*113*

第6章　介入　*117*

6・1 作業の準備状態をつくる………………………………………………………………*118*

　6・1・1 活動と休息のリズム　*118*

　6・1・2 離床とシーティング　*120*

　　1. 離床の効果　*120*

　　2. シーティングとは　*120*

　6・1・3 朝の集いと体操　*125*

　6・1・4 作業遂行に必要な機能を強化する　*127*

6・2 ADL・IADL の遂行を支援する ………………………………………………………*128*

　6・2・1 ADL の遂行支援　*129*

　6・2・2 IADL の遂行支援　*133*

　6・2・3 福祉用具の活用　*135*

　　1. 一般的な市販品の活用　*136*

　　2. 福祉用具　*136*

　　3. 福祉用具の活用支援　*138*

　6・2・4 居住環境の整備　*141*

　　1. 自宅の環境整備　*144*

2. 入所施設の環境調整　*147*

6・3 役割を引き出す ………………………………………………………… *149*

6・3・1 高齢者と役割　*149*

6・3・2 個別対応場面の利用　*151*

6・3・3 役割を伴う作業（しごと）の提供　*152*

6・3・4 支えあい集団の中での役割　*153*

6・3・5 作業療法士自身の用い方　*157*

6・4 余暇活動の遂行を支援する ……………………………………………… *158*

6・4・1 活動種目の決定　*159*

6・4・2 遂行支援の実際　*160*

1. 趣味活動　*160*

2. 知的活動　*164*

3. 年中行事　*165*

4. 外出・旅行　*166*

6・4・3 認知症のある人の余暇活動　*168*

1. 趣味活動　*168*

2. 外出　*170*

6・5 近接援助技術を活用する ………………………………………………… *171*

6・5・1 回想を用いた作業療法　*171*

6・5・2 音楽活動を用いた作業療法　*173*

6・5・3 園芸を用いた作業療法　*173*

6・5・4 芸術活動を用いた作業療法　*174*

6・5・5 アニマルセラピーを用いた作業療法　*175*

1. 動物介在活動　*175*

2. 動物介在療法　*175*

6・5・6 作業療法も基盤としている2つの理論—パーソンセンタード・ケアと
バリデーションセラピー　*176*

1. パーソンセンタード・ケア　*176*

2. バリデーションセラピー　*177*

6・5・7 その他の療法　*178*

1. アロマセラピー　*178*

2. タクティールケア　*178*

3. 化粧療法　*178*

4. ドールセラピー　*179*

第7章　リスク管理　181

7·1 リスク管理の基本 ··· 182
7·2 身体運動のリスク管理 ··· 182
7·3 よくみられる症状・病態 ··· 183
　　7·3·1 脱水　184
　　7·3·2 低栄養　184
　　7·3·3 転倒・骨折　185
　　7·3·4 褥瘡　186
7·4 救急時の対応 ··· 187
7·5 生活のなかのリスク管理 ··· 188
　　7·5·1 緊急時・災害時の対応　188
　　7·5·2 詐欺，押し売り　189
　　7·5·3 安全な暮らしのために　189
　　　片づけ・整理　190／浴室周辺　190／福祉用具　190／
　　　服薬　190
7·6 認知症のある人のリスク管理 ··································· 190
　　1. 中核症状によるリスク　191
　　　記憶障害　191／見当識障害　191／失語　191
　　2. 行動・心理症状（BPSD）によるリスク　191
　　　徘徊　191／異食　191／収集癖　191
　　3. 認知症の種類によるリスク　192
　　　アルツハイマー病　192／レビー小体型認知症　192／
　　　血管性認知症　192／前頭側頭型認知症　192

第8章　介護家族とのかかわり　196

8·1 家族と高齢者介護 ··· 196
　　8·1·1 今日の家族介護が抱える問題　196
　　8·1·2 家族介護とはどういうものか　199
　　8·1·3 介護の社会化と家族の役割　202
8·2 作業療法と介護家族 ·· 204
　　8·2·1 連携相手としての家族　204
　　　1. 高齢者が在宅の場合　204
　　　2. 高齢者が入院・入所中の場合　205
　　8·2·2 援助対象としての介護家族　206

1. 障害と能力についての理解の促進　*206*

2. 介護技術の指導　*207*

3. 心理的サポート　*207*

第9章　連携　*209*

9・1 連携とは　*210*

9・1・1 連携，協働，チーム　*211*

9・1・2 連携のプロセス　*211*

9・1・3 円滑な連携構築のために　*212*

9・2 作業療法士と連携　*213*

9・2・1 多職種チームの中での連携　*213*

1. 他職種との連携の進め方　*213*

2. 多職種チームモデル　*213*

9・2・2 異なる場所で働く作業療法士間の連携　*215*

9・2・3 インフォーマルサポートの担い手との連携　*216*

9・3 地域づくりと連携　*217*

9・3・1 地域を知る　地域とつながる　*217*

9・3・2 地域に働きかける　*218*

9・3・3 当事者活動を支援する　*219*

9・3・4 連携についての心構え　*219*

第10章　高齢者の人権と権利擁護　*223*

10・1 高齢者の人権　*224*

10・1・1 身体拘束の禁止　*224*

10・1・2 日常的ケアにおける人権の侵害　*226*

10・1・3 高齢者虐待防止法　*226*

10・2 権利擁護　*228*

10・2・1 成年後見制度　*228*

10・2・2 日常生活自立支援事業　*229*

10・2・3 自己決定権の支援と作業療法　*230*

● 第11章　ひとの老いと作業療法　　234

11・1 伝承文化にみる老い ……………………………………………… 234

11・2 社会問題としての老い …………………………………………… 235

11・3 老いの人称 ………………………………………………………… 235

11・4 老いの多様性 ……………………………………………………… 236

11・5 ひとの老いと作業療法 …………………………………………… 237

改訂第3版　あとがき ——————————————————239

索 引 ————————————————————————240

1

老年期作業療法の枠組み

1・1 老年期作業療法の目的

1・2 老年期作業療法における作業

1・2・1 国際生活機能分類と作業

1・2・2 日本作業療法士協会による分類

1・2・3 その人らしい生活と作業

1・3 老年期作業療法における介入

1・3・1 作業療法介入の方向性

1・3・2 作業療法介入の特徴

1・4 作業療法理論/モデルとの関連

1・4・1 老年期作業療法と人間作業モデル

1・4・2 老年期作業療法とカナダ作業遂行モデル

1・4・3 トップダウンアプローチとボトムアップアプローチ

1 老年期作業療法の枠組み

　本章では，本書の示す「老年期の作業療法」が，何を目的とし，どのような特徴をもつ作業療法であるのかについて，その基本的枠組みとなることがらを概説する．

1・1　老年期作業療法の目的

　世界的な人口の高齢化をうけ，1991年国連総会にて「高齢者のための国連原則」が決議された．18の原則（**表1-1-1**）には，高齢者の自立，参加，介護，自己実現，尊厳の各領域について，高齢者のあるべき姿が提示されている（国際連合広報センター，1999）．

　老年期作業療法の目的は，この原則にある，高齢者が主体性を保ち，社会参加し，適切なケアを受け，自己実現を追求し，尊厳のある生き方をすることを，作業の側面から支えることである．言い換えれば，高齢者が，その人らしく生活することについて，生活しにくさが生じている，または生じる恐れの大きい場合に，それらの解決にむけて，

　　①作業の選択や決定（何をするか），

　　②作業の遂行（いかにするか），

　　③作業の継続や展開（これからどうしていくか）

の観点から，作業療法を用いた支援的介入や助言を行うことといえる．

　「その人らしく生活する」（高齢者自身からみれば「自分らしく生活する」）とは，高齢者が人生を通して培ってきた，信念や意思，価値観，興味や関心，さまざまな能力，理解や判断の仕方，人との付き合い方，物事への取り組み方，行動の仕方などについて，これらを生かし，主体性を失わずに生活することをいう．

1・2　老年期作業療法における作業

　作業療法における作業について世界作業療法士連盟（World Federation of Occupational Therapists，以下WFOT）では，「人々が個人的に，家族の中で，そしてコミュニティと共に行う，時間を占有し，人生に意味と目的をもたらす日常的な諸活動をいう．作業は人々がすることを，必要とする，欲する，そして期待される事柄を含む」（筆者訳）と定義している（WFOT，2012）．

1・2・1　国際生活機能分類と作業

　作業療法の介入内容を分析的に考えたり，それを他職種に説明したりする際に，国際生活機能

表1-1-1　高齢者のための国連原則
(国際連合広報センター「高齢化に関する国際行動計画および高齢者のための国連原則」1999, より引用)

「高齢者のための国連原則」は1991年12月16日, 国連総会によって採択された（決議46/91). 各国政府はできる限り, これを国内プログラムに盛り込むことを促された. 原則の要点は以下のとおり.

自立 (independence)
高齢者は,
- 所得, 家族とコミュニティーの支援, および, 自助を通じ, 十分な食糧, 水, 住まい, 衣服および医療へのアクセスを有するべきである.
- 労働の機会, あるいは, その他の所得創出機会へのアクセスを有するべきである.
- 労働力からの撤退をいつ, どのようなペースで行うかの決定に参加できるべきである.
- 適切な教育・訓練プログラムへのアクセスを有するべきである.
- 安全で, 個人の嗜好と能力の変化に対応できる環境に住めるべきである.
- できる限り長く自宅に住めるべきである.

参加 (participation)
高齢者は,
- 社会への統合状態を持続し, その福祉に直接に影響する政策の形成と実施に積極的に参加し, その知識と技能を若年世代と共有すべきである.
- コミュニティーに奉仕する機会を模索, 発掘するとともに, その関心と能力に相応しい立場で, ボランティアの役割を務めることが可能となるべきである.
- 高齢者の運動あるいは団体を形成できるべきである.

介護 (care)
高齢者は,
- 各社会の文化価値体系に沿って, 家族とコミュニティーのケア, および, 保護を享受すべきである.
- 最適レベルの身体的, 精神的および感情的福祉の維持あるいは回復を助け, 発病を防止あるいは遅延する医療へのアクセスを有するべきである.
- その自立, 保護およびケアを向上させる社会・法律サービスへのアクセスを有するべきである.
- 保護, リハビリ, および, 人間的かつ安全な環境における社会的・精神的な刺激を提供する施設での適切なレベルのケアを利用できるべきである.
- いかなる居住施設, ケアあるいは治療施設に住む場合でも, その尊厳, 信条, ニーズおよびプライバシー, ならびに, その医療および生活の質に関する決定を行う権利の十分な尊重など, 人権と基本的な自由を享受できるべきである.

自己実現 (self-fulfilment)
高齢者は,
- その潜在能力を十分に開発する機会を追及できるべきである.
- 社会の教育, 文化, 精神およびレクリエーション資源にアクセスできるべきである.

尊厳 (dignity)
高齢者は,
- 尊厳と安全の中で生活し, 搾取および身体的あるいは精神的虐待を受けないでいられるべきである.
- 年齢, 性別, 人種あるいは民族的背景, 障害あるいはその他の地位に関わらず, 公正な取扱を受け, その経済的貢献に関係なく評価されるべきである.

分類（International Classification of Functioning, Disability and Health, 以下 ICF）の各構成要素やそれぞれの構成要素の相互作用を図式化した概念枠組み（図1-2-1）を用いることがしばしば有効である.

　図1-2-1 に示された構成要素のうち,「活動」（課題や行為の個人による遂行）および「参加」（生活・人生場面へのかかわり）が作業療法における作業に該当する.

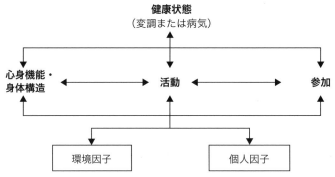

図 1-2-1　ICF の構成要素間の相互作用
(世界保健機関 (WHO)「ICF　国際生活機能分類」2002, 中央法規より引用)

表 1-2-1　ICF の「活動と参加」の項目（第 1 レベルの分類）

学習と知識の応用	目的をもった感覚的経験, 基礎的学習, 知識の応用
一般的な課題と要求	単一課題の遂行, 複数課題の遂行, 日課の遂行, ストレスとその他の心理的要求への対処
コミュニケーション	コミュニケーションの理解, コミュニケーションの表出, 会話並びにコミュニケーション用具および技法の利用
運動・移動	姿勢の変換と保持, 物の運搬・移動・操作, 歩行と移動, 交通機関や手段を利用しての移動
セルフケア	自分の身体を洗うこと, 身体各部の手入れ, 排泄, 更衣, 食べること, 飲むこと, 健康に注意すること
家庭生活	必需品の入手, 家事, 家庭用品の管理および他者への援助
対人関係	一般的な対人関係, 特別な対人関係
主要な生活領域	教育, 仕事と雇用, 経済生活
コミュニティライフ・社会生活・市民生活	コミュニティライフ, レクリエーションとレジャー, 宗教とスピリチュアリティ, 人権, 政治活動と市民権

表 1-2-2　生活行為の分類と内容

(日本作業療法士協会・編著「作業療法マニュアル 57　生活行為向上マネジメント　改訂第 2 版」2016, p16 より引用)

分類	内容
日常生活活動（ADL）	トイレ, 入浴, 更衣, 歯磨き, 整容, 睡眠など
手段的日常生活活動（IADL）	掃除, 料理, 買い物, 家や庭の手入れ, 洗濯, 自転車・自動車運転, 公共交通機関利用, 子供の世話, 動物の世話など
生産的生活行為	賃金を伴う仕事, 畑など
余暇的生活行為	趣味, 読書, 俳句, 書道, 絵を描く, パソコン, 写真, 観劇, 演奏会, お茶, お花, 歌, 囲碁, 散歩, スポーツ, 競馬, 手工芸, 旅行など
社会参加活動	高齢者クラブ, 町内会, お参り, ボランティアなど

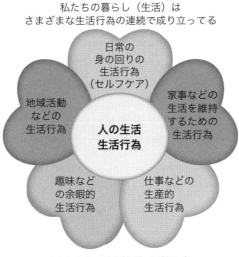

図 1-2-2　生活行為の考え方
(日本作業療法士協会・編著「作業療法マニュアル 57　生活行為向上マネジメント　改訂第 2 版」2016, p15 より引用)

ICF では「活動」と「参加」の構成要素を「活動と参加」としてまとめて分類している．「活動と参加」の内容は表 1-2-1 のとおりである．

1・2・2　日本作業療法士協会による分類

WFOT の作業の定義にある「日常的な諸活動」の内容について，作業療法の世界ではさまざまな分類がなされてきた．高齢者の生活支援との関連では，日本作業療法士協会が作業の同義語として「生活行為」という言葉を用い，それを「人が生きていく上で営まれる 365 日 24 時間連続する生活全般の行為」と定義したうえで，その分類と，主に高齢者を想定した内容例を表 1-2-2，図 1-2-2 のように示している．

表 1-2-1 と表 1-2-2 を比べると，表 1-2-2 の例示内容には日本文化特有でなじみのある作業名が挙げられ，具体的に高齢者の作業についてイメージしやすい．表 1-2-1 の ICF の「活動と参加」の項目は一般的，抽象的な表現で示されており，より多様な作業を思い浮かべることができる．

1・2・3　その人らしい生活と作業

作業療法を行ううえで，その人の作業の状況や課題を評価し分析・整理するために，ICF の「活動と参加」の諸項目や「生活行為」分類を利用することは有効である．

しかし実際の生活においては，並行して複数の作業が，混じり合い，時間の流れとともに変化しながら営まれるものであり，また，ひとつの作業がいくつもの意味をもつ場合があって，その区切りや命名は便宜上のものともいえる．

表1-2-3 「散歩」という作業のもつ意味 —AさんとBさんの違い—

Aさんにとっての散歩	Bさんにとっての散歩
・昨年，健康維持のために始めた．	・数十年来の習慣，休日の気分転換が目的．
・雨天の日以外は，早朝にゆっくり1時間くらい．	・思いついたら，半日費やすときも30分のときも．
・道端の花や木を眺めるのが楽しみ．	・近所の本屋やカフェに立ち寄るのが楽しみ．
・近所の人との立ち話がつい長くなる．	・ひとりになれる時間を楽しむ．
・だいたいいつも同じコースを歩く．	・その日の気分でコースを変える．

　例えば食事をするという作業は，栄養摂取や摂食動作のみならず，何を，いつ，どこで，だれと，どのように食べるのか，どのように始まり，どのような時間的流れで進み，どのように終わるのか，ということが合わさって，はじめてその人の生活の中での意味が生まれる．散歩という作業は，外気にあたることであったり運動であったり，気分転換であったり，地域を知ることであったり，通り道の家や店に立ち寄る楽しみを伴うものであったりする．同じ名前でよばれる作業であっても，遂行する人それぞれにとって，もつ意味が異なり，さらに同時にいくつもの意味をもつのである（表1-2-3）．

　したがって作業療法士が，作業の側面から対象者を支援するためには，対象者がその人らしく生活するために必要な作業が，どのような要素や過程を含み，その人の人生の文脈のなかでどのような意味をもつものであるのかを，対象者一人ひとりについて把握することが必須となる．

● 1・3　老年期作業療法における介入

　高齢者がその人らしく生活することのしにくさを，本書では「作業の選択や決定/遂行/継続・展開のしにくさ」という視点で捉える．

　老年期作業療法では，このような作業のしにくさのゆえに，その人らしく生活することに支障をきたす，あるいはその恐れのある高齢者に対し，作業の各側面から介入し，その人らしい生活の実現や継続を支援する．

▌ 1・3・1　作業療法介入の方向性

　老年期の作業療法の目的は，高齢者一人ひとりの，その人らしい生活を，作業という側面から支援し，実現することである．ICFの概念枠組みに即していえば，その人の「活動」や「参加」を促進することである．そのための作業療法の介入には，次のふたつの方向性がある．

　①「活動」や「参加」の実現に直接焦点をあてた介入

　対象者が作業を選択・決定，遂行，継続・展開する過程やその内容に関して，作業療法の目的に即したよりよい変化を，対象者に促していく介入である．

②「心身機能・身体構造」「環境因子」「個人因子」への介入

　図1-2-1の矢印は，ICF概念の構成要素間に相互作用の関係があることを表している．この関係を利用して，対象者の「心身機能・身体構造」や「環境因子」「個人因子」の変化を促す働きかけを行う．もたらされた変化が，対象者の「活動」「参加」によい影響を及ぼすことを意図して行う介入である．

1・3・2　作業療法介入の特徴

老年期の作業療法介入の目的は以下の4つの項目に集約される．

①作業の準備状態をつくる
②ADL・IADLの遂行を支援する
③役割を引き出す
④余暇活動の遂行を支援する

　介入にあたって着目する項目がいずれの場合においても，その人らしい生活の実現を念頭に，作業療法士は介入の目的に即した作業を，高齢者自身と共に選択・決定，遂行，継続・発展させていく．

　ICFの枠組みに準拠して考えると，老年期にはそれ以前の時期に比べて，悪化した健康状態や心身機能・身体構造が，より良好な状態へと変化する余地が少なくなる．このことから，作業療法の介入は，活動や参加の内容そのものの変更や，環境因子，個人因子への働きかけに比重を置くことが多くなる．

　また，作業療法士のみの力で介入の目的を達成できることは少なく，多くの場合，対象者の家族，他の関係職種，地域の人々などと連携し継続的に支援することが必要になる．チームによる長期的支援を成功させるには，高齢者のみならず「家族や関係者も希望をもてるような支援」（渡辺，2014）を組み立てていくことが欠かせない．

● 1・4　作業療法理論/モデルとの関連

　本書では，老年期の作業療法を，主に国際生活機能分類（ICF）の概念枠組みを用いて説明していくが，対象者の評価，介入にあたっては，ICFとも親和性の高い，作業を重視する作業療法理論の考え方に影響をうけている．理論の全体像や詳細についてはそれぞれの専門書に委ね，ここでは老年期作業療法への利用の仕方の一例を示す．

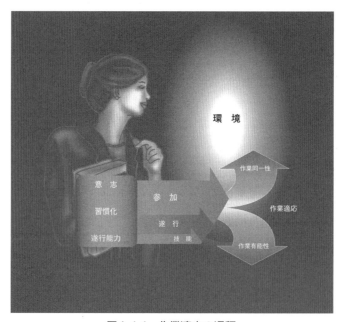

図1-4-1　作業適応の過程
(Kielhofner G・編著/山田　孝・監訳「人間作業モデル―理論と応用　改訂第4版」2012，協同医書出版社，p119より引用)

1・4・1　老年期作業療法と人間作業モデル

人間作業モデル（Model of Human Occupation；MOHO）とはキールホフナー Kielhofner Gらによって1980年に開発された，作業に焦点をあてた包括的な作業療法理論である．その基本的考え方と構成概念は，人間の内部にある意志（作業への動機づけ），習慣化（行為の再現パターン），遂行能力（作業の遂行能力）が，環境との交流によって，作業適応の状態（肯定的な作業同一性と，作業有能性の達成）が生まれる，というものである（図1-4-1）．

作業療法士はこれらの構成概念および各下位概念や，作業適応の各側面に従い対象者の作業を評価し，その結果に基づいて介入の目標を立て作業療法を実践する．

作業療法士が出会う高齢者は，複数の疾患や老化による機能障害を抱え，特に在宅の場合にはそれぞれの人に固有な環境因子もからみあって，複雑な生活課題を抱えていることが多い．このような高齢者の作業の現状をどのように把握すれば，そこからその人の作業に焦点をあてた作業療法を展開できるのかという，作業療法のクリニカルリーズニング[*1]（臨床推論）を，本理論では各構成概念について系統立てて情報を集めることから開始する．表1-4-1には高齢者について初期の段階で，どのような疑問をもって情報収集にあたるべきかの例が示されている．

人間作業モデルに基づいた作業療法を進めるにあたっては，本理論に即した種々の評価ツールが開発されており利用することができる．老年期作業療法への利用の仕方については原著のほか，山田ら（2015）による日本での実践事例集に詳しい．

[*1]：人間作業モデルでは「作業療法のリーズニング」という用語が用いられている（Kielhofner・編著/山田・監訳，2012，p159）．

表 1-4-1　高齢期の実践に対する作業療法のリーズニングの一般的疑問
（Kielhofner G・編著/山田　孝・監訳「人間作業モデル—理論と応用　改訂第4版」
2012, 協同医書出版社, p164, p165 より引用）

MOHO の概念	対応する疑問
作業同一性	・この高齢者は，自分自身をどのように見ているのか．この高齢者は自分を祖母，母親，ボランティア，教会の会員，活動をする人と見ているか．そのひとは自分自身を社会や友人や家族に貢献していないと見ているか．生活が活発であるか．従事することに失敗したのか． ・家族はこの高齢者が誰だと考えているのか．このことがこの高齢者が自分自身を見ることにどのような影響を及ぼしているか．
作業有能性	・この高齢者は，時間とともに自分の責任を果たすことができたか． ・この高齢者は自分が必要とし，また，したいと望む作業をすることができると見ているのか． ・この高齢者は自分の作業的生活の中で有能感を持っていたのか．
参加	・この高齢者は，現在，自分が必要としていて，したいと望んでいる生産的活動，レジャー活動，身辺処理活動に日課として就いているか．
遂行	・この高齢者は，この人の生活を作り上げている身辺処理，生産性，余暇を行うことができるのか． ・この高齢者は，その人が満足している基準に沿って，ADL を行うことができるのか．
技能	・この高齢者は，自分が必要としていたり，したいと望んでいることを行うために必要なコミュニケーションと交流，運動，処理技能を示しているのか．
環境	・その人の家族が，この高齢者の健全な状態にとって望ましいとか，必要であると考えている ADL は何なのか． ・その人の家族は，この高齢者が ADL を効果的に行うように支援しているのか． ・環境の機会，情報，制約，要求（または要求の欠如）は，この高齢者が自分自身と自分の能力をどう見ているのかということに影響を及ぼしているのか． ・空間，対象物，作業形態あるいは課題，社会的集団によって提供される機会，情報，制約，要求は，この高齢者が日常生活への参加にどのように影響を及ぼしているのか．
意志	・この高齢者は，自分の能力を適切に信頼しているのか． ・この高齢者が生活する上での一連の動機づけの原理はどんなものなのか． ・この人にとって重要なことは何なのか，そして，このことが日常生活活動に就くための選択にどのように影響を及ぼしているのか． ・この高齢者は，自分が楽しんだり，満足する活動をしているのか．
習慣化	・この高齢者の日課はどんなものなのか，また，その日課が自分が行うことにどのように影響しているのか． ・この高齢者は自分の日課をどのように感じているのだろうか． ・この高齢者は，どのような責任感を抱いているのだろうか，また，そのことが日課にどのように影響しているのだろうか．

1・4・2　老年期作業療法とカナダ作業遂行モデル

　カナダ作業遂行モデルは，1997年にカナダ作業療法士協会によって紹介された，作業遂行を人と作業と環境のダイナミックな相互作用として概念化したモデルである（図 1-4-2）（吉川他・監訳，2011）．本モデルでは，作業は人と環境を繋ぐものと位置づけられ，個人は作業を通して環境

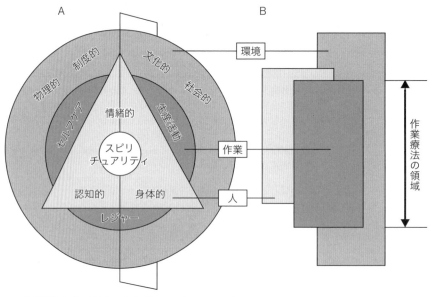

A. 作業遂行と結び付きのカナダモデル（CMOP-E）
B. 断面図

図1-4-2　作業遂行と結び付きのカナダモデル（CMOP-E）：関心領域の特定
（Townsend E 他・編著/吉川ひろみ，他・監訳「続・作業療法の視点」2011，大学教育出版，p46 より引用）

と関わり合う（interact with）．

同モデルの発表とあわせて，作業療法は「クライエント中心の実践[*2]」であり，その核は「作業の可能化」（作業ができるようになること）であるという考え方が明確に打ち出された（Townsend 他/吉川他・監訳，2011）．

さらに本モデルに基づく，カナダ作業遂行測定（Canadian Occupational Performance Measure，以下COPM）という，作業遂行の問題に対する対象者の認識の経時的変化の記録を目的とした自己評点式の評価が開発された（吉川・訳，2006）．

COPMは，COPMを行う対象者自身がしたい，する必要があると思っている，あるいはすることが期待されていると思っている作業が何なのかを，本人と作業療法士が共有するためのツールとしても用いることができる．COPMを介して明確化した，本人にとって意味と目的のある作業の実現を対象者と作業療法士が協働してめざす過程は，介護される立場を余儀なくされ受け身の人生を過ごしがちな老年期の対象者が，自分らしい生活をかたちづくる作業を獲得することに結びつく．

COPMは，認知機能の低下や自己評点方式になじみがないなどの理由で，COPMのプロセスすべてを実施できず部分的利用に留まる場合でも，自分がしたい，する必要がある，することが期待されている作業が何かを，対象者に改めて考えてもらったり，その人の作業に関する情報を作業療法士が得たりするために，活用することができる．

[*2]：カナダ作業遂行モデルでは，作業上の問題をもつ個人のほか，家族，集団，コミュニティ，組織，住民も作業療法の対象ととらえ，総称してクライエントと呼ぶ（Townsend 他/吉川他・監訳，2011，p27）

表1-4-2　トップダウンアプローチとボトムアップアプローチ
（吉川ひろみ「作業がわかるCOPM・AMPSスターティングガイド」2008, 医学書院, p106より改変引用）

	トップダウンアプローチ	ボトムアップアプローチ
基本的考え	全般的, 一般的な問題から始め, その問題に関連する具体的, 詳細な問題へと徐々に進んでいく	問題に関連する可能性のある部分的問題から始める
例	どの作業が問題かを特定し, その作業ができるかを評価し, できない理由を考え, 対応していく	運動機能や認知機能を評価し, その機能で可能な生活を提案したり, 対応方法を考える
長所	作業をトップとすれば, 作業療法の成果が明確になる	自然科学, 現代医学と親和性が高い
短所	個別性が高く, データを蓄積しても統計処理ができない	作業療法の成果が曖昧になる

　COPMについては, 原著のほか, 手引書もあるので参照されたい（吉川, 2008）.

1・4・3　トップダウンアプローチとボトムアップアプローチ

　臨床における作業療法の組み立て方には, トップダウンアプローチとボトムアップアプローチという二つの対立的な考え方がある（**表1-4-2**）.

　作業や役割など対象者の全般的問題にまず注目し, そこからそれに関わる心身機能や環境などの具体的で詳細な問題に進む, トップダウンアプローチの意義の認識が, 作業療法士の間で高まりつつある. 人間作業モデルやカナダ作業遂行モデルは, トップダウンアプローチの考え方になじむ作業療法理論である. 高齢者の場合はとりわけ, 老化や複数の疾患によってもたらされる心身機能の低下が多岐にわたり, 心身機能の問題から始めるボトムアップアプローチのみでは, 対象者のその人らしさを作業で支えるという段階まで到達しにくく, また作業療法士が対象者の作業の実現という方向性を見失ってしまう恐れがある.

　しかし実際の臨床では, 対象者の状態や状況が変化したり, 対象者に関われる専門職種が限られていたりすることがあり, そのときどきの判断で, トップダウンとボトムアップの両アプローチの使い分けや, 行きつ戻りつしながら進める柔軟さも必要とされる.

　目の前の対象者について作業療法士としてなすべきことは何かを論理的に考え実践に移すために, 作業療法理論を学び利用できるようになることは有益である. その一方で, 対象者とのかかわりの中で得た気づきや新たに浮かんだ疑問を, 自分なりに掘り下げていく努力も怠ってはならない. その人らしい生活の実現に向けてよりよい作業療法を実践することが, 作業療法士一人ひとりに課せられている最も重要なことである.

引用文献

Kielhofner G・編著（山田　孝・監訳）（2012）．人間作業モデル—理論と応用　改訂第4版．協同医書出版社．

国際連合広報センター（1999）．高齢化に関する国際行動計画および高齢者のための国連原則．pp55-56．国際連合広報センター．

日本作業療法士協会・編著（2016）．作業療法マニュアル57　生活行為向上マネジメント　改訂第2版．日本作業療法士協会．

世界保健機関（WHO）（2002）．ICF　国際生活機能分類—国際障害分類改定版．中央法規．

Townsend E & Polatajko HJ・編著（吉川ひろみ，吉野英子・監訳）（2011）．続・作業療法の視点—作業を通しての健康と公正．大学教育出版．

WFOT（2012）．Definition "Occupation"．WFOT homepage．URL：http://www.wfot.org/aboutus/aboutoccupationaltherapy/definitionofoccupationaltherapy.aspx．（2018年6月15日参照）

山田　孝・編著（2015）．事例でわかる人間作業モデル．協同医書出版社．

吉川ひろみ・訳（Law M，他著）（2006）．COPMカナダ作業遂行測定　第4版．大学教育出版．

吉川ひろみ（2008）．作業療法がわかるCOPM・AMPSスターティングガイド．医学書院．

渡辺るり（2014）．市・地域包括支援センターとしてOTに期待すること．OTジャーナル 48，466-472．

2

老年期作業療法の対象

2・1　対象者との出会いと終了

　2・1・1　作業療法の対象者

　2・1・2　作業療法の開始

　2・1・3　作業療法の終了

2・2　高齢者の状態像と作業療法の特徴

　2・2・1　高齢者の状態像の特徴

　2・2・2　状態像別にみる作業療法の特徴

2 老年期作業療法の対象

老年期作業療法の対象は，高齢者自身や家族などの身近な援助者のみでは解決できない「作業の選択や決定・遂行・継続や展開のしにくさ」を抱えている高齢者である．加えて近年では，近い将来にこのような作業の問題を抱える可能性の高い高齢者への予防的かかわりや，終末期の高齢者へのかかわりも注目されている．

● 2・1　対象者との出会いと終了

▌2・1・1　作業療法の対象者

高齢者自身や，家族や友人といった身近な援助者の努力のみでは，その人らしい生活を形づくる作業の選択や決定・遂行・継続や展開が十分にはできないか，できなくなる恐れがあり，作業療法の介入によって，その状況を改善できる可能性がある場合に，その人は老年期作業療法の対象となる．

▌2・1・2　作業療法の開始

作業療法の介入は，医師の指示，ケアマネジャー（介護支援専門員）からの依頼，多職種で構成される支援チームの会議（「地域ケア会議」，「サービス担当者会議」など）を経たのちに，高齢者の個別支援計画に位置づけられて始められることが多い．しかしその前に高齢者と会える場合には，作業療法の介入の有効性や必要性について，作業療法士自身がアセスメントを行い，その結果を支援計画に反映させることが望ましい．

▌2・1・3　作業療法の終了

作業療法の介入の目標達成により作業療法は終了となる．目標達成は次の二つに分けられる．
対象者がその人らしい生活を送るための作業の選択や決定・遂行・継続や展開について，
①高齢者自身が行えるようになる．
②他の援助者による支援が安定し，作業療法の直接介入が必要ではなくなる．

　◆作業療法の目標「好きな花の手入れをする」について
　　①高齢者自身が行えるようになる．
　　新井さんは，大腿骨頸部骨折後，しゃがむ姿勢の多い庭仕事はできなくなったが，作業療法にて，

じょうろ代わりのふた付き容器を運びながら歩行器で移動することを練習した結果，玄関前の棚に置いた鉢植の手入れができるようになった．

②他の援助者による支援が安定し，作業療法の直接介入が必要ではなくなる．
　花や庭木の手入れが井上さんを生き生きとさせる作業であることを，作業療法士は介護者である夫と共有した．井上さんが庭先で椅子に座ってホースで水やりができるよう，作業療法士は家と庭の行き来を安全にするための環境整備を行い，移動の練習や，夫には負担のない介助方法を指導した．その結果，夫に伴われた庭の水やりが日常生活のなかで定着した．

　作業療法の支援対象である高齢者の場合，突然の病状悪化や心身の著しい衰弱のために，病気の治療や苦痛の軽減，休息，身辺介護に多くの時間を要し，作業療法が中止・終了になるという事態が生じやすい．そうであればこそ，作業療法士は，高齢者との毎回のかかわりを大切に丁寧にし，すべきことは先送りせずに行わなければならない．

◆支援の準備に手間取り目的を果たせなかった
　一人暮らしの上野さんは，多発性脳梗塞で入退院を繰り返してきたが，この数か月は状態も安定し，歩行器を使って家の周りを歩けるようになってきた．「毎日のように通っていた近所の喫茶店までもう一度歩いて行ってコーヒーを飲みたい，常連さんや喫茶店のマスターと会いたい」と，しばしば訪問担当の作業療法士に話していた．誰が付き添うか，サービス時間の調整はどうするか，など計画に手間取っている間に，冬になり，心筋梗塞で緊急入院し，春を待たずに亡くなってしまった．

2・2　高齢者の状態像と作業療法の特徴

2・2・1　高齢者の状態像の特徴

　日本作業療法士協会による「作業療法ガイドライン　2012年度版」では，作業療法士が関わる対象者一般について，障害の状態像を，関わる時期と作業療法の内容という観点から**表2-2-1**のように区分している（日本作業療法士協会，2013）．
　障害の状態像は，必ずしも予防期→急性期→回復期…と，表の上から下の項目へ順に推移するとは限らない．特に高齢者では，猛暑の脱水症状で生活期から急性期に移行したり，心臓発作で予防期からある日突然に終末期の状態になったりすることも稀ではない．また，表のどの状態像区分においても，新たな疾病の発症，二次的障害の発生，転倒骨折や肺炎に伴う廃用症候群の出現など，さらなる心身機能の低下を起こしやすい．

2・2・2　状態像別にみる作業療法の特徴

　老年期作業療法は**表2-2-1**の生活期を中心に実施されるものであるが，対象者の状態像は

表 2-2-1　作業療法士が対象者と関わる時期
(日本作業療法士協会「作業療法ガイドライン2012年度版」2013, p12より引用)

時期	内容
予防期	日常の生活に支障をきたさないように疾病や障害を予防する. 加齢やストレスなどで心身機能の低下を引き起こしやすくなった人に, 作業療法の視点からアプローチを行う (医療としての作業療法で関わるには, 診断が必要). 健康状況の変化にも対応するよう, 健康な人に対しても健康増進の観点から関与する.
急性期	発症後, 心身機能が安定していない時期をさし, 医療による集中的な治療が中心となる. 救命救急と安静が必要な時期を脱した亜急性期から, 二次的障害の予防や, 回復期への円滑な導入に向けて直ちに関わる.
回復期	障害の改善が期待できる時期. 対象者の心身機能・身体構造, 活動, 参加の能力の回復や獲得を援助する.
生活期	疾病や障害の回復が一定レベルにほぼ固定した時期. 再燃や再発を予防する. 対象者の社会, 教育, 職業への適応能力の回復・獲得を援助するとともに, 社会参加を促進する.
終末期	人生の最期の仕上げとしての関わりが重要となる時期. ホスピスケアを含み, 死と対面することになるが, 対象者の心身機能, 活動, 参加の維持を図るとともに, 尊厳ある生活への援助や家族への支援を行う.

2・2・1で述べたように変動しやすく, 作業の自立度の低下を予防したり遅らせたりするための働きかけは, すべての状態像において常に必要とされていると捉えなければならない.

　どの時期にあっても, 対象者が高齢である場合には, 老化や加齢変化についての知識 (第4章参照) を念頭に置いた作業療法を実施する. しかし一方で, 高齢を理由に, 対象者の個別性を把握しないうちから介入の必要性や作業の可能性を否定するのは, 高齢者に対する年齢差別 (age-ism) という偏見である. 身近な高齢親族のイメージや, ステレオタイプ化された高齢者像から, 評価前の段階で対象者の能力や可能性を否定してしまっていないかを, わたしたちは常に自己点検しなければならない.

◆ 83歳だから使えないと思ってしまった

　83歳の江口さんを担当した作業療法士は, 「スマートフォンで孫とメールをしてみたい」という江口さんの要望を棚上げにしていた. これまでパソコンや携帯電話などでのメールの経験がない江口さんには, 年齢的に操作を覚えるのは無理だろうと思ったからである. 後日, ひ孫から教えてもらって毎日やりとりを楽しんでいると, 伝え聞いた.

以下は, 表2-2-1に示された時期ごとの老年期作業療法の特徴である. なお生活期の老年期作業療法については第6章で詳しく述べる.

1. 予防期における老年期作業療法

高齢者の予防期とは, 現在は援助を必要としていないが, 老化の進行や疾病に伴う心身機能の

低下，生活状況の変化により，生活の自立度の低下が容易に生じやすく，それを防ぐために，なんらかの積極的な取り組みが必要な時期のことをいう．複数の慢性疾患を抱えていたり，家族の支援を得にくい単身生活を送っていたりする高齢者は，予防の取り組みニーズが高いといえる．

　予防期の高齢者への作業療法は，医療における診療報酬や介護保険の介護報酬を得て行う個別の作業療法ではなく，地域行政が主導で展開する「介護予防・日常生活支援総合事業」（第3章参照）や，その他の地域保健福祉活動に，作業療法の知識や技術を役立てるという形で実践されている．またその多くは，他職種との協働プログラムの中で行われる．

　超高齢社会である日本には，高齢者の健康に関する情報があふれている．ウォーキングや体操，バランスのよい食事，趣味や役割のある地域活動など，健康維持・増進に役立つ活動や習慣を積極的に取り入れ，その人らしい生活が続けられるよう努力している高齢者は多い（「4・7・3 余暇活動」参照）．このような高齢者に対する作業療法の支援ニーズは低いといえる．

◆体操教室に自ら通い始めた

　昨年，夫を亡くして一人暮らしになった小野さんは，気落ちして自宅で一日中誰とも話さない日が続いた．自分でもこれではいけないと思って，市報で見つけた近所の公民館で行われている高齢者体操教室に通うことにした．体操の合間に他の参加者と会話するように努めているうちに，仲良しができ，励まされて気持ちが明るくなってきた．

　しかし，自分の健康のためによいと思う活動であっても，新しいことを自分一人で続けるのは難しい．自分から積極的に行動するのは不得手であったり，自信がない，参加したいと思える活動プログラムが身近にないという高齢者もいる．誘い合える仲間がいると作業として定着しやすいが，新しい人間関係をつくるのは苦手な人もいる．このような人々も含め予防期に該当する高齢者が，健康と生活の自立度をできるだけ長く保ち，その人らしい生活を続けていくための，作業療法士による支援の実践例を以下に挙げる．

◆プログラムを組み合わせる

　運動機能向上プログラムの参加高齢者が余暇活動を積極的に行えていなかったため，創作活動や調理実習もあわせて実施した．運動機能に変化がみられなかった人たちも，生活行為や役割が向上することで，自分らしい生活を送ることにつながった（藤井他，2012）．

◆自分の目標を自分で立てる

　降雪量が多い地域では，高齢者が冬場の不活発な生活により体力低下をきたすことが地域の課題である．定期的な健康相談会では，作業療法士が「春になったらやりたいこと」を参加者に問いかけ，それぞれの参加者が思い浮かべた「やりたいこと」を実現するための冬場の過ごし方について，運動や生活の仕方を助言した．参加者間で，お互い元気に過ごそうという意識づけがなされた（小岩，2016）．

表 2-2-2 軽度認知障害の可能性が高い住民を対象にした認知症予防教室プログラム
（横井賀津志：作業療法士の行う介護予防. OT ジャーナル 49, 2015, p651 より引用）

手順	内容および工夫	課題の形態
①認知症予防の理解を深める作業に関する講話	認知症への知識を深め，予防のための生活習慣を伝授する．さらに，予防戦略をわが町での生活習慣に置き換える．自身にとって大切な，とっておきのこだわりのある作業を継続すること，新たな作業に挑戦することが健康に寄与することを認識してもらう	全員，グループワーク
②作業歴の記入	幼少期からの作業を振り返り，参加者個人の作業に対する価値観を意識づける．これまでの人生の中で大切であった作業を作業歴記入シートに記載し，作業により今の自分が形成され存在することを認識してもらう．このとき，筆者の作業歴を紹介することで理解を促す	個人
③作業歴紹介	記載した作業歴をグループ内で発表し，他メンバーより感想や意見をもらい，作業の積み上げにより今の自分が存在することを再確認してもらう	グループワーク
④自身を定義づける作業の列挙	自分らしさを感じ，自分の存在を認識し，生きている実感が湧く作業を列挙する．さらに，作業分析（形態・意味・機能）を行うことで，参加者が自身の作業へのこだわりに気づくようにする．このとき，筆者自身を定義づける作業を紹介することで理解を促す	グループワーク
⑤挑戦したい作業の列挙	作業が自分らしさを継続させることを理解したうえで，これから挑戦したい作業を COPM によりいくつか列挙する	個人
⑥挑戦したい作業の決定	COPM の重要度を参考にして，最優先したい作業を決定する．このとき，他のメンバーからの意見も参考にして，最終的に自ら作業を決定する	グループワーク
⑦挑戦する作業の発表	全員の前でこれから挑戦する作業を発表する．このとき，他メンバーから達成するための助言をもらい具体化に向けての準備をする	全員
⑧挑戦する作業の具体化	作業分析（作業の形態・意味・機能）により，挑戦する作業をより具体化する．さらに，作業をしっかりできたときの自分を描いてもらう	個人
⑨挑戦した作業の遂行と報告	挑戦しはじめた作業を報告し，他メンバーからの感想や意見をもらう．挑戦できなかった者に対しても挑戦しようと段取りを組んだプロセスを賞賛する	全員

◆作業を中心に据えた認知症予防プログラム

　軽度認知障害の可能性が高い住民に対する二次予防のための，作業を中心に据えた認知症予防教室を表 2-2-2 の内容で開催した．4〜6 回かけて実施したプログラムの終了時には，たとえ認知症になったとしても，自分が大切にしてきた作業を続けていくことが重要であるということも付け加えた（横井, 2015）．

氏名(　　　　　　)　年　月　日

好きなこと・やりたいこと・興味があること

1)	／10
2)	／10
3)	／10

今しておくこと（満点に近づけるために）

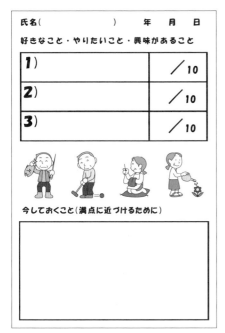

図 2-2-1　意味のある作業の確認表
（安本勝博他：介護予防の実践例――一般介護予防事業．OT ジャーナル 51，2017，p311 より引用）

		○/×
①	からだの健康には気をつけている．	
②	こころの健康には気をつけている．	
③	家族やご近所とは良いお付き合いができている．	
④	自分のやりたいことをやっている，またはやった．	
⑤	美味しいものを食べている，または食べた．	
⑥	行きたい場所に行っている，または行った．	
⑦	会いたい人に会っている，または会えた．	
⑧	大切な人に「ありがとう」と伝えている．	

①何をしている時が一番幸せですか？

②終活として，取り組んでいることは何ですか？

③家族や大切な人に今，伝えたいことは何ですか？

図 2-2-2　私のことを知ってねノート
（安本勝博他：介護予防の実践例――一般介護予防事業．OT ジャーナル 51，2017，p312 より引用）

◆住民活動に協力する

地域の高齢者が集える場をつくりたいと住民から要請を受けた地域包括支援センターが立ち上げたサロン（地域での定期的集い）にて，立ち上げの中心となった住民に対し，活動内容などに関する助言を行った．さらにそこで健康づくり教室を開催し，このような集まりの定期化への動機づけを行った（谷川，2017）．

◆自分にとって意味のある作業を確認する

体操を中心とした住民の集いにて，参加者が自分の「したいこと」などを明らかにし，それを自身の生活目標として設定することを作業療法士が支援した（図 2-2-1）．また，体操はその実現のための手段の一つであることの理解を促した．さらに，自分のことを知ってもらうためのノートを記入してもらい（図 2-2-2），それをもとに参加者全員で，今をよりよく生きているのか，後悔のない生き方をしているのかを話し合う機会をもった（安本他，2017）．

予防期の作業療法の実践として，災害時の被災高齢者に対する取り組みがある．それまであたりまえのようにしていた作業を突然失った高齢者に対して活動・参加ができるような環境整備やきっかけづくりから始め，徐々に参加者を含む地域住民主体の活動に移行させていく過程は，作業の獲得を通じて健康を維持増進させるという予防期の作業療法の可能性をよく示している．

◆岩手県作業療法士会による被災者支援（藤原, 2015）

一次支援活動（釜石地区）

対象：避難所や在宅で生活する廃用リスクのある人

実施内容：状況確認，ニーズ把握，動作指導，生活環境の調整など

　外部環境を含む生活環境の変化，生活空間の狭さ，セルフケア以外行うことがない状況から，活動性の低下をきたし，廃用リスクが高くなる．生活空間を広げる取り組み，IADL活動を行える環境設定，場面設定が必要とされた．

二次支援活動（釜石市山田町）

対象：仮設住宅に暮らす，閉じこもりと孤立，生活不活発化のリスクがある人

実施内容：作業活動教室，仮設住宅生活相談活動との連携を通した不健康リスクの回避

　導入期：「することがない」「何をしたらよいのかわからない」「誰がどこに住んでいるのかわからない」などの声が住民からあがり，住民同士の顔合わせや，仮設住宅サポートセンター職員との関係構築などを行った．

　活動期：毎月の支援活動が定着し，参加者相互の交流が盛んになった．支援日以外にも活動できるよう，サポートセンター職員に作業活動を指導した．

　　男性の参加を促すために棚作り活動などを新たに開始し，男性の役割づくりや住民資源の発掘の機会となった．

　移行期：参加者が希望する作業活動を取り入れ，リーダー役割も参加者に移行した．

　　支援活動日以外にも住民同士で集まるようになった．

　展開期：仮設住宅団地の自治会も十分に機能し始めたので，その活動を支援した．仮設住宅がある地域のサークル活動の講師と協働し，参加の場を広げた．

2．急性期，回復期における老年期作業療法

　急性期，回復期の状態像を有する高齢者に対しては，それぞれの状態像を引き起こす原因となる疾患（例：神経疾患，骨関節疾患など）の治療や心身機能の回復，リスク管理を中心とした介入が優先され，老年期作業療法の実施は部分的なものにとどまる．疾患別の作業療法の内容は他の成書にゆずるが，高齢者の場合，個人差は大きいものの，例えば視覚や聴覚，耐久力の低下など，老化による機能低下も抱えており，既往歴も多いことから，それらの影響を加味して支援にあたる必要がある．例えば，文字を大きくしたり線を太くしたりして見やすくする，雑音が少ない環境で行う，大きくはっきりした声で話す，休憩を小刻みに入れるなどである．

　一方で高齢者は，2・2・1で述べたように，状態像が**表2-2-1**のいずれの時期にあるのか特定化しにくかったり，流動的であったりする．急性期症状で入院してきた場合でも作業療法士は，現在のその人の状態とともに，入院前に既に抱えていた作業の障害はあるか，入院前にしていたその人らしい作業は何かの把握にも努め，退院後にその人らしい生活がスムーズに始められることをめざして介入する．退院時には，次の担当作業療法士に入院中の経過などの情報提供を行うなど，対象者の生活期における作業の実現のために積極的に連携する．

◆退院後の生活を想定した目標を設定する

外出中に転倒し，腰椎骨折で入院中の川本さん（78歳，男性）が，病前は町会活動に熱心に取り組んでいたことがわかった．川本さんと病院の担当作業療法士は，退院したら町会の集まりに顔を出すことを目標にすることで合意し，その目標にむけて入院中にはADL訓練のほか，退院直前には適切な外出用歩行車の選定とそれを用いた病院周囲の屋外歩行をわずかな距離ではあったが実施した．退院後，川本さんが再度の転倒を怖れて家に引きこもってしまわないよう，退院時に開かれたカンファレンスで，担当ケアマネジャーや訪問リハビリテーション事業所の作業療法士に上記の経過を申し送った．

退院後の生活を想定した介入は，対象者の入院前の生活の様子をイメージできて初めて可能になる．自宅などの対象者の生活拠点を作業療法士が訪問できれば，より明確なイメージが得られる．しかしそれが無理でも，対象者本人や本人の生活をよく知る家族から，もし入院前に介護保険サービスを利用していればその担当者から，情報収集することで，目の前の患者としてのその人の把握だけでなく，その人がどのような生活を送っていたか，そのなかでも特にその人らしさを支えてきた作業は何かの手がかりを得ることができる．

3．生活期における高齢者の状態像の特徴

本節冒頭で述べたように，「生活期」の高齢者に対する作業療法は老年期作業療法の中核であり，詳細は第6章に記してあるため，ここでは割愛する．以下に高齢者の「生活期」の特徴を述べておく．

①障害の状態像が「急性期」に変わりやすい．夏の暑さや風邪，外出による疲労などが，全身状態の急激な悪化を引き起こし，回復に時間を要する．このような状態の変化により目標や介入内容の変更を余儀なくされる．

◆在宅訪問の目標を変更する

木戸さんは介護サービスを受けながら自宅で比較的安定した生活期を過ごしていたが，風邪がもとで肺炎になり熱が下がらず1か月入院し，点滴治療などを行った．退院後，全身の耐久力や認知機能が著しく低下していることがわかり，訪問における作業療法の目標を，入院前の「料理の自立度向上」から，「トイレ動作の介助量軽減」に変更した．

②緩やかではっきりしない「終末期」への移行が含まれる．特に認知症やパーキンソン病などの進行性疾患があると，不安定な状態像を抱えての生活が長期間続く．
③自分自身の健康や障害以外に，経済面や他の家族の介護などの生活課題を抱えやすい．

◆夫も要介護で子供も病気である

工藤さんは70代後半の女性である．血管性認知症の夫を在宅介護していたが，半年前に自分が転倒

して腰椎圧迫骨折を起こし，その後，腰の痛みなどのために以前のようには動けなくなった．現在は二人とも介護保険サービスを利用して在宅生活を続けているが，夫婦ともに年々弱っていくこれからのことを考えると不安がつのる．独身の息子が同居しているが，うつ病で仕事を辞めており，そちらも心配である．

④一人ひとりが，若い世代の人には想像するのも難しいような人生経験の末に，現在の生活に至っている．

◆ 12歳で親元を離れて働く
毛内さんは戦時中に貧しい農家の四男として生まれ，小学校卒業後は上京し親戚の店で奉公した．中学校には行っていないようなものだった．その後各地の炭鉱やダム建設の日雇い労働に携わり，自分の家族をもつ機会はなかった．50歳のとき工事現場で怪我をして働けなくなり，生活保護を受給しながら単身，木造アパート暮らしを続けていたが，昨年脳卒中で入院，最近元のアパートに戻ってきた．

4．終末期における老年期作業療法の特徴
日本老年医学会（2012）では，終末期を「病状が不可逆的かつ進行性で，その時代に可能な限りの治療によっても病状の好転や進行の阻止が期待できなくなり，近い将来の死が不可避となった状態」と定義している．「高齢者は複数の疾病や障害を併せ持つことが多く，また心理・社会的影響も受けやすいために，その終末期の経過がきわめて多様である」ことを論拠に，具体的な期間を規定していない．
野尻ら（2015）は，特別養護老人ホーム入所者がたどる終末期の経過の例を以下のように示し，終末期をいつからと区切ることは困難であるとしている．

- 回復の見込みがないと医師に診断された後に年単位で生きる
- 老衰や認知症の進行で徐々に眠るように亡くなる
- 肺炎等を繰り返し亡くなる
- 心疾患やがんにより急激な病状の悪化で亡くなる
- 食事の量が落ち寝込むことが多くなる

終焉に至るまでの経過はさまざまであっても，従来のリハビリテーションのキーワードである「自立」や，屋外行動を伴う形態での「社会参加」を目標にはできない終末期に，リハビリテーション医療の手法を生かしてその人のQOLを保つことの重要性を唱えた大田（2002）は，「終末期リハビリテーション」を，「加齢や障害のため自立が期待できず，自分の力で身の保全をなしえない人々に対して，最後まで人間らしくあるように医療・看護・介護とともに行うリハビリテーション活動」と定義し，それはケアと一体化して進められるものであるとしている．さらにその内容として，医師の立場から次の8項目を挙げている（大田，2002）．

- 清潔の保持

- 不動による苦痛の解除

- 不作為による廃用症候群の予防

- 関節の変形・拘縮の予防

- 呼吸の安楽

- 経口摂取の確保

- 尊厳ある排泄手法の確保

- 家族へのケア

　医療・看護・介護チームの一員として，作業療法士もこれらのケアに携わり，対象者が尊厳を最後まで保ちつつ日々を過ごせるように努める．

　しかし，最も重要な作業療法士の役割は，作業を通して，その人がその人らしく生きることを最後まで支えることにある．ADL 全介助の状態であっても，例えば好きな人やものを眺める，音楽や鳥の声に耳を澄ます，あたたかな日差しやさわやかな風を感じる，握られた手を握り返す，話しかけにうなずく，思い出にひたるなどの，表情のわずかな変化やかすかな動きでしか外には表れないレベルの作業遂行を，作業療法士は支援できる．

　作業療法士は，働きかけによって本人の全身状態がよくなるわけではない場合でも，「寝たきりになって何もできなくなって亡くなるのが当たり前」ではなく，「工夫すれば何かできることはある」という考え方（野尻ら，2015）で，その人らしく生きることを支援する．わずかな変化を見逃さず，その人らしい作業を最後まで遂行することへの支援や環境づくりをすることが，作業療法の役割である．

　病態や経過が多様な高齢者の終末期に実施される作業療法には，次のような特徴がある．

- 対象者が食事や水分を摂取できなくなってくるので，体力が低下し，休息を頻繁にとる必要が生じる．身体を起こしていられる時間が短くなるため，作業療法を行う場所も，休息をとりやすい居室，ベッドサイドが多くなる．また，体力の消耗を必要以上に招かないよう，1 回の介入実施時間を短くし，頻繁な休息をはさみながら穏やかに行う．

- 体調の変化が著しくなるので，そのときどきの本人の心身の状態や気分にあわせて，実施する内容や実施時間を調節，変更していくことが求められる．

- できなくなってくることが多いなかで，その人らしく過ごせるひと時がまだ残されているという希望を，本人や付き添う家族らと共有できる作業を見つけて関わる．このような作業の共有により，付き添う家族も対象者がその人らしく生きることを最期まで支援することができる．

◆臥位姿勢を整える

　重度認知症で施設生活をしている小出さんは，食べることもできなくなって，臥床している時間が

長くなってきた．作業療法士は，褥瘡予防クッションを用いてベッド上臥位の姿勢を整えた．触り心地がよく身体をしっかり支えるそのクッションに身体をあずけると，目を閉じたままの小出さんの表情が和らぎ，呼吸も苦しそうではなくなった．

◆介護家族もあわせて支援する

96歳の佐野さんは心疾患があり寝たり起きたりの生活が続いていたが，最近では起き上がることもなくなってきた．家族からの連絡で遠隔地に住む娘一家が訪ねてくることになった．佐野さんは「わざわざ遠くから会いにきてくれるのに，寝たまま会うのは失礼だ．これが最後になるかもしれないので，きちんとした格好で会いたい」と言った．家族から相談を受けた訪問リハビリテーション担当の作業療法士は，訪問看護の担当者とリスクについて相談し，家族に説明したうえで，半臥位のとれるヘッドサポート付きの車椅子を準備し，さらに，佐野さんが着たい服を選ぶのを手伝った．当日もし呼吸が乱れたり，目をつむって反応しなくなったら，すみやかに本人をベッドに戻すよう家族に伝え，移乗介護の仕方も前もって練習した．

来客当日に作業療法士が立ち会うことはなかったが，佐野さん自身が選んだブラウスを家族が3人がかりで身体を支えながら着せたこと，髪をとかして整えたり，服を着た後で本人から要望が出された化粧を手伝ったこと，見舞いにやってきた娘や孫，ひ孫たちの手をひとりずつ握って，顔を見あわせてお別れすることができたことを，家族から聞くことができた．車椅子上の佐野さんを囲んだ写真では皆が笑顔になっていた．

◆楽しみを提供する

末期がんで療養病棟に入院中の清水さんは読書好きだったが，今はもう本を読む体力がない．作業療法士は清水さんの好みやリクエストを聞いたうえで，近所の図書館より朗読のCDを借りてみた．清水さんがとても喜んだため，作業療法士は無料ダウンロードでいろいろな朗読素材を集めて提供した．器械の操作は病棟看護師が手伝ってくれた．

夜もイヤホンで朗読を聞いていると，不安なくよく入眠できると，清水さんから報告があった．

◆聴こえている，歌っている

須田さんの命は長くてもあと数日という状態で，病棟のベッドで目を閉じて苦しそうに息をしている様子に，枕元に集まった家族もなすすべがなかった．聴覚は残っているかもしれないと判断した作業療法士が，ちょうど季節が春だったので，「春が来た」を耳元で歌ったところ，「山に来た，里に来た，野にも来た」と口ずさむようにかすかに須田さんの口が動いた．家族はそれを見て，まだこんなことができるのだ，思ってもみなかったと驚きとても喜んだ．その後亡くなるまでの間，須田さんの耳元で思い出話をしたり，須田さんへの感謝のことばを伝えることができたと，後日家族からお礼を言われた．

終末期の高齢者に対する作業療法は，老い衰えゆく人を対象とする老年期作業療法が避けては通れないかかわりといえる．終末期には，対象者に必要な医療処置や身辺ケアが増え，作業療法を実施できる時間は少なくなるかもしれない．しかし多くのことができなくなる時期にあっても，

その人らしい作業を見つけ遂行を支えていく作業療法は，その人が生きる意味と希望を最後まで失わずにいられることへの重要な役割を担う．

引用文献

藤井有里，他 (2012)．生活につながる介護予防プログラムに向けて―特定高齢者の通所型介護予防事業の取り組みを通して．総合福祉科学研究 3，187-196．

藤原瀬津雄 (2015)．自立のための支援へ―岩手県の支援対象者，その変遷とこれから．日本作業療法士協会誌 36，20-22．

小岩伸之 (2016)．地域作業療法における生活行為向上マネジメントの実践．北海道作業療法 33，74-82．

日本老年医学会 (2012)．「高齢者の終末期の医療およびケア」に関する日本老年医学会の「立場表明」2012．http://www.jpn-geriat-soc.or.jp/tachiba/jgs-tachiba2012.pdf（2018年6月15日参照）

日本作業療法士協会 (2013)．作業療法ガイドライン2012年度版．http://www.jaot.or.jp/wp-content/uploads/2013/08/OTguideline-2012.pdf（2018年6月15日参照）

野尻明子，京極久美子 (2015)．特別養護老人ホームでの終末期作業療法．OTジャーナル 49，303-308．

大田仁史 (2002)．終末期リハビリテーション．壮道社．

谷川真澄 (2017)．介護予防の実践例―通所型サービス．OTジャーナル 51，299-306．

安本勝博，高谷優子 (2017)．介護予防の実践例――般介護予防事業．OTジャーナル 51，307-312．

横井賀津志 (2015)．作業療法士の行う介護予防．OTジャーナル 49，649-655．

3

老年期作業療法の制度的位置づけと実施形態

3・1　日本社会の高齢化

3・2　高齢者保健福祉施策と作業療法

　3・2・1　老人保健法と作業療法の実践

　3・2・2　認知症高齢者への取り組みのはじまり

　3・2・3　在宅サービス推進の流れ

　3・2・4　介護保険制度の導入

　3・2・5　介護保険制度のしくみ

　3・2・6　地域包括ケアシステムと介護予防・生活支援

　3・2・7　認知症の人の地域生活を支える施策

　3・2・8　活動と参加に焦点を当てたリハビリテーション

3・3　老年期作業療法の実践形態とその特徴

　3・3・1　入院・入所施設における作業療法

　3・3・2　通所施設における作業療法

　3・3・3　在宅訪問における作業療法

3 老年期作業療法の制度的位置づけと実施形態

　本章では，老年期作業療法がどこで実施されているのかについて，国の高齢者保健福祉施策に老年期作業療法が位置づけられてきた過程と現状を概説し，制度的に位置づけられた実践形態（入院・入所施設，通所施設，在宅訪問）とそのなかで行われる作業療法の特徴を述べる．

3・1　日本社会の高齢化

　年齢人口からみた日本社会の高齢化は，平均寿命の飛躍的な伸びと出生率の著しい低下によって，過去，世界に類をみない急速なスピードで進んできた．図 3-1-1 に示されているように，65 歳以上の人口が総人口に占める割合（高齢化率）は，1985 年 10.3％，2000 年 17.4％，2015 年 26.6％と増えつづけ，2016 年には 27.3％と世界で最も高い値を示している．さらに 2036 年には 33.3％と，人口の 3 人に 1 人が 65 歳以上の高齢者になると推計されている．さらに 75 歳以上の後期高齢者数は 2054 年まで増加傾向が続くことが見込まれている（内閣府，2017a）．

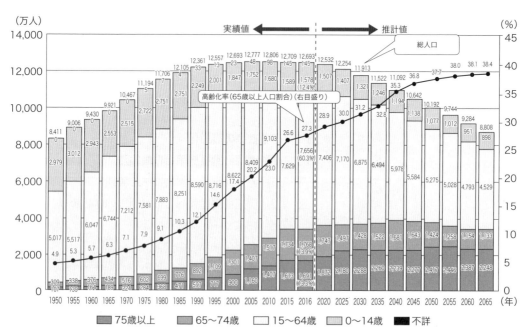

資料：2015 年までは総務省「国勢調査」，2016 年は総務省「人口推計」（平成 28 年 10 月 1 日確定値），2020 年以降は国立社会保障・人口問題研究所「日本の将来推計人口（平成 29 年推計）」の出生中位・死亡中位仮定による推計結果
（注）2016 年以降の年齢階級別人口は，総務省統計局「平成 27 年国勢調査　年齢・国籍不詳をあん分した人口（参考表）」による年齢不詳をあん分した人口に基づいて算出されていることから，年齢不詳は存在しない．なお，1950 年〜2015 年の高齢化率には分母から年齢不詳を除いてる

図 3-1-1　高齢化の推移と将来推計
（内閣府「平成 29 年版高齢社会白書」2017，p5，図 1-1-4 を一部改変引用）

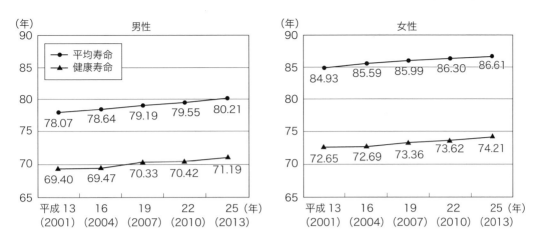

資料：平均寿命：平成13・16・19・25年は，厚生労働省「簡易生命表」，平成22年は「完全生命表」
　　　健康寿命：平成13・16・19・22年は，厚生労働科学研究費補助金「健康寿命における将来予測と生活習慣病対策の費用対効果に関する研究」平成25年は厚生労働省が「国民生活基礎調査」を基に算出

図 3-1-2　健康寿命と平均寿命の推移（内閣府「平成29年版高齢社会白書」2017，p21，図1-2-3-3）

表 3-1-1　介護保険被保険者に占める要支援，要介護の認定者の割合
（内閣府「平成29年版高齢社会白書」2017，p23，表1-2-3-7 より引用）

単位：千人，（　）内は％

65〜74歳		75歳以上	
要支援	要介護	要支援	要介護
245 (1.4)	508 (3.0)	1,432 (9.0)	3,733 (23.5)

資料：厚生労働省「介護保険事業状況報告（年報）」（平成26年度）より算出
（注1）経過的要介護の者を除く．
（注2）（　）内は，65〜74歳，75歳以上それぞれの被保険者に占める割合

　平均寿命は2017年現在，男性80.75年，女性86.99年であり，今後も延びることが予想されている．日常生活に制限のない期間（健康寿命）は男性71歳，女性74歳（2013年）であり，総じていえば，それ以降平均寿命に達するまでの約10年前後は，高齢者が日常生活に支障をきたしながら過ごす期間であるともいえる（図3-1-2）（内閣府，2017b）．介護保険の統計（2014年4月〜2015年3月）によると，被保険者のうち要支援と要介護（「3・2・5　介護保険制度のしくみ」参照）の認定者数を合計した割合は，65〜74歳が4.4％であるのに対し，75歳以上では32.5％を占める（表3-1-1）（内閣府，2017c）．老年期は生物学的に衰え，やがて死を迎える時期なので当然なことではあるが，健康上の問題により日常生活上に支援を要する者の割合は75歳以上の後期高齢者で多くなる．

表 3-2-1 高齢者保健福祉政策の流れ

（厚生労働省老健局総務課「平成 30 年度公的介護保険制度の現状と今後の役割」2018, p8 より一部改変引用）

年代	高齢化率	主な政策
1960 年代 高齢者福祉政策の始まり	5.7% (1960)	1963 年　老人福祉法制定 ◇特別養護老人ホーム創設 ◇訪問介護法制化
1970 年代 老人医療費の増大	7.1% (1970)	1973 年　老人医療費無料化
1980 年代 社会的入院や寝たきり老人 の社会的問題化	9.1% (1980)	1982 年　老人保健法の制定 ◇老人医療費の一定額負担の導入等 1989 年　ゴールドプラン（高齢者保健福祉推進十か年戦略） の策定 ◇施設緊急整備と在宅福祉の推進
1990 年代 ゴールドプランの推進	12.0% (1990)	1994 年　新ゴールドプラン（新・高齢者保健福祉推進十か年 戦略）策定 ◇在宅介護の充実
介護保険制度の導入準備	14.5% (1995)	1997 年　介護保険法成立
2000 年代 介護保険制度の実施	17.3% (2000)	2000 年　介護保険施行

3・2　高齢者保健福祉施策と作業療法

　これまで国は，支援を要する高齢者の増大に伴って生ずる課題に対し，**表 3-2-1** のような高齢者保健福祉施策を進めてきた．1980 年代には，制度的裏づけがまだ不明確であったが，作業療法士は目の前にいる高齢者に手探りで実践を開始した．新たな制度が生まれるたびに，新たな名称と機能をもつ施設やサービスが登場し，そのなかで作業療法の実践が重ねられた．次第に作業療法の理念が国の施策に取り入れられるようになり，作業療法士が専門性を発揮できる実践の場も増えてきた．このような過程を経るなかで，老年期作業療法は，作業療法の一つの専門領域として発展してきたのである．

　老年期に携わる作業療法士には，業務に関係する諸制度の動向はもとより，制度の背景にある社会状況やその変化にも関心をもち，いつでも必要とする人に作業療法を届けられるよう，よりよい制度的環境の構築のために積極的に関与していくことが望まれる．

3・2・1　老人保健法と作業療法の実践

　1982 年に老人保健法が策定された当時，日本では高齢者人口の増加に伴う「寝たきり老人」数の増加や，有吉佐和子のベストセラー小説『恍惚の人』（1972 年）に描かれた認知症高齢者とその

介護が，老人問題として一般の関心を集めるようになっていた．リハビリテーション医療においては，脳卒中や転倒骨折など，老年期に多い疾患の後遺症を抱えて退院した患者が入院中に回復した機能を在宅で維持できず，短期間のうちに寝たきり状態に陥ってしまうことが指摘され，退院後の機能低下を予防する手立てが必要であることの認識が広まっていった．

　老人保健法では，疾患の後遺症や老化による機能障害を抱えた人が，在宅で寝たきりや閉じこもりにならずに心身機能を維持し充実した在宅生活を送れるよう，「機能訓練事業」（通所事業）や「訪問指導事業」が定められ，作業療法士や理学療法士の関与が奨励された．

　職業や主婦業への復帰などの明確なリハビリテーションゴールを定めにくい高齢者の場合，機能維持と在宅生活の充実のためには，

①作業を介した自己実現の機会の設定
②支え合える仲間づくり
③そのなかでの新たな社会的役割の獲得
④住宅改造と福祉用具の導入による日常生活動作の自立度向上
⑤家族に対する介助法の指導や精神的サポート

などの生活を支えるためのアプローチが有効であることが，当時の作業療法士や理学療法士，保健師らの実践を踏まえてまとめられた機能訓練事業の手引書（厚生省公衆衛生局老人保健課・監1983；東京都衛生局・編，1986；日本作業療法士協会，1989）に記されている．

3・2・2　認知症高齢者への取り組みのはじまり

　1988年に老人性痴呆疾患治療病棟[*1]および老人性痴呆疾患デイ・ケア，1991年には老人性痴呆疾患療養病棟が創設され，それぞれに専従作業療法士の配置が義務化された．1991年には，後述する老人保健施設に痴呆専門棟も創設され，作業療法士が認知症高齢者に関わる機会が増えていった．

　1990年には日本作業療法士協会によって「痴呆性老人に対する作業療法の手引」がまとめられた．その冒頭で松下は老年期領域の作業療法について，「人間の『生活＝self-care から余暇，生きがい活動まで含んだ広い意味での生活』に関わっていくということから（痴呆を含む）老人と老人を支える家族を援助していく有効な力となり得るだろう（引用ママ）」と展望している（日本作業療法士協会，1990）．

3・2・3　在宅サービス推進の流れ

　介護を要する状態になっても，できるだけ在宅で生活すべきであるという考え方が高齢者ケアにおいて主流となるなか，1987年，病院退院後の高齢者が，在宅復帰を目的にリハビリテーショ

＊1：「痴呆」の表記は当時のものを使用．「認知症」への言い換えは2004年に厚生労働省より提唱された．

表 3-2-2　介護保険制度の設立理由

(厚生労働省老健局総務課「平成 30 年度公的介護保険制度の現状と今後の役割」2018，p9，10 より筆者がまとめたもの．一部加筆)

その1：高齢者介護をとりまく状況の変化

・社会の高齢化の進展に伴う，要介護高齢者の増加，介護期間の長期化などによる，介護ニーズの増大．
・核家族化の進行や女性の就労進出，介護家族の高齢化などによる，家族の介護機能の低下．

その2：従来の老人福祉・老人医療制度による対応の限界

・老人福祉制度の問題点
　　市町村がサービスの種類や提供機関を決め，利用者がサービスを選択できない．
　　所得調査が必要なため，利用に心理的抵抗感を伴う．
　　競争原理が働かず，サービスが画一的になりがちである．
　　収入に応じた利用者負担のため，中高所得層にとって経済的負担が重い．
・老人医療制度の問題点
　　中高所得者層にとっては，利用者負担が福祉サービスより低く，介護を理由とする病院への長期入院（社会的入院）患者が増え，医療費が増大した．
　　治療を目的とする病院は，スタッフや生活環境の面で，要介護者の長期療養の場としての体制は不十分である．

表 3-2-3　介護保険制度の理念

(厚生労働省ホームページ「介護保険法（平成九年十二月十七日）（法律第百二十三号）」より引用)

（第一章総則（目的））
第一条　この法律は，加齢に伴って生ずる心身の変化に起因する疾病等により要介護状態となり，入浴・排せつ・食事等の介護，機能訓練並びに看護及び療養上の管理その他の医療を要する者等について，これらの者が尊厳を保持し，その有する能力に応じ自立した日常生活を営むことができるよう，必要な保健医療サービス及び福祉サービスに係る給付を行うため，国民の共同連帯の理念に基づき介護保険制度を設け，その行う保険給付等に関して必要な事項を定め，もって国民の保健医療の向上及び福祉の増進を図ることを目的とする．
（平成 17 年一部改正）

ンを進める中間施設としての老人保健施設が本格的に導入され，作業療法士または理学療法士の配置が義務づけられた．

　1989 年の「高齢者保健福祉推進十か年戦略（ゴールドプラン）」以降，在宅サービスの充実に重点を置いた高齢者ケアサービスの基盤整備が進められ，1991 年に創設された訪問看護ステーションでは，所属する作業療法士による在宅訪問サービスも行われるようになった．

3・2・4　介護保険制度の導入

　2000 年に，高齢社会を支える新しいしくみとして介護保険制度が開始された．設立に至る大きな理由には，家族介護力の低下に伴う介護の社会化の必要性や，高齢者にかかる医療費の増大に歯止めをかける必要性などがあった（**表 3-2-2**）．

設立理念としては，制度を利用する高齢者が「能力に応じた自立生活を営むことができる」ことを目的とした支援サービスであることがうたわれた（**表3-2-3**）が，開始当初は介護力の充足に力点が置かれた．しかしこの制度の導入によって，高齢者の生活を支援するサービスが種類，量ともに飛躍的に増えたことはまちがいなく，作業療法の実践の場も広がっていった．

▍ 3・2・5　介護保険制度のしくみ

介護保険制度は，時代背景に即したものになるよう，3年ごとに改正される．ここでは平成29年改正時点における介護保険制度の内容に基づいて述べる．

表3-2-4は，介護保険制度による介護サービスの一覧である．大きくは，居宅介護，施設，地域密着型介護，居宅介護支援（ケアプラン作成）と，介護予防のためのサービスに分かれている．

介護保険制度の中で，いずれも必置とはなっていないが，他の職種と併記のかたちで作業療法士の配置が記載されている事業を**表3-2-5**に示す（日本作業療法士協会，2015）．今日の老年期作業療法の実践の多くは，これらの事業の中で行われている．

図3-2-1は，介護保険制度で利用できる介護サービスの申し込みからサービス利用までの流れを示したものである．

介護保険によるサービスを希望する場合には，まず要介護認定を申請し，市町村と特別区（以下，市区町村）（保険者）が実施する認定調査を受ける．認定調査の結果と主治医の意見書をもとに要介護度（要介護度状態区分）が認定される．

要介護1から要介護5（介護の必要度が最も高いのが要介護5）のいずれかに認定された，①65歳以上（第1号被保険者）の人と，②加齢との関係が認められる特定疾病（**表3-2-6**）を有する40歳～64歳まで（第2号被保険者）の人が，介護サービスを利用できる．介護度が高くなるにつれ，利用可能な介護サービス量は増える．利用者は所得に応じてサービス利用料の1～3割を自己負担し，残りは介護保険給付にて支払われる．

要介護1の基準よりも介護の必要度が少ないと判断された場合は，要支援1や要支援2，自立度が高く介護保険サービスの適応外と判断された場合は，非該当となる．要支援1や要支援2と認定された場合は，介護保険による介護予防サービスの対象となる．

また認定結果には有効期間があり，その満了時や，対象者の状態に変化が生じた場合には再度，要介護認定が行われる．

各介護サービスは，高齢者本人，家族の要望やサービス利用の必要性のアセスメントなどをもとに作られた通称ケアプランとよばれる「居宅サービス計画」（在宅の場合），「施設サービス計画書」（施設入所の場合）に基づいて提供される．ケアプランの立案や変更，サービス利用の手続き，各サービスの担当者や主治医などとの連携調整，保険給付管理などを行う「介護支援専門員」（ケアマネジャー）は，特定の職種で一定の経験を有する者が資格を取得することができ，作業療法士も該当する．

介護保険制度について，最新の制度情報や，各種サービス提供事業所の情報は，厚生労働省の

表 3-2-4　介護サービスの種類

(厚生労働省老健局総務課「平成 30 年度公的介護保険制度の現状と今後の役割」2018，p19 より改変引用)

			予防給付	介護給付
在宅サービス	訪問サービス	訪問介護	ホームヘルパー等から受ける，食事等の介護，その他の日常生活上の世話	
		訪問入浴介護	巡回入浴車等提供されて受ける入浴介護サービス	
		訪問看護	看護師などから受ける療養上の世話と診療の補助	
		訪問リハビリテーション	居宅，居住系施設で受ける，心身機能の維持や回復を図り，日常生活の自立を助けるリハビリテーション	
		居宅療養管理指導	医師，歯科医師，薬剤師等から受ける療養上の管理と指導	
	通所サービス	通所介護	介護予防通所介護・介護予防通所リハビリテーションでは，「共通的サービス」と「選択的サービス」が組み合わされ提供される．	デイサービスセンター等で受ける，食事・入浴の提供，その他日常生活上の世話と機能訓練
		通所リハビリテーション		介護老人保健施設や病院で受ける，心身の機能維持回復を図り，日常生活の自立を助けるリハビリテーション
	短期入所サービス	短期入所生活介護	介護老人福祉施設等に短期入所して受ける，食事・排泄・入浴等の日常生活上の世話と機能訓練	
		短期入所療養介護	介護老人保健施設等に短期入所して受ける，医学管理下の看護・介護・リハビリテーション等の医療と日常生活上の世話	
	その他	福祉用具貸与	日常生活の便宜を図る，機能訓練の為の用具で日常生活を助ける物の貸与	
		特定福祉用具販売	貸与になじまないポータブルトイレ・特殊尿器・入浴補助具などの排泄や入浴の為の用具購入費の支給	
		住宅改修費	手すり取り付けなどの，小規模の一定種類の住宅改修費の支給	
		特定施設入居者生活介護	特定の有料老人ホーム等の施設に入所している人が施設から受ける入浴・排泄・食事等の介護，機能訓練	
計画作成			介護予防サービス計画（ケアプラン）の作成	介護サービス計画（ケアプラン）の作成
施設サービス	介護老人福祉施設			常時介護が必要で在宅介護が困難な状態にある方に，日常生活上の世話，機能訓練，健康管理，療養上の世話を行う
	介護老人保健施設			病状安定期にある要介護者に，看護・医学的管理下での介護・リハビリテーション・日常の世話を行う
	介護療養型医療施設			病状が安定しており常時医学的な管理が必要な方に，長期にわたる療養上の管理・医学的管理下での介護・看護・リハビリテーションを行う
	介護医療院			要介護者に対し，「長期療養のための医療」と「日常生活上の世話（介護）」を一体的に提供する
地域密着型サービス	定期巡回・随時対応型訪問介護看護			日中・夜間を通じて，訪問介護と訪問看護を一体的に又はそれぞれが密接に連携しながら，定期巡回訪問と随時の対応を行う
	小規模多機能型居宅介護		心身の状況，環境等に応じて「通い」を中心に「泊まり」と「訪問」等を組み合わせたサービス	
	夜間対応型訪問介護			巡回又は備え付けの通報装置による連絡等で，夜間専用の訪問介護を行う
	認知症対応型通所介護		認知症の高齢者がデイサービスセンター等に通い，リハビリテーション等を受ける	
	認知症対応型共同生活介護（グループホーム）		認知症の安定した人が，少人数で共同生活しながら家庭的な雰囲気の中で入浴・排泄等の介護を受けられる	
	地域密着型特定施設入居者生活介護			30 人未満の介護専用型特定施設でのサービス
	地域密着型介護老人福祉施設入所者生活介護			30 人未満の小規模な介護老人福祉施設でのサービス
	複合型サービス			利用者の選択に応じて，施設への「通い」を中心として，短期間の「宿泊」や利用者の自宅への「訪問（介護）」に加えて，看護師などによる「訪問（看護）」も組み合わせたサービス

表 3-2-5 介護保険制度で作業療法士の配置が記されている事業
(日本作業療法士協会「作業療法士が関わる医療保険・介護保険・障害福祉制度の手引き」2015 より引用)

在宅サービス	施設サービス
○(介護予防) 訪問リハビリテーション[*2] ○(介護予防) 訪問看護【訪問看護ステーション】 ○(介護予防) 通所リハビリテーション ○(介護予防) 通所介護 ○(介護予防) 短期入所生活介護 ○(介護予防) 短期入所療養介護 ○特定施設入所者生活介護	○介護老人福祉施設 ○介護老人保健施設 ○介護療養型老人保健施設 ○介護療養型医療施設

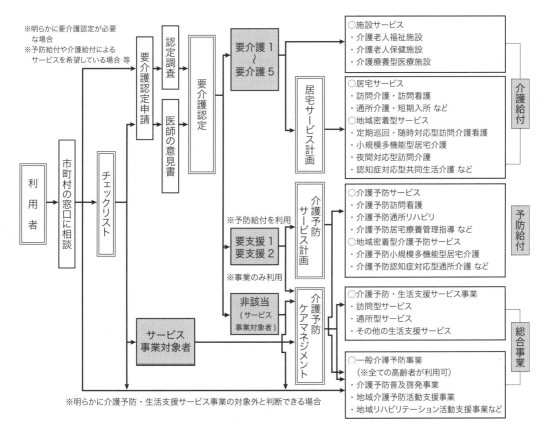

図 3-2-1　介護保険制度における介護サービス利用までの流れ
(厚生労働省老健局総務課「平成 30 年度公的介護保険制度の現状と今後の役割」2018, p17 より改変引用)

---

*2：表 3-2-5 の「(介護予防) 訪問リハビリテーション」は,「介護予防訪問リハビリテーション」および「訪問リハビリテーション」の 2 種類のサービスを示す.

表 3-2-6　第 2 号被保険者の特定疾病（厚生労働省ホームページ「特定疾病の選定基準の考え方」より引用）

がん【がん末期】（医師が一般に認められている医学的知見に基づき回復の見込みがない状態に至ったと判断したものに限る.）
関節リウマチ
筋萎縮性側索硬化症
後縦靱帯骨化症
骨折を伴う骨粗鬆症
初老期における認知症
進行性核上性麻痺, 大脳皮質基底核変性症及びパーキンソン病【パーキンソン病関連疾患】
脊髄小脳変性症
脊柱管狭窄症
早老症
多系統萎縮症
糖尿病性神経障害, 糖尿病性腎症及び糖尿病性網膜症
脳血管疾患
閉塞性動脈硬化症
慢性閉塞性肺疾患
両側の膝関節又は股関節に著しい変形を伴う変形性関節症

ウェブサイトや WAM NET, 各市区町村発行の資料などで確認できる.

3・2・6　地域包括ケアシステムと介護予防・生活支援

　介護保険制度の開始と同時に, 高齢者が要介護状態にならずに地域生活を継続していけることを目的とした「介護予防・生活支援事業」（推進主体は市区町村）も開始された.

　その後, 医療や介護の必要性が増す後期高齢者人口の急増や, 高齢者世帯, なかでも夫婦のみ世帯や単身世帯の増加という見通しを踏まえ, 2014 年, 要介護の状態になっても高齢者が可能なかぎり住み慣れた地域で, 能力に応じた自立生活を続けることができるよう, 医療・介護・予防・住まい・生活支援を包括的に提供する「地域包括ケアシステム」という体制の構築が推進されることとなった（図 3-2-2）.

　先に始まった「介護予防・生活支援事業」は,「地域包括ケアシステム」の中の「介護予防・日常生活支援総合事業」となり, 要介護認定の結果が要支援 1, 2 の人から日常生活に支援を要しない「一般高齢者」までの幅広い層を対象に, 地域生活の継続を支えるさまざまな活動が, 高齢者自身も含む地域住民や市区町村によって進められることとなった. これらの事業の中核的実施機関は, 各市町村にある地域包括支援センターである.

　作業療法士はこの「介護予防・日常生活支援総合事業」において, 要支援 1, 2 の人を対象とした介護予防訪問リハビリテーション, 介護予防通所リハビリテーションなどに配置されている（表 3-2-5）. 2014 年には, 介護予防の機能強化のための「地域リハビリテーション活動支援事業」も始まり, 作業療法士を含むリハビリテーション専門職の積極的関与が期待されている（図 3-2-3）.

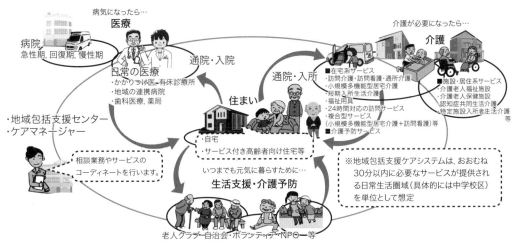

図 3-2-2 地域包括ケアシステムの姿
(厚生労働省老健局長「介護予防・日常生活支援総合事業のガイドラインについて」の一部改正について 老発0510 第 4 号 平成 30 年 5 月 10 日版,「介護予防・日常生活支援総合事業のガイドライン」p1 より引用)

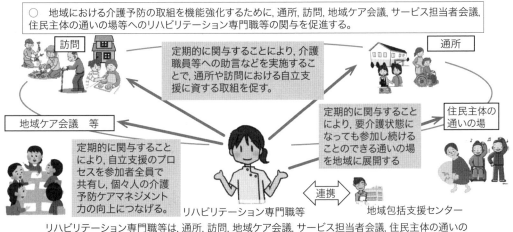

図 3-2-3 地域リハビリテーション活動支援事業の概要
(厚生労働省老健局長「介護予防・日常生活支援総合事業のガイドラインについて」の一部改正について 老発0510 第 4 号 平成 30 年 5 月 10 日版,「介護予防・日常生活支援総合事業のガイドライン」p14 より引用)

3・2・7 認知症の人の地域生活を支える施策

認知症の診断や治療が進歩し,認知症の当事者の中から,自らの体験や必要とする支援について語ることのできる人が登場してきた.寿命の伸びに伴う認知症の人の数の増大,介護者支援という従来の課題に,認知症の人自身の視点や立場を尊重するという考え方も加わり,今世紀に入り世界規模で認知症に関する施策の見直し,強化がなされるようになった(WHO,2012).

日本では 2012 年に,65 歳以上高齢者の 15％ にあたる,462 万人が認知症を有し,2025 年には

表 3-2-7 「認知症施策推進総合戦略（新オレンジプラン）」の 7 つの柱

（苅山和生：「新オレンジプラン」のここに注目．日本作業療法士協会誌 No.35，2015，p15 より一部改変引用）

1．認知症への理解を深めるための普及・啓発の推進
　　①認知症の人の視点に立って認知症への社会の理解を深めるキャンペーンの実施
　　②認知症サポーターの養成と活動の支援
　　③学校教育等における認知症の人を含む高齢者への理解の推進
2．認知症の容態に応じた適時・適切な医療・介護等の提供
　　①本人主体の医療・介護等の徹底
　　②発症予防の推進
　　③早期診断・早期対応のための体制整備
　　④行動・心理症状（BPSD）や身体合併症等への適切な対応
　　⑤認知症の人の生活を支える介護の提供
　　⑥人生の最終段階を支える医療・介護等の連携
　　⑦医療・介護等の有機的な連携の推進
3．若年性認知症施策の強化
4．認知症の人の介護者への支援
　　①認知症の人の介護者の負担軽減
　　②介護者たる家族等への支援
　　③介護者の負担軽減や仕事と介護の両立
5．認知症の人を含む高齢者にやさしい地域づくりの推進
　　①生活の支援（ソフト面）
　　②生活しやすい環境（ハード面）の整備
　　③就労・社会参加支援（障害福祉サービス等）
　　④安全確保（見守り・交通安全・消費者被害の防止・虐待防止等）
6．認知症の予防法，診断法，治療法，リハビリテーションモデル，介護モデル等の研究開発及びその
　　成果の普及の推進
7．認知症の人やその家族の視点の重視
　　①認知症の人の視点に立って認知症の社会の理解を深めるキャンペーンの実施
　　②初期段階の認知症の人のニーズ把握や生きがい支援
　　③認知症施策の企画・立案や評価への認知症の人やその家族の参画

650 万～730 万人に増えるという推計が出され（朝田，2013；二宮，2015），認知症への取り組みがこれからの高齢者施策の大きな課題であることがあらためて認識された．

これを受け，2012 年に認知症の人が住み慣れた地域で生活していくことを支えるための「認知症施策 5 か年計画（オレンジプラン）」，2015 年にはその改正版である「認知症施策推進総合戦略～認知症高齢者等にやさしい地域づくりに向けて（新オレンジプラン）」が策定され，認知症の人自身やその家族が地域づくりに参画すること，専門家のみならず地域住民が広く支え手となることなどが強く打ち出された．

新オレンジプランの概要は表 3-2-7 のとおりである．苅山（2015）は，新オレンジプランが認知症の人自身に立脚した支援を強調していることを踏まえ，認知症の人が自分の「医療介護の道筋を決める選択者」であることを前提にした支援を，作業療法士も行っていくことが重要であると述べている．この認知症の人の視点の重視という理念は，認知症の人に対する作業療法の展望として，すでに松下が 1990 年に記していることとも一致しており（「3・2・2　認知症高齢者への取り組みのはじまり」参照），作業療法がもとよりめざしてきた支援の在り方であるといってよい．

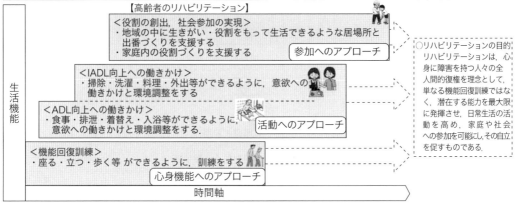

図 3-2-4 「活動と参加に焦点を当てたリハビリテーション」の考え方
(厚生労働省「平成 27 年度介護報酬改定の骨子」2015, p8 より引用)

作業療法の考え方が国の施策にもうたわれるようになり,認知症の人に対する作業療法も,従来の医療機関や介護保険下の通所・入所施設に加え,訪問サービスや地域における本人の社会参加の拠点へと,実践の場を広げている.

3・2・8 活動と参加に焦点を当てたリハビリテーション

2015 年の介護保険制度の改定において,「活動と参加に焦点を当てたリハビリテーション」が推進されることとなった(厚生労働省,2015).図 3-2-4 はその考えを示したもので,ICF の枠組みが取り入れられていることがわかる.この改定により介護保険制度の中で,高齢者のリハビリテーションの目的として,ADL と IADL の向上,家庭や地域の中での役割の獲得や社会参加の実現が強調されるようになった.また,ADL,IADL の向上のための短期集中的なリハビリテーションが,「生活行為向上リハビリテーション」という呼称にて推進されることになった.

対象者が日常生活で実際にしていることやしてみたいと思っていることを,「興味・関心チェックシート」(図 3-2-5)の活用により把握することや,家庭内での役割や余暇活動,地域活動の参加状況などの聞き取りを行うことが,リハビリテーションアセスメントに取り入れられた.さらに,環境因子も含めた生活行為の課題分析を踏まえたリハビリテーションを実施し,地域社会への参加や家庭内役割の獲得に結びつけることが,推奨されるようになった.

この,活動と参加に焦点を当てた生活行為向上リハビリテーションは,作業療法士が高齢者の生活支援として重要であると考える事柄が政策に反映された成果であり,老年期作業療法そのものといっても過言ではない.自らの専門性を最大限に発揮し,高齢者の活動と参加の支援に携わる作業療法士が,今後いっそう増えることが望まれる.

（別紙様式1） 　　　　　　　　　　興味・関心チェックシート

生活行為	している	してみたい	興味がある	生活行為	している	してみたい	興味がある
自分でトイレへ行く				生涯学習・歴史			
一人でお風呂に入る				読書			
自分で服を着る				俳句			
自分で食べる				書道・習字			
歯磨きをする				絵を描く・絵手紙			
身だしなみを整える				パソコン・ワープロ			
好きなときに眠る				写真			
掃除・整理整頓				映画・観劇・演奏会			
料理を作る				お茶・お花			
買い物				歌を歌う・カラオケ			
家や庭の手入れ・世話				音楽を聴く・楽器演奏			
洗濯・洗濯物たたみ				将棋・囲碁・麻雀・ゲーム等			
自転車・車の運転				体操・運動			
電車・バスでの外出				散歩			
孫・子供の世話				ゴルフ・グラウンドゴルフ・水泳・テニスなどのスポーツ			
動物の世話				ダンス・踊り			
友達とおしゃべり・遊ぶ				野球・相撲等観戦			
家族・親戚との団らん				競馬・競輪・競艇・パチンコ			
デート・異性との交流				編み物			
居酒屋に行く				針仕事			
ボランティア				畑仕事			
地域活動（町内会・老人クラブ）				賃金を伴う仕事			
お参り・宗教活動				旅行・温泉			
その他（　　　　）				その他（　　　　）			
その他（　　　　）				その他（　　　　）			

図 3-2-5　興味・関心チェックシート

（厚生労働省「リハビリテーションマネジメント加算等に関する基本的な考え方並びにリハビリテーション計画書等の事務処理手順及び様式例の提示について」2018，老老発 0322 第 2 号，別紙様式より引用）

● 3・3　老年期作業療法の実践形態とその特徴

　社会の高齢化とともに，利用年齢に上限があるところ以外のほぼすべての実践の現場で，作業療法士は高齢者に出会うようになった.

　老年期にほぼ特化された実践現場で働く作業療法士の割合も年々増加している. 2016 年度日本作業療法士協会会員統計資料によると，協会会員である作業療法士の 16.0％（休業者らを除く）が老年期作業療法の主たる実践現場である介護保険法関連施設と老人福祉法関連施設で働いている. そのほか，長期療養型医療機関や訪問看護ステーション，保健所などの高齢者部門で働く作業療法士を加えると，現在，おおむね 2 割の作業療法士が老年期作業療法を主たる業務にしていることがわかる（日本作業療法士協会，2017）.

　老年期作業療法はどこで行われるものであっても，その目的は第 1 章で述べたように「高齢者がその人らしく生活することを作業の側面から支えること」である. しかし作業療法の内容は，実践形態に特徴づけられる側面がある. ここでは作業療法の代表的な実践形態である入院・入所施設，通所施設，在宅訪問を取り上げ，そこで行われる作業療法の特徴を述べる（予防期の作業療法は「2.2.2　状態像別にみる作業療法の特徴」を参照）.

　これらの実践は，それぞれが単独で存在しているわけではない. 例えば合計 3 か月間複数の医療機関に入院し，その後，自宅生活の準備として介護老人保健施設に 2 か月間入所，自宅に戻り，訪問リハビリテーションの事業所から作業療法士の訪問支援が行われたのちに，今度は近所の通所施設を利用，病状悪化や転倒骨折などがあれば入院…と，利用者のニーズに応じて作業療法の実践形態は変わる. 対象者を中心に，一貫性のある支援を行うためには，異なる事業所や機関に所属する作業療法士間で連携することが必要である.

　ここで取り上げた形態にあてはまらない作業療法実践の試みも増えている. またケアマネジャー，相談員，介護サービス事業の運営管理者，福祉用具や住宅改修の事業者など，他の肩書で高齢者支援を展開している作業療法士もいる. これらについては，機会を捉えて，活動実践の報告を聴いたり見学訪問するなどして積極的に学んでほしい.

▌3・3・1　入院・入所施設における作業療法

　高齢者を対象とする入院・入所施設の性格は，次の 2 つに大別される.

①自宅復帰や他施設への移動を前提にした通過施設
②長期滞在が可能で，そこでの生活の充実が重要視される入院・入所施設

　①の該当施設には，在院・在所期限のある医療・介護施設やショートステイサービスの提供施設があり，②の施設としては，長期療養型医療機関や老人ホーム，グループホームがその代表的なものとしてあげられる.

通過施設での作業療法は，対象者の退院・退所後の生活を想定し，自宅や②の長期滞在型施設に移ったあとにその人らしい生活が送れることを念頭に置いた介入が中心になる．介護家族や次の施設の担当ケアマネジャー，担当療法士らとの連携もその中に含まれる．

一方，長期滞在型の施設では，その施設の中で，対象者がその人らしい生活を送ることができるようになるための，本人や環境に対する介入が中心になる．対象者は一日中施設内に滞在しているので，作業療法士は24時間の本人の様子についての情報を得やすく，評価や介入の機会も持ちやすい．しかし，その人らしい生活の実現のためには，多くの時間を対象者と共に過ごし対象者の施設生活を支えている他職種や，面会に来る家族らとの連携が欠かせない．

①の事例：退所後の生活にむけて準備する

介護老人保健施設にて，1ステップごとに指示をすれば，ベッドから車椅子へゆっくり自力で移乗ができるようになった佐野さんについて，その方法を施設の介護職に伝えるために，作業療法士は写真による説明パネルを作成した．担当介護職には実際の移乗場面を通して伝えた．自宅に戻った際にも同機種のベッドと車椅子をレンタルし，施設内の部屋と同じ配置で置くことが可能なことを，家族と担当ケアマネジャーに確認し，退院前には施設を来訪した介護家族と共に練習した．

②の事例：施設生活の充実を図る

作業療法の評価のなかで，重度認知症の清水さんは花が大好きだったことがわかった．そこで定期的に施設に花を生けにくるボランティアの人に，生ける場面に清水さんを呼んでもらうよう依頼した．清水さんは，ボランティアの人が準備した花を手にとって眺めたり，花を生けるのを穏やかな表情で注目したり，ときには生けている人に話しかけたりするようになった．

入院・入所施設における作業療法の介入は，目的によって，個別で行う場合と複数の対象者により構成される集団場面で行う場合がある．介入場所は，ADLに関しては対象者の居室や浴室などの，実際にその作業が行われる生活場面を選ぶのが実用的である．集中力を要する評価や作業の際には，静かで気が散らない空間を確保する．

入院・入所施設では，食事や入浴などの生活スケジュールがあらかじめ組まれており，作業療法はその他の時間に行う．その日の対象者の状態を把握するために，シフト制のスタッフが行う朝や夕方の申し送りミーティングに出席し，またそのなかで，他職種にわかりやすい表現を用いて作業療法に関する報告を行う．

施設に入ることによって，高齢者は医療や身辺ケアなどの支援を必要時に専門職から受けることができ，安心や安全が確保される．その一方で施設側が生活全般を管理し，スタッフや他の入院・入所者がいつも同じ空間に居てプライバシーが保たれにくい．長期滞在型の施設であっても，高齢者がこれまで大切にしてきた思い出の品や写真，愛着のあるものといった私物の持ち込みは，収納スペースが限られるなどの理由で制限されてしまう．

施設側による安全管理の重視に，スタッフのマンパワーの不足という事情が加わると，ADLに

関して高齢者のできないところだけ介助するという本来あるべき過程が省かれ，危険回避や迅速性が優先されがちである．例えば歩行がおぼつかなくなってきた高齢者が，食事のために居室から食堂へ移動するときのことを考えてみる．自力歩行や伝い歩きの見守りあるいは介助歩行から始め，いよいよ疲れたら車椅子に乗ってもらう，という支援が望ましいと思っているスタッフであっても，介助を要する高齢者がまだ何人も待っている状況では，最初から車椅子に乗せて連れて行きかねない．歩く機会が日常から奪われれば，その高齢者は立位もとれなくなり，廃用症候群が進行する．

　家事や金銭管理，買い物などの IADL についても同様である．例えば，いつも出来上がった食事が提供され片づけの必要もないという状況は，見方をかえれば献立を考えたり料理や食器洗いをする機会を高齢者から剝奪しているともいえる．高齢者が遂行能力や遂行意欲を保持している作業であっても，取り組む機会が長期間なければ，能力や意欲は衰え，やがてその作業を思い出すことすらも難しくなってしまう．

　長期滞在型の施設では特に，作業療法士は高齢者が施設の中でその人らしく生活することが，どのような作業によって実現できるかを評価し支援する．福祉用具も含め，どのような作業環境を準備することができるか．どのように他の職員や家族，施設周囲の地域の人たちとの連携が図れるか．高齢者が役割意識をもって取り組む作業をいかに創ることができるか．どうすれば施設の外の社会との接点を保つことができるか．施設管理者に作業療法の意図を理解してもらうためには何をする必要があるか．作業療法士のマンパワーが少なく，すべての高齢者に介入するのが無理ならば，高齢者のうち誰に焦点をあてるのか．

　これらの課題に取り組むことも，入院・入所施設での老年期作業療法の実践の一部である．作業療法士は，専門知識や技術以外にも，発想力や企画力，連携やマネジメントなど，あらゆる技能を用いて対象者の作業を支援する．

3・3・2　通所施設における作業療法

　高齢者が在宅生活を送りながら，通所施設（通所リハビリテーション，通所介護，重度認知症患者デイ・ケアなど）に定期的に通所する目的には次の2点がある．

　①対象者自身のニーズの充足
　②介護家族の休養

　高齢者自身が通所に意欲的である場合には，通所は継続されやすい．家族が望んでも，高齢者自身が通いたくないという場合には，無理に連れていっても本人のストレスになる．高齢者自身が積極的に通いたいという気持ちになるような魅力的なプログラムや雰囲気づくりがまず必要であり，作業療法士もその責任の一端を担う．「ここには自分をわかって認めてくれる人がいる」と思えるかかわりや，高齢者が望む社会参加の機会を提供できる機能を，通所施設全体として築く

表 3-3-1　小規模通所介護施設「デイサービス涼風」の活動内容

(石井晴美「作業療法が生きる地域リハビリテーションのすすめ」2015，シービーアール，pp99〜129 を筆者がまとめたもの)

一日の活動の基本的な流れ

お迎え：出かける準備の確認，鍵の扱い，シートベルトの着用などの練習．

到着時：靴の履き替えや荷物やコートの扱いを，できるだけ自分で行う．

手洗いと一服：自分の湯呑に好きなお茶を入れて飲む．おしゃべり．湯呑を洗う．

バイタルチェック：自分で測定し，体調とともに記録する．必要時には手伝う．

希望する午後の活動をマグネット板に貼る．

個別基本機能訓練：各自，個別プログラムに合わせて行う．したことを自分で経過用紙に記入する．内容は自宅でもできるよう特殊器具を使わないもので，寝てやる体操，立ち座り，膝屈伸，握力グリッパー，ステップボード，段昇降，ペグ回転，紐結び，計算，漢字などがある．

集団機能訓練：おしゃべりやお知らせ事項の伝達，ストレッチ，道具を扱う練習（ボールやお手玉，けん玉，うちわ，箸などを使用），1分間スピーチ，二人組体操，音読，セラバンドによる筋力強化，連想ゲームなど．

昼食時：口腔体操．手洗い．大皿からの取り分け．片づけ（皿を重ねる，テーブルを拭く）．湯呑を洗う．自分の湯呑で歯磨きをする．

昼休み：希望者は30分程度横になって休憩する．

好きな作業活動：軽スポーツ類（卓球，ビリヤード，テーブルホッケー，パターゴルフ，ダーツなど），手工芸類（革細工，木工，彫刻，編み物，木目込み，刺し子，折り紙など），絵画類（貼り絵，塗り絵，絵手紙など），書道，写経，ゲーム類（麻雀，囲碁，将棋，オセロ，トランプ，百人一首，郷土かるたなど），音楽（歌，ミュージックベル，ハーモニカなど），畑仕事，個人別調理，足浴，外歩行（お参り，花見散歩など），生け花など，気分次第や休憩中という選択肢もある．

その他の活動

季節の行事：花見と回転寿司，コンビニでの買い物とバラ園鑑賞，七夕，敬老週間の大すごろく，忘年会，初釜，書初めなど．

"市内観光"：霊園の中の有名人の墓めぐり，お寺参り，交流センターで催される展覧会やミニコンサート，有料老人ホームや新しいデイサービスの内覧会，他のデイサービスのバザー，市立美術館など．

特別な活動：隣市の競馬や美術館，劇場への外出．昼ごはんを昼で作る．

ことができるかどうかが鍵である．

　日中の数時間から半日を過ごす通所施設で対象者に提供されるサービスには，それぞれの対象者の多様なニーズに対応すべく，健康観察，体操その他の運動，介護入浴，栄養バランスのとれた食事の提供，くつろぎ，ゲームや趣味的活動，外出，他の通所者やボランティアらとの社交など，さまざまなものがある．施設によって，提供メニューや力を入れている活動プログラムに違いがある．通常は，半日過ごすなかで複数のサービスを組みあわせて利用する．作業療法士のかかわりの力点は，ここでも対象者の，その人らしい生活の実現を念頭に置いた作業に置かれる．表3-3-1は，作業療法士が運営する通所施設における活動内容の例である．ここではできるだけ利用者自身が自分のすることを決めて自分のペースで進行できるよう，作業療法士がさまざまな工夫を取り入れている．

　通所施設では同じ曜日に同じ顔ぶれの通所者が集うことが通例で，通所者間でなじみの関係が生まれやすい．また入所施設と違って，スタッフとも他の通所者とも会っている時間が数時間に限定されるため，その間，緊張感を持続させながら，社会性を発揮して振る舞うことも容易であ

る．このような場の性格を利用し，高齢者同士が仲間意識をもって支えあう関係を築くことを，作業を介して支援できるのが，通所施設における作業療法の最大の特徴である．

　一方，通所場面でみられる対象者の振る舞いや過ごし方は，私的空間である自宅でのそれとは異なる場合が多い．作業療法士は，通所によりもたらされる在宅生活全体への影響（意欲や言動の変化，通所による疲労や興奮の有無，通所準備のための家族介護負担など）についての情報を家族やケアマネジャーらから聴取して，介入プログラムに反映させる．

◆通所の疲れが翌日まで残っていた

　最近デイ・ケアに通い始めた住吉さんの帰宅後の様子を作業療法士が家族に尋ねたところ，楽しいと言っているが，通所日の翌日も疲れが続いているようで，日中の臥床時間が長くなっているとの報告があった．利用時間を短縮し，通所時の活動量も抑えるよう修正したところ，翌日まで影響が及ぶことはなくなった．

　送迎時を利用した在宅生活の様子の把握，各種プログラムの運営・進行，食事，入浴や排泄の介助，家族との連絡など，他のスタッフとの協働のなかで対象者を多角的に評価，介入できることは，通所施設における作業療法実践の特徴であり利点である．

　また通所施設は，介護保険制度で規定された施設とはいえども，その地域で生活する高齢者が集う場である．通所者のプライバシーには配慮が必要だが，一方で，通所者が施設周辺の住民と交流し，地域の一員として生活したりなんらかの役割を果たすことを，施設スタッフとして支援することも可能である．作業療法士は，対象者支援の場を施設の中に限定してしまわずに，地域全体を通所者の活動，社会参加の舞台と捉えて，ダイナミックな実践を展開することが期待される．

▍3・3・3　在宅訪問における作業療法

　訪問リハビリテーションや訪問看護の事業所に所属して対象者の自宅を定期的に訪問し，作業療法を行う作業療法士が増えている．対象とする高齢者の状態像も，急性期直後から回復期，生活期から終末期にまで広がっている．

　在宅訪問という老年期作業療法の実践形態は，対象者の ADL，IADL の評価や介入，住環境の整備や介護家族に対する介助法指導などを，実際の生活場面で行えるという利点がある．また，対象者が大切にしている過去の趣味の作品や愛用道具，写真や記念品，賞状や書物や収集品，庭や台所などに触れることで，それらに込められた対象者の価値観を理解し，その人にとって意味のある作業が何であるかを発見するための手がかりを見いだすことができる．

◆抹茶茶碗が並んでいる

　初回訪問時，瀬名さんの居間に抹茶茶碗がいくつも飾られていることを見つけた作業療法士がそれに

表 3-3-2　訪問サービス実施時に生じることの多い医学的インシデント・アクシデント

(平野康之：訪問時に必要な医学的リスクマネジメント—フィジカルアセスメントの必要性. 臨床作業療法 12, 2015, p219 より引用)

治療・処置	医師からの指示変更の確認忘れや間違い（安静度，荷重など），酸素投与量の間違い（安静時と運動時の違いなど），酸素ボンベの酸素切れ，喀痰吸引の技術不足，手順間違い（粘膜損傷，低酸素状態，痰詰まりなど）
薬剤（内服）	内服薬の飲み忘れや飲み違い，副作用の発症，処方量の間違いなど
リハビリテーション介入（運動療法，移乗介助，嚥下練習など）	転倒，骨折，打ちつけ（内出血），腱損傷，脱臼，出血，ショック症状，過度な疲労，意識レベル低下，気分不快（嘔吐など），痛みの発症や増強，発熱，血圧変動（過度の血圧上昇，起立性低血圧など），低酸素血症，胸痛，心不全増悪，心停止，不整脈の出現，呼吸苦増長，脱水症状，うつ熱（熱中症），消化器系症状（腹痛，下痢など），低血糖症状，誤嚥，窒息など
医療・福祉機器の取り扱い	人口呼吸器設定の間違いや回路トラブルなどの気づき，車椅子や歩行器，ベッドなどの操作間違い（ベッド柵の挟み込み，足の巻き込みなど），メンテナンス不足による2次的インシデント（ボルトの緩みやブレーキ不良による転倒など）
ルート管理	中心静脈栄養法などのドレーン，バルーンカテーテルなどの抜去または閉塞，胃ろうや人工肛門のトラブルなど
感染	インフルエンザ，結核，麻疹，ノロウイルス，腸管出血性大腸菌，帯状疱疹，流行性角結膜炎など

ついて尋ねると，瀬名さんの表情がぱっと変わり，病前には茶道を教えていたことを嬉しそうに話してくれた.

　自宅は対象者の生活の本拠地であり，訪問者を信頼して迎え入れるかどうかの主導権は対象者や同居家族が握っている. 良好な信頼関係の構築のためには，対象者や家族の生活習慣や価値観，意向を十分に把握し尊重することが求められる. 訪問に使う車両の運転や駐車場所，近隣・同居者への配慮，訪問時の言葉づかいや立ち居振る舞いなどについてのマナーも，身につけておくべきことの一つである（藤田, 2015）. 訪問時に家族と接する機会が多いことから，介護家族の相談相手，よき理解者になることも重要な役割となる.

　多くの場合，作業療法士は単独で訪問するので，対象者の異変に気づいても即座に他の専門職の助言や支援を得ることが難しい. 対象者が体調不良を訴えたり，いつもと違う状態を示した場合の緊急性の判断，すなわち作業療法士自身で対応したり様子をみるべきか，それとも主治医や担当看護師，ケアマネジャーに連絡をとるべきか，救急車を呼ぶべきかなどの判断をせまられることもまれではない.

　表 3-3-2 は，在宅訪問時に遭遇しやすい医学的インシデント・アクシデントを示したものである. 訪問サービスに従事するにあたっては，いざというときに適切な行動がとれるよう，対象者の最新の医学的情報の把握，健康状態の急変予測，連絡先を含めた対応方法，対象者の使用機器の操作方法や留意点，救急法や摂食嚥下，排泄ケアの技術なども身につけ，リスク管理について研鑽を積んでおくことが必要である. また，連続して何件も訪問することが常であるので，自ら

の感染および感染源になることを予防する対策も欠かせない.

　作業療法士による訪問は，1週間に1回30分～1時間など，頻度や時間が限られる．したがって，対象者のADL，IADLの自立度の向上や，作業の新たな習慣化などを達成するためには，家族や他職種，とりわけ訪問の頻度や時間数の多い介護職との間で，目的を共有し連携して支援にあたることが必要となる.

　訪問という実践形態では，対象者が他の高齢者や地域の人たちと交流し，社会的関係を築いたり，一緒に何かをするという機会を設けることが難しい．対象者が終末期など外出が適切ではない状態にある場合を除き，家族以外の人々と交流したり，自宅ではできない作業や役割を遂行する機会を得られるよう，通所施設やその他の地域の社会資源の利用に結びつけていくことも，訪問サービスに従事する作業療法士の重要な役目である．対象者の外出意欲が乏しい場合には，外に出たくないという気持ちの理解に努めながら，時間をかけて本人が「行ってみてもよい」と思える場所や作業を探していく．家族やケアマネジャーと連携し，通所施設の見学や地域の集まりへの参加，慣れ親しんだ場所の再訪などが実現したあとで，対象者の気持ちが「行ってみてよかった」「また行きたい」に変化すれば，さらにそこから対象者の作業を広げていくことができる.

引用文献

朝田　隆（2013）．都市部における認知症有病率と認知症の生活機能障害への対応．厚生労働科学研究費補助金認知症対策総合研究事業　平成23年度～平成24年度総合研究報告書．URL：http://www.tsukuba-psychiatry.com/wp-content/uploads/2013/06/H24Report_Part1.pdf（参照日2018年6月15日）．

藤田講志（2015）．セラピストに求められる「接遇マナー」．臨床作業療法　12，207-210．

平野康之（2015）．訪問時に必要な医学的リスクマネジメント―フィジカルアセスメントの必要性．臨床作業療法　12，218-222．

石井晴美（2015）．作業療法が生きる地域リハビリテーションのすすめ―いのち輝く生活の支援を目指して．シービーアール．pp99-129．

苅山和生（2015）．「新オレンジプラン」のここに注目．日本作業療法士協会誌　No.35，14-16．

厚生労働省老健局総務課（2018）．平成30年度公的介護保険制度の現状と今後の役割．p9，p10，p19．URL：http://www.mhlw.go.jp/file/06-Seisakujouhou-12300000-Roukenkyoku/0000213177.pdf（参照2018年7月20日）．

厚生労働省ホームページ．介護保険法（平成九年十二月十七日）（法律第百二十三号）．

厚生労働省ホームページ．特定疾病の選定基準の考え方．URL：http://www.mhlw.go.jp/topics/kaigo/nintei/gaiyo3.html（参照日2018年6月15日）．

厚生労働省老健局長（2015）．介護予防・日常生活支援総合事業のガイドラインについての一部改正について．老発0510第4号　平成30年5月10日版，介護予防・日常生活支援総合事業のガイドライン．p1，p14．

厚生労働省（2015）．平成27年度介護報酬改定の骨子．p8．URL：http://www.mhlw.go.jp/file/06-Seisakujouhou-12300000-Roukenkyoku/0000081007.pdf（参照日2018年6月15日）．

厚生労働省（2018）．リハビリテーションマネジメント加算等に関する基本的な考え方並びにリハビリテーション計画書等の事務処理手順及び様式例の提示について．老老発0322第2号　別紙様式．URL：http://www.mhlw.go.jp/file/06-Seisakujouhou-12300000-Roukenkyoku/0000199244.pdf（参照2018年6月15日）．

厚生省公衆衛生局老人保健課・監，芳賀敏彦・編（1983）．老人保健法による地域リハビリテーションハンドブック．保健同人社．

内閣府（2017a）．平成29年版高齢社会白書．pp1-5．URL：http://www8.cao.go.jp/kourei/whitepaper/w-2017/zenbun/pdf/1s1s_01.pdf（参照日：2018年6月15日）．

内閣府（2017b）．平成29年版高齢社会白書．pp20-21．URL：http://www8.cao.go.jp/kourei/whitepaper/w-2017/zenbun/pdf/1s2s_03.pdf（参照日：2018年6月15日）．

内閣府（2017c）. 平成 29 年版高齢社会白書. p23. URL：http://www8.cao.go.jp/kourei/whitepaper/w-2017/zenbun/pdf/1s2s_03.pdf（参照日：2018 年 6 月 15 日）.

日本作業療法士協会（1989）. 機能訓練事業における作業療法の手引.

日本作業療法士協会（1990）. 痴呆性老人に対する作業療法の手引.

日本作業療法士協会（2015）. 第 3 章　介護保険と作業療法. 作業療法士が関わる医療保険・介護保険・障害福祉制度の手引き. 日本作業療法士協会. 2015 年 10 月 21 日版. URL：www.jaot.or.jp/seido-tebiki2016.

日本作業療法士協会（2017）. 2016 年度日本作業療法士協会会員統計資料. 日本作業療法士協会誌　66, 6-23.

二宮利治（2015）. 日本における認知症の高齢者人口の将来推計に関する研究. 平成 26 年度厚生労働科学研究費補助金特別研究事業. URL：http://mhlw-grants.niph.go.jp/niph/search/NIDD00.do?resrchNum=201405037A（参照日 2018 年 6 月 15 日）.

東京都衛生局・編（1986）. 機能訓練マニュアル.

World Health Organization（WHO）（2012）. Dementia：A public health priority. URL：www.who.int/mental_health/publications/dementia_report_2012/en/（参照日 2018 年 6 月 15 日）.

老年期とはどのような時期か

4・1　老化に起因する不自由
　4・1・1　ADL における不自由
　4・1・2　IADL における不自由
4・2　老化と加齢変化
　4・2・1　老化の定義
　4・2・2　老化の機序
　4・2・3　生理的老化と病的老化
4・3　身体機能の加齢変化
　4・3・1　感覚機能
　　　　　1．視機能　　2．聴機能　　3．味覚　　4．嗅覚　　5．皮膚感覚
　4・3・2　自律神経機能
　　　　　1．循環機能　　2．呼吸機能　　3．消化機能　　4．排尿機能
　　　　　5．体温調節機能　　6．内分泌機能　　7．免疫機能
　4・3・3　運動機能
　　　　　1．骨・関節　　2．骨格筋　　3．筋力　　4．運動
4・4　精神機能の加齢変化
　4・4・1　知的機能―流動性知能と結晶性知能
　4・4・2　記憶
4・5　人格の加齢変化
　4・5・1　人格の生涯発達理論
　4・5・2　人格と加齢
4・6　老年期への適応
　　　　　離脱理論　　活動理論　　継続性理論
4・7　老年期の暮らし
　4・7・1　4 つの喪失
　4・7・2　就業
　4・7・3　余暇活動
4・8　実践現場で多い疾患・症候群―認知症と廃用症候群
　4・8・1　認知症
　4・8・2　廃用症候群

4 老年期とはどのような時期か

本章では，高齢者にはどのような不自由があり，それはなぜ起こるのかを概説し，老年期を生きる人々の暮らしについて述べる．

● 4・1　老化に起因する不自由

最初に，高齢者が日々体験していると思われる日常生活における不自由について，場面ごとに例をあげる．

4・1・1　ADL における不自由

私たちは，ADL はほとんど無意識のうちに行っているが，生活の基盤となる ADL を意識したり，努力したりするようになると，多くのエネルギーや時間を費やさねばならない．

1．移動における不自由

長距離を歩けない．すぐ疲れる．バランスが悪く転びそうになる．すり足で歩き，つまずきやすい．歩く速度が遅くなる．階段昇降が困難になる．段差に気づかず転倒する．杖を使うと置き忘れやすい．

2．食事における不自由

固いものが食べにくい．食べ物が送りこめなかったり，飲みこみにくかったり，むせやすかったりする．味や香りを感じなくなり食事がまずくなる．食器を重く感じる．コップなどが手に引っ掛かりやすい．皿に模様があると中の食べ物がよくわからない．

3．排泄における不自由

下衣の着脱が面倒になる．しゃがめないので和式便器が使えなかったり，立ち上がりにくかったりする．外出先でトイレが近くにあるか心配．頻尿になる．トイレの我慢ができなくなる．

4．入浴における不自由

衣服の着脱が面倒になる．洗い場で滑りそうになる．浴槽への出入りが難しい．浴槽で身体が浮きそうになったりしてバランスをくずしやすい．浴槽の中で滑りそうになる．洗い場の椅子が低くて立ち上がりにくい．

5．整容における不自由

入れ歯を洗うのが面倒になる．目が見えにくく化粧がしにくい．化粧のムラが鏡で見えにくい．髭がきれいに剃れずムラがある．髪を整える際に手がだるくなる．

6．更衣における不自由

身だしなみを整えるのが面倒になる．着るものを選ぶのが面倒になる．ボタンやスナップがとめにくい．背中のボタンやファスナーがとめにくい．温度の変化がよくわからず，適当な衣類が選べない．ズボンをはくとき片足で立つとバランスが悪い．腰が曲がって身長が低くなり，裾を引きずる．

▍4・1・2　IADL における不自由

毎日の生活は ADL を基盤にしているが，普通の生活ではその上に多くの IADL が行われていて，その人らしい生活が成り立っている．ADL が自立していても IADL に援助を要する高齢者は多い．

1．調理における不自由

ビン，缶，ペットボトルやパック容器が開けづらい．酒や醤油，油などの大ビンは重くて扱いづらい．棚から食器を出し入れする際，背伸びしたり中腰になるとふらつく．鍋や食器を洗う際，洗い残しが見えにくい．戸棚や冷蔵庫にしまったものを忘れ，食品管理が十分にできない．食べ物を細かく切る際に，包丁を持つ手や肩が疲れる．片手鍋は中身が入っていると重い．青い火が見えにくく，必要以上に強火になる．鍋を火にかけて他のことをすると，火にかけたことを忘れる．焦げているにおいに気づかない．

2．洗濯と物干しにおける不自由

洗濯機の底の洗濯物を取り出しにくい．乾燥機の位置が高いと，洗濯物を出し入れしにくい．干し場が庭や2階にあるなど離れていると，洗濯物を持って移動するのがつらい．布団が重くて，屋外での布団干しができない．

3．掃除とゴミ出しにおける不自由

部屋の隅のほこりが見えない．掃除機が重い．窓拭きの姿勢がつらい．ゴミの分別がわからない．ゴミ出しの曜日を間違えそうになる．ゴミ置き場まで自分で運べない．古新聞・古雑誌などまとめて持つと重い．

4．家電製品の操作や管理における不自由

取扱説明書の字が小さくて読みにくい．製品のスイッチ表示が小さかったり，見えにくい色で

あったり，英語だったりしてよくわからない．タッチパネルの操作はスイッチの手応えが乏しく，感覚が鈍くなっている指では使いにくい．家電製品の取り付けや修理の際に，町の電気屋が少なくなり頼める人がいない．

5．住居と庭の管理における不自由

天井の照明の交換や換気扇，エアコン・暖房器具の掃除をする際に，必要な姿勢が保てない．草取りや落ち葉集めなどの際に，しゃがんだ姿勢や中腰がつらい．

6．買い物・外出における不自由

店の高い棚や低い棚にある商品が取りにくい．牛乳や大根など重いものの持ち帰りがつらい．硬貨が見分けにくい．金銭の授受の際に，財布から出し入れするのにもたつく．手に何か持っていることが多く，バランスを崩しても手すりにつかまれない．バスの急発進時に立っていられない．歩行中に自転車のすり抜けでバランスを崩す．道端に座って休憩できる場所がない．横断歩道で信号の切り替わりが早く，あわてる．電車やバスの時刻表の字が小さい．切符販売機の操作にまごつく．

7．金銭管理における不自由

郵便局や銀行に行くのが億劫になる．設置してある記入用紙の表示の色や罫線が見えにくい．ATMの操作にもたつく．

8．安全管理における不自由

ガスを消し忘れて鍋を焦がす．背中を丸めた姿勢で調理するので，ガスレンジに近づきすぎて袖口に火がつきそうになる．ガス臭い，焦げ臭い，食品の腐敗臭などに気づきにくい．ドアや窓のロック，雨戸の開閉が困難になる．ひったくりや泥棒，訪問の押し売りや詐欺に狙われやすい．マイクを通した声や放送が聞き取りにくく，緊急避難の合図など気づきにくい．薬の飲み忘れや飲み過ぎが起こりやすい．

9．電話連絡における不自由

親機・子機の操作が覚えられない．スマートフォンの操作が難しい．電話の音，受話器からの声が聞き取りにくい．電話の連絡内容を忘れる．

人の生活は個別性が高く，一人ひとり異なっているので，このほかにもたくさんの不自由があると想像できる．「障害者・高齢者等の不便さリスト」（共用品推進機構，2001）は多くの不便さをリストアップしている．

〈作業療法との関連〉

　特定の疾患がなくても,高齢者にはこのような不自由を抱えている人が多いことが推測される.それは,人にとって避けて通れない老化現象が起きているからである.しかし,これらの不自由があっても,何か疾患がなければ作業療法の対象になることは少ない.わが国の高齢化率27.3%（2017年）が意味するものは,4人に1人の割合でこのような不便さを感じて暮らす人がいるということである.私たちは,病院や施設だけで働くのではなく,社会全体に目を向けて,高齢者にとって住みやすい社会を作っていかなければならない.

4・2　老化と加齢変化

4・2・1　老化の定義

　加齢が単に時間的経過を表すのに対して,老化とは成熟後の衰退の過程をさしている.老化は非常に広範な機能に影響を及ぼす複雑な過程なので,因果関係をはっきりさせるのは難しい.老化の定義は古くからいくつかあるが,近年のものをあげる.

> **老化とは時間に依存する蓄積性（cumulative）,進行性（progressive）,内因性（intrinsic）,有害性（deleterious）の,性成熟期に始まり,死へと登り詰めていく機能的,構造的変化である.**
>
> （Arking R, 2000）

　しかし,集団の中のすべての個体がまったく同じように年をとるわけでもないし,個体の中でも,すべての器官や組織が同じ速度で老化するわけではない.そうはいうものの結局は,老化が,広くみられる基本的な生物学的プロセスであることは疑う余地がない.

4・2・2　老化の機序

老化の機序にはいくつかの学説がある.例えば,

①プログラム説：寿命は遺伝子によって制御されており,老化は遺伝子にプログラムされている

②フリーラジカル説：スーパーオキサイド,過酸化脂質などの遊離電子をもつ分子（フリーラジカル）が,タンパク質,核酸,脂肪などの生体構成成分に障害を与え,細胞機能を低下させ老化を引き起こす

などである.このほかにも,③エラー説,④クロスリンキング説,⑤免疫異常説,⑥代謝調節説,などがある.これらの説は老化の本質の一面を捉えているが,一元的に説明し得るものはないという.また,現在では,老化や寿命を決定している遺伝子があると考えられており,その意味で

表 4-2-1　生理的老化と病的老化

	生理的老化	病的老化
対象	すべてのヒト	一部のヒト
進行	不可逆的に進行	一部は可逆的
速度	ゆっくり	比較的速い
対処	生活上で対応する	治療する

はプログラム説が有力であるが，老化は遺伝子によってのみ決定されるものではなく，環境因子（食事や運動，喫煙，病気の有無など）によっても修飾されるので，環境の管理をおろそかにはできないという（大内，2014）．

4・2・3　生理的老化と病的老化

　老化には，生理的老化と病的老化がある（表4-2-1）．

　生理的老化は，加齢に伴う生理的な機能低下をさし，すべてのヒト（以下，人間の生物学的な側面を述べる場合はヒトとする）に不可逆的に起こる．例えば，加齢とともに老視になる，記憶が低下する，などである．生理的老化は，多いか少ないか，早いか遅いかは個人差があるが，すべてのヒトに起こる．

　一方，病的老化は，生理的老化の過程が著しく加速され，病的状態を引き起こすものをいう．病的老化は一部のヒトにしか起こらず，治療によりある程度可逆的である．例えば，骨量は加齢により直線的に低下するが，それに女性の閉経後のエストロゲンの激減も加わると，骨粗鬆症に至る場合がある．骨粗鬆症は治療の対象となる．

　このような生理的老化と病的老化は，その境界はあいまいであるが，生理的老化が生物学的な老化のプロセスであるとすれば，基本的にはそれを止めたり治療したりすることは難しい．

4・3　身体機能の加齢変化

身体機能の加齢変化は，まず生理機能に関して次のようなものがある．

①生理機能の加齢変化は，各機能ごとに異なる速度で進む．

②それぞれの生理機能の個体差は，高齢になるほど増大する．

③内部環境を一定に保とうとするホメオスタシス機構は，安静時においては比較的保たれているが，環境の激変や激しい運動に適応する調節能力は著しく低下する．

　図4-2-1は種々の生理機能の加齢変化を表したものである．例えば，絶食状態下の血糖値は80歳になってもそれほど変化しないが，最大酸素消費は80歳になると70%減少する．

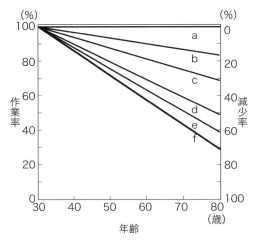

図 4-2-1　生理機能の加齢変化
(黒澤美枝子：加齢に伴う変化―生理機能(形態学的変化も含めて). 大内尉義・編「老年学　第4版」2014, 医学書院, p14 より引用)

4・3・1　感覚機能

1．視機能

　視機能は加齢とともに低下する．まず顕著に自覚されるのが老視である．これは，水晶体内部組織が弾力性を失って焦点距離の調節が難しくなるためで，35〜45歳頃に起こる第1段階の変化である．新聞の活字が読みにくくなり，老眼鏡をかける．第2段階は55〜65歳に起こる網膜・神経系の変化で，視野が縮小し（20代の60〜80％），少量の光やフリッカー（ちらつき光）に対する感度が低下する．視野が縮小すると，身の回りのものは見えても，町に出るとビルの看板や案内表示が見つけにくかったりする．夕暮れ時は特に見えにくいために，交通事故に巻き込まれやすい．

　水晶体の透明度は，加齢とともに減弱し，黄褐色化は視力を低下させ，色の識別が困難になる．水晶体の混濁した状態を白内障といい，老人性白内障は老年期に多い眼疾患である．

　また，網膜の青錐体系の感度が低下し，緑や青は黒っぽく見える．色覚は，波長の長い赤からオレンジが比較的見えやすく，青系統は見えにくい．明暗順応も低下する．

〈作業療法との関連〉

　老視になると老眼鏡をかけるが，自分の視力に合った眼鏡をかけているか，あるいは周囲がしっかり見えているか，を確認する必要がある．老視は進行するため，眼鏡は何回か作り替えるのが一般的である．本人が見えにくいことを自覚して訴えれば対応できるが，古い眼鏡を持っていて合わなくなっている場合もある．自分で気づかず，見える範囲で生活を続けていると，本や新聞の活字を読むのが億劫になったり，作業をするのが面倒になったりする．

　また，視機能の低下は，高齢者の生活環境を調整する際のポイントとなる．病院や施設における案内表示は，位置が高いと見つけにくい．文字はコントラストがはっきりした色で表示する．

作業をする際は，暗いと見えにくいが，直射日光があたると眩しい．また，ベッドに寝ているときの天井の照明は，小さくても目に入ると眩しい．

2．聴機能

加齢による難聴を老人性難聴といい，高音域に対する聞きとりが著しく低下する．そのために女性の声より男性の声のほうが聞きとりやすい．語音の弁別も低下し，聞きとれなかったり，聞き間違えたりすることが多くなり，早口では話されると内容がわからない．人が大勢いてざわざわしていたり，BGM が流れていたり，電車やバスのエンジン音があるなかでは，聞きとりは難しくなる．

老人性難聴は，末梢の蝸牛の障害なので，補聴器をつけて対応する道も開かれていることを念頭に置いておく．

〈作業療法との関連〉

高齢者は，日頃から聞きとりには苦労し，結果的に下記のようなことが起こってくる．

```
・人と話すのが億劫               ・電話をするのが苦手
・話を聞くのが疲れる             ・会合に出るのが嫌
・よく聞こえなくて何度も聞き返すのが億劫   ・家族といるのも面倒
・友人を訪ねるのも億劫           ・人に会いたくない
・テレビの音量で家族とけんかする
```

高齢者は，日常のなかでイライラしたり，相手の言うことがどうせわからないからと話さなくなったり，人前に出るのが嫌で引きこもったりする可能性がある．心理的な背景を理解して，本人の主体性を大切にしながら，粘り強く関わることが必要である．

高齢者と話すときには，ゆっくりはっきり話すこと，向き合ってしっかり話すことが基本である．もしわかりにくいようなら，繰り返して伝えること，大事なことは最後に確認をとること，などにこころがけ，可能ならばメモを書いて確認できるようにするなど丁寧に対応する．

3．味覚

甘味は加齢により感じにくくなる．

4．嗅覚

加齢による嗅細胞や嗅球の神経細胞の減少で，嗅覚は低下する．三輪（2015）によると，神経変性疾患（パーキンソン病，アルツハイマー病，レビー小体型認知症など）の前駆症状として嗅覚低下が起こるという．

〈作業療法との関連〉

嗅覚が低下すると，よいにおいがわからなくなり，香りを楽しむ食事などに直接影響する．また，腐ったにおい，ガス漏れ，焦げ臭いなどに気づかないなど，本来，安全を保つための嗅覚の

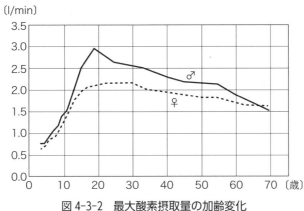

図 4-3-2 最大酸素摂取量の加齢変化
(首都大学東京体力標準値研究会・編著「新・日本人の体力標準値 II」2007, 不昧堂出版, p 325 より引用)

感受性が低下すると危険の察知が遅れる.

5. 皮膚感覚

触覚・振動覚は加齢により減退する. マイスナー小体（触覚），パチニ小体（振動覚）の加齢による数の減少や形態の変化, 受容器からの情報を伝える有髄神経の数の減少などの影響といわれている.

〈作業療法との関連〉

触覚の低下は，手指の巧緻性を低下させる．また，手に持っているものを気づかないうちに落とす，靴下や靴の履き方が不十分でも気づかない，襟折れ，トイレ動作のあとのシャツがはみ出す，など身だしなみにも影響する．触覚の低下は，基本的に目で見て代償する.

4・3・2 自律神経機能

1. 循環機能

大内（2010）によると，心筋の収縮機能自体は加齢による変化を受けない．心拍数は加齢とともに減少するので，一回拍出量は増加する．運動負荷時の心機能は加齢とともに低下する．高齢者の心臓は負荷に対する予備能が低下しており，心不全になりやすい．

血圧は，加齢に伴い，特に収縮期血圧が上昇する．これには加齢による大動脈の伸展性の低下が影響する．

2. 呼吸機能

安静時の一回換気量は変化しないが，最大酸素摂取量が減少する．最大酸素摂取量のピークは10代後半で，70代でピーク時の約半分になる（図 4-3-2）．高齢者は軽い運動をしただけでも，すぐに息切れを起こす．残気量も増大する．

〈作業療法との関連〉

　心肺機能に関しては，高齢者は予備力が低下しているので，運動負荷に対しては注意深く観察する．

3．消化機能

　消化管の運動は低下する．胃液分泌量は加齢により低下する．タンパク質や脂肪の吸収は加齢による変化はないが，炭水化物の吸収は低下する．腸管からのカルシウムの吸収も，加齢に伴い低下する．

4．排尿機能

　女性では閉経後，エストロゲン感受性支持組織が萎縮し，尿道を閉鎖する能力が低下するために，尿失禁が起こりやすい．男性では，前立腺が肥大して尿道を圧迫するために，排尿困難（尿路閉塞）を起こしやすい．また，膀胱の機能は，蓄尿期と排尿期に分けられるが，蓄尿期では排尿筋の不随意な収縮（無抑制収縮）によって，過活動膀胱という頻尿や尿意を感じると尿を我慢できないなどの症状が起こる．排尿期では排尿筋の収縮力低下による排尿困難が起こる（奴田原，2006）．

〈作業療法との関連〉

　外出のときには，トイレが目的地近くにあり，安全に使用できることを前もって確認することや，長時間の移動には，こまめにトイレ休憩を入れることが必要である．

5．体温調節機能

　一般に環境温度が高いと，発汗により熱が外部に発散され，体温の上昇を防ぐが，高齢者では発汗の開始が遅れ，発汗量も減少する．また，環境温度が低いときには骨格筋の震えなどにより体温の低下を防ぐが，高齢者では震えも起こりにくい．

〈作業療法との関連〉

　特に夏は，高齢者は暑さを感じにくかったり，冷風があたるのが嫌で冷房を使用しなかったりするため，室温が上がり，脱水状態を起こすことがある．

6．内分泌機能

　女性ホルモン（エストロゲン），男性ホルモン（テストステロン）は加齢により減少する．副腎髄質からのカテコールアミンも加齢に伴い増加する．カテコールアミンは，血圧を上昇させるなどの悪影響がある．また，骨から血中にカルシウムを放出することを促進する副甲状腺ホルモンは増加し，血中から骨へカルシウムの取り込みを促進するカルシトニンは減少する．その結果，高齢者は骨のカルシウムが減少し，骨が弱くなる．さらに女性では閉経後，エストロゲンが激減するためますます弱くなり，骨粗鬆症の発症に至る．

7．免疫機能

ここでは，磯部（2010）の論で整理する．ヒトは生きるために酸素を取り入れてエネルギーに変える過程で活性酸素を生み出し，生活の場ではさまざまな外部刺激にさらされている．ヒトに脅威となる微生物感染があると，好中球，マクロファージといった貪食細胞が微生物と戦う．マクロファージは老化によって数は増加するが，一つひとつの機能は低下する．

また，老化が進むと，血中の炎症性サイトカインが増加することから，近年，老化に伴う炎症が血管や脳の病気と関係づけられるようになり，老化によって生じる疾患の多くに免疫系が関与することが明らかになりつつある．動脈硬化，アルツハイマー病の病態形成に免疫系が関与することは知られている．

4・3・3　運動機能

運動機能は日常生活に直接関連し，作業療法にも直結する老化の側面である．

1．骨・関節

骨量は前述の内分泌機能の影響で減少する．加えて，加齢に伴い活動範囲が徐々に狭小化されて活動性が低下する傾向にあり，不動や非荷重（例えば寝たきり状態など）の温床になる．そうすると，骨形成と破骨細胞による骨基質の吸収のバランスが崩れ，骨萎縮が進む．

関節は，高齢になるほど関節可動域制限の発生が著しくなる（沖田，2015）．これは関節周囲の主な軟部組織を構成する結合組織，なかでもその主要構成成分であるコラーゲンが，加齢によって器質的に変化することが主な原因であり，これを予防することは難しい．これに加えて二次的要因として，加齢による骨格筋の筋力低下が身体運動の低下や関節運動の減少などを起こしている，という．

2．骨格筋

骨格筋の筋線維数や筋量は減少し，筋は萎縮する．速筋である Type Ⅱ 線維が減少するため，全体として収縮速度は遅くなる．

3．筋力

図4-3-3 に示すように，背筋力は，20代をピークに40代を過ぎると徐々に低下する．一般に高齢になり運動量や運動の種類が減ったり，行動の範囲が狭くなったりすることも，筋力低下に関連している．

4．運動

図4-3-4 は，閉眼片脚立ちの加齢変化である．70代では20代のピーク時の6分の1の時間であり，顕著に低下する．このようなバランスの低下は，歩行に密接に関係し，つまずきやよろめ

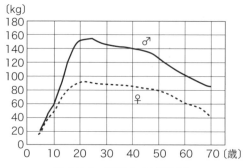

図 4-3-3　背筋力の加齢変化
(首都大学東京体力標準値研究会・編著「新・日本人の体力標準値Ⅱ」2007, 不昧堂出版, p 167 より引用)

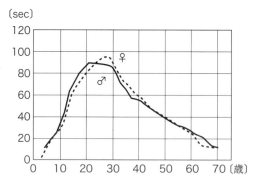

図 4-3-4　閉眼片脚立ちの加齢変化
(首都大学東京体力標準値研究会・編著「新・日本人の体力標準値Ⅱ」2007, 不昧堂出版, p 283 より引用)

き，転倒に結びつく．

　反応時間は，反応のすべてのプロセスにわたって遅延が認められる．運動を継続している者のほうが，反応時間の遅れは少ない．

〈作業療法との関連〉

　骨，関節，骨格筋の老化は，高齢になって生活範囲が狭小化することで，さらに進む可能性がある．できるだけ引きこもらないで家から出ること，身体を動かすことが必要である．「することがない」と寝ているのではなく，何かできることを見つけて普通の生活を維持することを基本とする．

4・4　精神機能の加齢変化

　身体機能の加齢変化は，ヒトにとって死に向かう過程であり，有害である「老化」がほとんどである．しかし精神機能においては，老化による機能低下と同時に，加齢による成熟の過程も見いだすことができる．

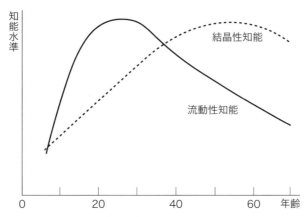

図 4-4-1　知能の発達曲線（Horn と Cattell の理論）の模式図
（武田雅俊，福永知子，数井裕光：認知機能の加齢変化．精神疾患と認知機能研究会・編「精神疾患と認知機能」2009，新興医学出版社，p 209 より引用）

4・4・1　知的機能─流動性知能と結晶性知能

　知能は，ホーン Horn JL とキャッテル Cattell RB（1967）の流動性知能と結晶性知能の 2 つの概念で説明される．図 4-4-1 のように，2 つの知能は，ヒトの一生涯に異なった発達曲線を描く．私たちは普通，年をとると知能は衰えていき，若者にはかなわないと考えているが，それは流動性知能にあたる．老年期で着目されるのは，もう一つの結晶性知能である．結晶性知能は，個人的経験や文化的，教育的体験により形成され，体験の集積として 60 代くらいまで少しずつ蓄積されるものであり，語彙，言語知識，一般常識，格言の理解，作業の習熟などの項目により評価できる．基本的には，長期記憶として蓄積された個人的，文化的経験の集積である．

　2 つの知能を WAIS（ウェクスラー成人知能検査）に当てはめると，流動性知能は動作性の符号問題，積み木問題などに反映され，反応の速さ，問題処理能力，記銘などに関係する能力である．結晶性知能は，言語性検査の一般的知識，一般的理解，単語問題などに反映される知識や経験で磨かれる知能である（表 4-4-1）．

　また，一般に，高齢者の知的機能の特徴として，
- 全体的に反応時間が遅れる
- 個人間の成績にばらつきが大きい
- 同一人の結果についても，時間と場所と状態により検査結果が変動しやすい
- 検査に対する注意集中が困難である

などが指摘されている（武田他，2009）．

　高齢者の知的機能の変化には，生物的要因（素質・加齢）だけでなく，心理社会的要因（教育歴・職歴・性格傾向，社会的経済的安定性）も含まれており，個人差が大きい．

〈作業療法との関連〉

　下仲（2014）は，流動性知能は脳の器質的障害に影響されるため，高齢になるとともに低下し

表 4-4-1　流動性知能と結晶性知能

流動性知能（fluid intelligence）	結晶性知能（crystallized intelligence）
・20歳くらいまでに急速に発達し，それ以後は徐々に低下する． ・問題解決，空間認知，処理速度，複雑関係の同定． ・反応の速さ，問題の処理能力，記銘などに関する能力．	・60歳くらいまで緩やかに発達を続け，それ以後は徐々に低下する． ・個人的経験や文化的，教育的体験により形成され，体験の集積として蓄積される． ・語彙，言語知識，一般常識，格言の理解，作業の習熟などに関連する． ・知識や経験で磨かれる知能．
WAIS の主として動作性検査の符号問題，積み木問題などに反映される．	WAIS の主として言語性検査の一般的知識，一般的理解，単語問題などに反映される．

ていくのは正常な老化過程であるが，たとえ流動性知能が低下したとしても，豊かな経験に裏づけられた結晶性知能により埋め合わせられるかぎり，高齢期でも日常生活を送るうえで問題になることはない，という．

　結晶性知能はいわゆる「老人の知恵」にあたるもので，その人の人生体験に意味があると考えられ，作業療法にとって重要な切り口である．長い間に培われた結晶性知能を発揮して暮らし，その体験を人に伝え，次世代につなぐこともできる可能性がある．

　人生は一人ひとり異なっているので，結晶性知能もそれぞれに異なり，特定の人にあるのではなく，人それぞれに備わっているものである．

　私たちは日頃，作業療法場面で高齢者から教わることは枚挙にいとまがない．

- 山に住む人は，ぬり絵でキノコをぬるときは毒キノコに見えないようにぬる．
- 海に出ていた人は，雲や風の向きで，雨が降るかどうかわかる．
- 農家の人は，畑の作り方がわかる．スイカやカボチャの藁の敷き方がわかる．
- 漁業をしていた人は，魚の選び方がわかる．
- 主婦は，味噌の作り方，梅干しの漬け方がわかる．
- 主婦は，電気釜を使わないご飯の炊き方がわかる．
- 質屋の主は，人の信用のしかたを語ることができる．
- 会社の管理職だった人は，人前での挨拶が上手である．
- 小学校の教師だった人は，子どもの興味を引くのが上手である．

　高齢者のこのような話を聞くことは，その人が生きた人生の重みを実感でき，高齢者に対して，自然に尊敬する気持ちが生まれる体験である．

4・4・2　記憶

　記憶は，医学，心理学，生理学などの分野によって使用する用語が異なる場合があるので，注

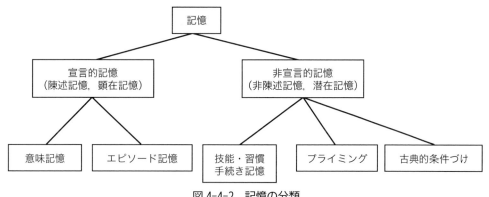

図 4-4-2　記憶の分類
（Squire，1992 の概念より筆者作成）

意を要する．ここでは，臨床心理学の立場である中里（2007）の理論を基盤におき，老年期の作業療法に関連することを中心にまとめる．

　記憶は情報を取り込む「符号化（記銘）」，情報を保持する「貯蔵（保持）」，情報を取り出し利用する「検索（想起）」からなる．

　感覚記憶は，感覚を通して入ってくる大量の情報の中で，意識的，無意識的に注意を向けたほんのわずかな情報で，短期記憶に移さないとそのまま消えてしまうほとんど瞬間的な記憶である．

　短期記憶は，感覚記憶に比べると保持期間は長いとはいうものの秒単位のもので，一時的な記憶であり，注意能力と関係している．短期記憶は，長期記憶に移されないと消えてしまうが，長期記憶に移すためには通常，反復（リハーサル）が必要である．また，短期記憶は，意識的に情報をつかむだけの一次記憶（primary memory）と，記憶すると同時に情報処理を行う作動記憶（working memory）に分けられる．例えば，WAISでは，数字の順唱が一次記憶，数字の逆唱が作動記憶である．暗算は問題を覚えながら計算をしているので，これも作動記憶である．作動記憶は作業記憶とか，ワーキングメモリとも呼ばれている．数字の順唱を年齢群ごとに比較すると，それほど低下しないが，作動記憶は加齢により著しく低下する．しかし短期記憶の年齢差は，用いられた記憶課題の種類によって結果が異なっているので一般的見解は得られていない．

　短期記憶のなかで覚えたいものを覚えておくのが長期記憶である．数分間から何十年もの保持も可能で，蓄えられる量は無限である．長期記憶が一般的にいう「記憶」であり，知識や経験のように，以前に学習したこと，覚えたことの再生のために使われる．

　記憶はその内容から，宣言的記憶（陳述記憶，顕在記憶ともいう）と非宣言的記憶（非陳述記憶，潜在記憶ともいう）に分けられる（図 4-4-2）．また宣言的記憶は，出来事の記憶であるエピソード記憶と知識である意味記憶に分けられる．エピソード記憶は，個人に関する叙事的なもので，「昨日は○○へ行った」などである．意味記憶は，個人的な体験に左右されない知識に関するもので，「日本の首都は東京」などである．

　非宣言的記憶は，手続き記憶やプライミングなどである．手続き記憶は，直接意識に上らせることはできず，行為で間接的にしか示せないスキルの記憶であり，練習の結果として徐々に記憶

されるものであり，運動，知覚，認知操作の獲得を含む記憶である．自転車に乗る，スキーやテニスなどのスポーツをするだけでなく，問題解決の認知スキル（例えば，何かをする際にだんだんうまくできる）も含んでおり，生活するうえで大切な記憶である．すばやく獲得できる意味記憶やエピソード記憶と違って，大部分の手続き記憶の獲得はゆっくりと進んでいく．そして，時間経過の影響をほとんど受けず，何年も練習しなかったスキルをうまく発揮することができる．プライミングは，記憶の検索，想起と関連する概念で，特定の記憶を引き出すために特定の手がかりを使うことであり，言いかえれば特定の記憶を引き出しやすくするための操作である．プライミングは，意識されることはないと考えられている．

　また予定や計画のように，これからすることについての記憶を展望記憶という．

　記憶の加齢変化については，感覚記憶は高齢者も若年者と変わらず，前述のように短期記憶もそれほど低下しない．作動記憶は著しく低下する．意味記憶はほとんど低下しないが，エピソード記憶は加齢とともに著しく低下する．手続き記憶は，加齢の影響はほとんどないという．いったん獲得した手続き記憶は，高齢期でも低下せず，維持され続ける．展望記憶は，メモなどの外部の記録補助に頼れるときには，青年と高齢者で差はないが，自分の記憶だけに頼る場合は，高齢者のほうが成績は悪い．

〈作業療法との関連〉

　一般に，記憶は加齢とともに低下すると思われているが，実際には低下するものと維持されているものがある．一般的知識のような意味記憶は，結晶性知能と同様に，老年期においてもほとんど低下しないという．臨床場面で，物知りの高齢者に出会うことがあるのも納得できる．またエピソード記憶の低下は，病的老化が進むと，認知症のもの忘れの病態に進んでいく．いったん獲得した手続き記憶が高齢になってもほとんど維持されていることは，作業療法にとっては強みとなる．展望記憶の低下に対しては，今後の予定や計画の話は，口頭での打ち合わせだけでなく，メモに書くようにする．

　なお，記憶の時間的な分類で，即時記憶⇒近時記憶⇒遠隔記憶，という分け方をする場合は，おおまかにいうと，即時記憶が短期記憶にあたり，近時記憶と遠隔記憶をあわせて長期記憶としていることを念頭に置くとよい．認知症の記憶障害を論ずる場合に，短期記憶という用語が，人によっていろいろに用いられているので，注意を要する．

● 4・5　人格の加齢変化

▎ 4・5・1　人格の生涯発達理論

　人格を論じる場合には生涯発達理論から高齢者の位置づけを知ることが必要であるが，ここでは2つの理論を紹介する（下仲，2007）．

老 年 期								統 合 対 絶 望 **英 知**
成 年 期							生殖性 対 自己没入 **世 話**	
成 年 前 期						親密性 対 孤 独 **愛**		
思 春 期					アイデンティティ 対 混 乱 **忠 誠**			
学 童 期				勤勉性 対 劣等感 **才 能**				
遊 戯 期			自発性 対 罪悪感 **決 意**					
児 童 初 期		自 律 対 恥と疑惑 **意 志**						
幼 児 期	基本的信頼 対 基本的不信 **希 望**							

図 4-5-1　エリクソンの心理社会的人生段階

(Erikson H 他/朝長正徳，朝長梨枝子・訳「老年期—生き生きしたかかわりあい」1997，みすず書房，p 35 より引用)

1．精神分析的理論による高齢期

・**エリクソン Erikson EH**：人の生涯は出生から死に至るまで各々新しい成長の可能性をもった段階の連続であるとし，8つの発達段階を仮定した（**図 4-5-1**）．高齢期の重要な課題は統合であり，課題が達成されない場合の危機は絶望である．これまで生きてきた人生について，英知によってその人生に意義と価値を見いだすことができれば，絶望感や苦しさを味わうことなく高齢期を過ごし，死の訪れを受容することができる（Erikson 他/朝長他・訳 1997）．また，エリクソンは老年期後期を想定し，発達課題として老年的超越性を加えている．

・**ペック Peck R**：エリクソンの心理社会的発達のうち，成人後期と老年期に発達課題をきめ細かく提示した（**表 4-5-1**）．

2．生涯発達理論による高齢期

・**ハヴィガースト Havighurst RJ**：発達過程を幼児期，児童期（6歳～），青年期（13歳～），早期成人期（18歳～），中年期（35歳～），老年期（60歳～）に区分する．各発達段階の課題は，身体的成長，社会的・文化的圧力，パーソナリティから起こるものであり，最適な時期に発達課題が達成されると健康で幸福な社会的成長を促すという．老年期については7つの発達課題がある（**表 4-5-2**）．

表 4-5-1　ペックの発達課題

(星野和実：生涯発達理論における高齢者の位置づけと課題．下仲順子・編「高齢期の心理と臨床心理学」2007, 培風館, pp21-22 より筆者作成)

成人後期	①知恵の尊重 対 体力の尊重	身体から精神の重視に転換し，若い世代とは異なる経験に裏づけられた行動や自己決定を行う．
	②社会的対人関係 対 性的対人関係	人格重視の人間的意味を見いだした相互的かかわりが重要であることに気づき，身体的衰退を補償する対人関係を形成する．
	③情緒的柔軟性 対 情緒的貧困さ	さまざまな経験や役割に基づいて若い世代や年老いた世代と交流し，情緒的な枯渇に対処する．
	④精神的柔軟性 対 精神的固さ	多面的な価値観を許容して問題に柔軟に対応する姿勢をもち，固定しがちな行動や志向を自己調整する．
高齢期	①自我の分化 対 仕事―役割への没入	仕事を超越した活動で自己の価値を見いだし，幅広い役割を身につけて満足する．
	②身体の超越 対 身体への没入	対人関係や精神活動に関与することによって人生を楽しむ態度をつくり，疾患や老化にこだわって身体的健康にのみ偏重する態勢に対処する．
	③自我の超越 対 自我への没入	個人の生物学的生命を超えて子孫や文化が恒久的に継続する意味を知り，個人の同一性から徐々に遠ざかる．

表 4-5-2　ハヴィガーストの発達課題

(星野和実：生涯発達理論における高齢者の位置づけと課題．下仲順子・編「高齢期の心理と臨床心理学」2007, p25 より筆者作成)

①身体的老化に対する適応	加齢にともなって感覚器官，知覚機能，認知能力等の衰退や身体的能力の低下が見られ，疾患や障害をもつ場合もあるため，弱化しつつある身体を意識的にいたわり補償するように努める．
②退職に対する適応	定年退職やその後の再就職後の引退によって，職業にかかわる社会的地位が失われたり収入が得られなくなるが，仕事のない生活を立て直し，職業以外で社会的役割を見いだす必要がある．
③配偶者の死に対する適応	長年連れ添った配偶者との死別に遭遇した場合には，配偶者に依存していた道具的支援や情緒的支援の新たなサポート源を確保し，配偶者が不在の生活に順応しながら，徐々に配偶者との人生や死を意味づける過程を歩む．
④同年代の友人関係の形成	退職にともなって職業上の対人関係を手放し，これまでは根ざしていなかった地域に目を向けて，同年代で同じような社会的状況や経験をわかちあえる友人との付き合いを始める．
⑤経済的減退への適応	退職後の収入減少に対して，日常生活を営むための収支計画を立てる．
⑥日常生活の再構成	職業上の退職，家族の分離独立，社会的引退に応じて，加齢を受け入れて成人期までとは異なる日常生活を作る．
⑦祖父母役割の獲得	子どもに孫が誕生した場合には，子育ての義務感から解放されて寛容さを発揮し，拡大家族との関係を考慮しながら，あらたに祖父母としての家族役割を習得する．

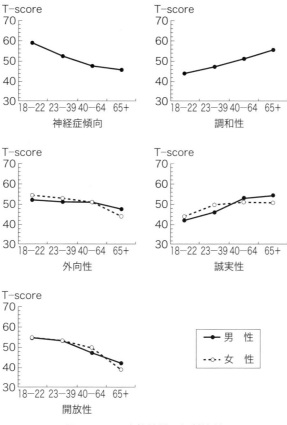

図 4-5-2 5人格特性の年齢比較
(下仲順子：高齢者の人格と加齢．下仲順子・編「高齢期の心理と臨床心理学」2007, 培風館, p86 より引用)

4・5・2 人格と加齢

　人格の発達は，老年期をどう捉えるかを考える際の基盤となる．人格の発達理論は前述のようにいくつかあるが，現在では，高齢になったからといって人格の一律的な老化はみられず，人格は成人期以降，老年期においても変化が起こる可能性があることが示唆されている．図 4-5-2 は，日本の 18〜87 歳の地域住民を対象として，神経症傾向，調和性，外向性，誠実性，開放性の5人格特性を世代比較したものである（下仲，2007）．

　これを見ると，神経症傾向，外向性，開放性は青年期が高く，調和性，誠実性は高齢期が高くなっている．調和性は，いずれの研究でも一致して加齢とともに高くなるという．誠実性も 30 歳代以降，増加傾向が明確であり，この調和性と誠実性は，生涯発達し続ける可能性が高い．また，外向性，開放性，誠実性のように男女で少し異なって変化する因子もある．神経症傾向は若い頃に高く，以後低下に転じるが，高齢期では安定しているという見方が優勢であるという．

　人格特性については研究方法や分析などによって結果は必ずしも一致しないこともあるが，結論としては，人は加齢とともに成熟性が増していく—適応的になる—ことを示しているのかもし

表 4-6-1　老年期への適応理論
（小田利勝：社会老年学における適応理論再考. 神戸大学発達科学部研究紀要 11, 2004 より筆者作成）

理論	提唱者	内容
離脱理論 （Disengagement Theory）	カミングとヘンリー Cumming E & Henry WE（1961）	1960 年代に提唱された. 離脱とは, 高齢者が老年期以前に占めていた地位と担っていた役割を, 若い人々に譲渡していく過程であり, そうすることが社会の維持にとって望ましいという考え方である. 余暇活動のような, 義務や束縛からは自由な活動を楽しむ高齢者は, 離脱しているが活動的な人と捉える.
活動理論 （Activity Theory）	ハヴィガースト, ニューガーテン, トビン Havighurst RJ, Neugarten BL, & Tobin SS（1968）	高齢者は本質的に中年期と同じ心理学的, 社会的ニーズをもっている. 中年期の活動や態度を可能な限り長期にわたって維持することが老年期の望ましい適応の在り方である.
継続性理論 （Continuity Theory）	アチュリイ Atchley RC（1989）	継続性とは, 人生を継続的なものとして維持しようとする傾向のことである. 老年期の変化に対し, 人は, 他人がみれば非効率的であっても, 自分が過去に慣れ親しんできた方法や手段を用いて適応しようとする. 変化の受け止め方も対応の仕方も人によって違ってくるため, 適応の在り様もそれぞれに異なる様相を示す.

れないと下仲は結んでいる.

〈作業療法との関連〉

　高齢者の人格面からの加齢変化を追うと, 私たちが臨床で, 高齢だからしかたがない, とあきらめたり, やりようがないと思ったりしていないか自問する必要がある. 身体機能は加齢とともに生理的な低下があるのは普通のことであるが, 精神機能や人格については, 生涯にわたって発達を続けるのである.

4·6　老年期への適応

　人間が老年期にどのように適応するのかということについては, 老年社会心理学の分野で古くから議論されてきた. ここではその代表的な離脱理論, 活動理論, 継続性理論の 3 つの理論について, 小田（2004）の整理により簡単に紹介する（表 4-6-1）.

　まず, 1960 年代に離脱理論が提唱され, それに対抗して活動理論が出された. しかし, どちらか一方の理論だけでは, 多様な加齢の過程を十分に説明できないと指摘されるようになり, アチュリイの継続性理論に至っている.

〈作業療法との関連〉

　一人の高齢者のこころのなかには, 老いゆく自分がこれからどう生きるべきか, 身を処すべきかについて, さまざまな考え方が同居しており, 健康状態や生活の変化, 時の推移などのなかで, それもまた変わっていく. 作業療法士は, 老いの在り方について特定の考え方や価値観に自分自

身が縛られないよう注意し，一人ひとりの高齢者の揺れ動くこころの理解に努めなければならない．

4・7　老年期の暮らし

前節で高齢者が老年期にどう適応するかについてのいくつかの理論を紹介したが，このような議論が起こるほど，老年期はそれ以前の期と大きく異なっている．現在高齢化率が27.3％（2017年）であり，4人に1人以上がこの老年期を生きていることになるが，この人たちは何を考え，どのような暮らしをしているのだろうか．

4・7・1　4つの喪失

老年期には4つの喪失があるといわれている．すなわち，
①身体および精神の健康の喪失
②経済的自立の喪失
③家庭や社会との関係の喪失
④生きる目的の喪失
である．

老年期の生き方には個人差があるというものの，多くの人にとっての大きな出来事は，生産的な活動からの撤退である．人生の主要な時間とエネルギーを費やしてきた生産的な活動が定年を迎えたり，役割が次世代に引き継がれたりする．その結果，高齢者はその時点で生活全般の組み立てなおしを迫られる．例えば，会社員だった人は定年になると，給料という収入がなくなって年金生活をすることになる．これまで培われてきた仕事を通しての人間関係やネットワークからも離れることになる．また，家族は子どもが自立して家を離れたり，配偶者が病気になって介護が必要になったり，配偶者をなくして一人暮らしになったりする．身体的には老化が進行するなかで，これからの人生に生きる目的を見いだせない人もいる．人生の最終段階としての老年期を生きる人は，このような喪失に直面している．そのことを私たちも理解して関わることが大切である．

4・7・2　就業

高齢者は，生産的な活動からの撤退で生じる時間とエネルギーを何に向けているのだろうか．社会保障制度が確立している北欧の福祉国家では，年金制度が確立しているから年金の支給年齢になったら仕事を終え，社会活動やボランティア活動をする人が多い．わが国ではそれほど明確な転換はなく，「働けるうちはいつまでも」働きたい高齢者が約4割と高い就業意欲をもっている．また，就業状況についてみると，65〜69歳では男性の53.0％，女性の33.3％が就業（自営業や非

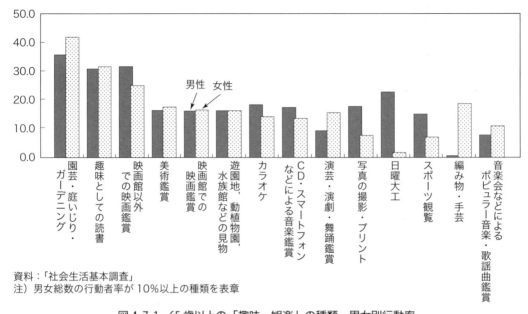

資料:「社会生活基本調査」
注)男女総数の行動者率が10%以上の種類を表章

図 4-7-1　65歳以上の「趣味・娯楽」の種類・男女別行動率
(総務省統計局「統計トピックス No.103　統計からみた我が国の高齢者(65歳以上)」図18を引用)

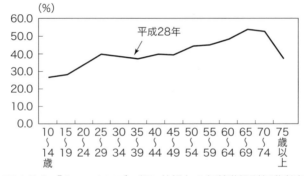

図 4-7-2　「ウォーキング・軽い体操」の年齢階級別行動者率
(総務省統計局「平成28年度社会生活基本調査—生活行動に関する結果　結果の概要」p11, 図3-5を改変引用)

正規雇用も含む)している(内閣府ホームページ).

4・7・3　余暇活動

　一方,高齢者の活動,社会参加のスタイルはさまざまである.総務省の統計によれば,日常的な趣味・娯楽として,園芸・庭いじり・ガーデニングや読書,映画鑑賞のほか,男性は日曜大工,女性は編み物・手芸といった手作業を楽しむ人も多い(図 4-7-1).

　これとは別に,日常的な運動としては,負荷が軽く取り組みやすいウォーキング・軽い体操を過去1年に行った高齢者は他の世代より多く,65〜74歳では50%を超える(図 4-7-2).

　新しいことの学びに積極的な人もいる.2016年の放送大学の在学者の4分の1は60歳以上の

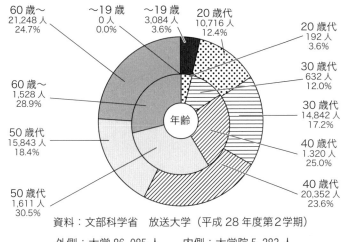

図 4-7-3　放送大学在学者の年齢
(内閣府「平成29年版高齢社会白書」p 114, 図 2-2-9 を改変引用)

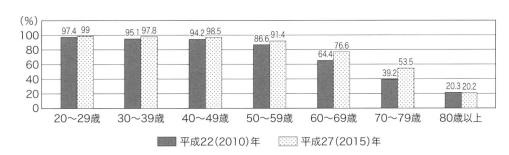

資料：総務省「通信利用動向調査」
（注）無回答を除く

図 4-7-4　利用者の年齢階層別過去1年間のインターネット利用率
(内閣府「平成29年版高齢社会白書」p 49, 図 1-2-6-12 を引用)

高齢者で占められている（図 4-7-3）．パソコンやインターネットも高齢者にとって身近な存在である．過去1年間にインターネットを利用したことがある高齢者は，2015年調査で60代76.6％，70代53.5％，80歳以上20.2％を占め，利用したことがある65歳以上の人の半数近くは毎日利用していると答えている（図 4-7-4）．

　近年，自治体や社会福祉協議会などが支援して立ち上がっている高齢者大学，老人大学のなかには，社会貢献につなげる方向性をめざすものもある（NPO法人大阪府高齢者大学校・編, 2017）．

　作業療法士は，医療機関や介護保険施設などで出会う支援を要する高齢者を，高齢者の全体像のように捉えてしまいがちである．しかし高齢社会である日本の高齢者は，仕事，健康増進，趣味，学習などさまざまな活動を行っている．ここにあげた統計データは高齢者の全体像のほんの一部であり，実際はもっと多様な作業を営み，一人ひとり違う．作業療法士もそのことを理解し

て対象者の主体的な生活を，本人と共に追求していかなくてはならない．

● 4・8　実践現場で多い疾患・症候群─認知症と廃用症候群

ここでは，老年期作業療法を行ううえで避けて通れない認知症と廃用症候群を概説する．これらは日常の実践現場で出会うことが多いので，作業療法士も十分な知識を有して対応することが必須と考えられる．認知症については，詳しくは『高齢期における認知症のある人の生活と作業療法　第2版』（守口，2017）を参照されたい．

▌4・8・1　認知症

認知症は，後述のように年齢とともに有病率は倍々に増えていく．高齢者のなかには確定診断がなくても認知症をもっていたり，別の病気で入院している間に認知症を発症したりする人もまれではない．

1．定義・診断基準

認知症の診断基準はいくつかあるが，世界保健機関（WHO）による国際疾病分類第10版（ICD-10）の認知症の全般的記述は下記のようになっている．

> 　認知症は，脳疾患による症候群であり，通常は慢性あるいは進行性で，記憶，思考，見当識，理解，計算，学習能力，言語，判断を含む多数の高次皮質機能障害を示す．意識の混濁はない．
> 　認知障害は，通常，情動の統制，社会行動，あるいは動機づけの低下を伴うが，場合によってはそれらが先行することもある．この症候群はアルツハイマー病，脳血管性疾患，そして，一次性あるいは二次性に脳を障害する他の病態で出現する．（以下略）
>
> （WHO/融　道男他・監訳「ICD-10 精神および行動の障害─臨床記述と診断ガイドライン新訂版」2005, pp57-58）

そして診断ガイドラインが続き「日常生活の個人的活動を損なうほどに記憶と思考の働きがいずれも著明に低下していることが明らか」で，「上記の症状と障害が明白に，少なくとも6か月間は認められる」ことで診断される．

また，米国精神医学会の2013年発表のDSM-5では，認知症（major neurocognitive disorder）と軽度認知障害（mild neurocognitive disorder）について細かく診断基準を改訂している（日本精神神経学会・日本語版用語監修，2014）．

軽度認知障害は，認知症ではないが，認知症の前段階ともいえる認知機能の低下があり，日常生活では以前より時間を要したり，非効率であったり，間違いが多かったりする状態である．す

表 4-8-1　年齢階層別有病率

(朝田　隆：認知症の有病率. 2011, p20 より筆者作成)

年齢	有病率（%）
65〜69 歳	1.5
70〜74 歳	3.6
75〜79 歳	7.1
80〜84 歳	14.6
85〜89 歳	27.3

表 4-8-2　認知症高齢者の居場所別内訳（2010 年 9 月末現在）

(厚生労働省「認知症高齢者の現状（平成 22 年）」2010, p8 より引用)

居場所	居宅	特定施設	グループホーム	介護老人福祉施設	介護老人保健施設等	医療機関	合計
日常生活自立度Ⅱ以上	140	10	14	41	36	38	280

（単位：万人）

べてが認知症に進むわけではないが，軽度認知障害は，近年予防的な取り組みの中で着目されている.

2．疫学と推計値

認知症の有病率は，年齢とともに倍々に上昇し，85〜89 歳では**表 4-8-1**のように 4 人に 1 人は認知症高齢者である（朝田，2011）.

また，2015 年（平成 27 年）の認知症施策推進総合戦略（新オレンジプラン）の資料として出された将来推計は，2025 年に認知症高齢者は 675 万人，糖尿病の有病率が上昇すると認知症も増えて 730 万人と推計されている（厚生労働省）.

さらに，認知症のある人の居場所は，**表 4-8-2**にあるように，全体の半数は居宅で暮らしている.

3．原因疾患

認知症の定義にあるように，認知症は一つの疾患ではなく，症候群であり，背景に認知症をきたす 60 以上の疾患がある（日本神経学会・監，2017）. そのなかには治療可能な認知症もある. しかしながら臨床で出会う頻度からすると，アルツハイマー病が約半数を占め，レビー小体型認知症と血管性認知症が 15% 程度であるという（山口，2010）. これらに前頭側頭型認知症を加えて 4 大認知症という. 4 大認知症の特徴については後述する.

表 4-8-3　認知症とせん妄の区別

(武田雅俊：高齢者のせん妄. 大内尉義他・編集代表「新老年学　第 3 版」2010, p642 より引用)

	認知症	せん妄
発症様式	緩徐	急速
持続期間	数月～数年	数時間～数週間
注意機能	保持	変動
記憶	長期記憶の障害	短期記憶の障害
言語	換語困難	まとまりのなさ
睡眠覚醒リズム	短い睡眠時間	リズムの破綻，昼夜逆転
思考	貧困	解体
外界の認知	おおむね保持	減退
知覚	おおむね保持	過敏，あるいは減弱

4．症状

　症状は大きく分けると，中核症状と行動・心理症状（behavioral and psychological symptoms of dementia，以下 BPSD）がある．

　中核症状は診断基準に示されるような認知機能の症状や障害である．例えば，中核症状は先の ICD-10 では，記憶，思考，見当識，理解，計算，学習能力，言語，判断を含む高次皮質機能障害となっている．

　BPSD は，中核症状を基盤にして身体的要因，環境的要因，心理的要因などの影響を受けて出現する症状であるが，必発するものではない．そうはいうもののアルツハイマー病の 64％が，初期の段階で 1 つ以上の BPSD を示すといわれている．BPSD は，心理症状としては，妄想，幻覚，うつ，不安など，行動障害としては徘徊，収集癖，攻撃的言動，脱抑制，異食，不潔行為などがある．認知症の重症度は中核症状によって段階づけられていて，BPSD の有無や程度によるものではない．BPSD が激しく，周囲が振り回されるのは認知症が中等度の時期が多い．

　臨床では，認知症とせん妄の違いを知り対応することが求められるが，2 つの違いについて**表 4-8-3** に示す．

　次に認知症の症状の特徴をあげる．

　中核症状①—記憶障害：アルツハイマー病の短期記憶のエピソード記憶障害が特徴的である．老化によるもの忘れと認知症のもの忘れの比較を**表 4-8-4** に示した．

　認知症当事者によると，「すっかり消えてしまいます．それで，あれ？　私はいま何をしていたかな？　と考えることはよくあります．」（太田，2006）という状態で，時間の連続性が分断されてしまう．直前のエピソード記憶が失われ，自分がなぜここにいるのか，何をするべきなのかもわからなくなってしまう．これは認知症のある人に逃れようのない不安をもたらす．

　中核症状②—見当識障害：見当識障害は，時間，場所，人物の順に障害が進む．進行すると直前のこともわからなくなり，時間の流れを認識しないので，「いま」しかない．場所の見当識障害には，自分の部屋からトイレに行けないなどの道順障害と，病院を自宅と思ったり，自宅を自宅と思わなかったりするという環境認知の誤りがある．人物の見当識障害は，他者との関係性のな

表4-8-4　老化によるもの忘れと認知症のもの忘れ

老化によるもの忘れ	認知症のもの忘れ
体験の一部を忘れる（朝食の献立を忘れる）	体験そのものを忘れる（朝食を食べたのに食べたことを忘れる）
もの忘れの自覚がある	もの忘れの自覚はない
見当識障害，判断力の低下を伴わない	見当識障害，判断力の低下を伴う
直前の出来事は覚えている	直前の出来事を忘れる
指摘されれば思い出す	指摘されても思い出さない

かで自分が何者であるかわからなくなる．例えば，面会に来た娘がわからない場合は，自分が母親であるという関係性がわからない．しかし，関係性がわからなくても，この人は見知った人だ，この人はいい人だ，などと目の前の人を信じ，安心することはできる．

BPSD①—妄想：なくなった財布を誰かが盗ったに違いないという，もの盗られ妄想について考える．自分は確かにここに置いたと考え，いつも世話をしてくれる嫁に疑念をもつ．世話になっているという現実を認めざるを得ない気持ちと，自分はまだまだしっかりしているというプライドの間にギャップが生じてうまく処理ができず，妄想に至る．妄想の対象は日頃いちばん世話になっている人に向かうといわれている．

BPSD②—徘徊：落ち着きなく過剰に歩き続ける状態であるが，いろいろな要因が考えられ，その要因ごとに解決法は異なる．室伏（2008）は6種類の徘徊をあげている．

【徘徊の種類】
　　①処遇環境への不適応
　　②状況がわからない失見当
　　③勘違い（誤認）
　　④不安・不満・不審
　　⑤幻覚妄想や錯乱性の激しい不安
　　⑥欲動性や衝動性で抑えのきかない脳因性

このように要因も一律ではないので，1つずつ要因を分析して対応を考える．

　BPSDの治療に関しては，まず，第一選択は非薬物療法的介入が原則で，抗精神病薬は基本的には使用しないという姿勢が必要である（「かかりつけ医のためのBPSDに対する向精神薬使用ガイドライン」厚生労働省，認知症，特にBPSDへの適切な薬物使用に関するガイドライン作成に関する研究班，2013）．

5．4大認知症の特徴

1）アルツハイマー病

　アルツハイマー病は，脳の変性疾患で，神経細胞の変性やシナプスの脱落による著しい脳萎縮

表4-8-5　アルツハイマー病の特徴

(守口恭子「高齢期における認知症のある人の生活と作業療法　第2版」2017, 三輪書店, p 59より引用. 橋本衛：アルツハイマー病. 池田　学・編「認知症―臨床の最前線」2012, 医歯薬出版, pp 20-33より筆者作成)

基本的な病理	神経細胞の脱落, 神経原線維変化, 老人斑の3つに代表される.
危険因子	加齢, 頭部外傷, 喫煙, アルミニウム, 糖尿病, うつ病
症状	認知機能障害：短期記憶のエピソード記憶障害, 実行機能障害, 視覚構成障害, 計算障害, 書字障害, 言語障害 精神症状：意欲の障害, 妄想, 幻覚, 徘徊, 興奮 神経症状：あまり目立たない.
経過	明確な区分はできないが, CDR (Clinical Dementia Rating) と, MMSE (Mini Mental State Examination) を目安にした. CDR 0.5 (ごく軽度AD)：正常 (CDR 0) と軽度 (CDR 1) の間で, 軽度認知障害 (MCI) の段階. 記憶障害はあるが, 生活にほとんど支障はない. CDR 1 (軽度AD)：MMSE 24~20, 記憶障害が目立つが昔の出来事の記憶は保たれている. 喚語困難, 抽象思考や構成能力が低下する. 日常生活で金銭管理やよく慣れているはずの仕事が難しくなる. 無為, 焦燥感, 妄想, うつなどの精神症状がみられ始める. CDR 2 (中等度AD)：MMSE 19~10, 喚語困難, 昔の出来事の記憶もあいまいになる. 仕事, 金銭管理, 買い物などの社会生活が難しく, 入浴や着衣も適切に行えない. 精神症状が顕著で, 妄想や焦燥感が強くなり, 夜間の中途覚醒もしばしば認められる. CDR 3 (重度AD)：MMSE 10点未満, 日常の出来事の内容や会話が理解できない. 家族の区別も難しい. 喚語困難著明, 発語が乏しい. 摂食, 排泄, 着衣, 入浴など身辺動作に介護が必要となる. 神経学的に筋強剛, 無動, 歩行障害がみられ始める.

が起こり, 老人斑や神経原線維変化が脳に蓄積する. 老人斑は, 健康な高齢者にもみられるが, アルツハイマー病では, 大脳皮質や海馬を中心に, 大量, 広範囲にみられ, 早期から短期記憶のエピソード記憶が障害される.

　BPSDは, アルツハイマー病の64％が初期の段階から1つ以上あり, もの盗られ妄想はよく知られている. また, 運動機能は比較的保たれているので, 徘徊もよくみられるBPSDである.

　対人的な特徴として小澤は「共同性に偏した生き方」であるといい (2005), 偽会話 (話の内容がすれ違っていても共感を示す) や既知化 (自分の過去の覚えているものを現在あることのように錯誤的に認知する) しながら, なじみの関係を構築する.

　アルツハイマー病の特徴を**表4-8-5**に示す.

2) 血管性認知症

　血管性認知症は, 脳血管障害や脳循環不全などにより認知症をきたす. 症状は, 初期には意欲の低下や自発性の低下が目立つ. 目黒は, この無気力・無関心と関連して「社会適応能力」の低下が特徴的であるという (2008). 症状の変動は激しいこともあるが, 認知機能の低下は, 全般的ではなく保たれている部分もある.

　血管性認知症は, 運動麻痺, 言語障害, 嚥下障害などを伴うことが多く, 背景に「血管の病気」

表 4-8-6　血管性認知症の特徴

(守口恭子「高齢期における認知症のある人の生活と作業療法　第 2 版」2017, 三輪書店, p 66 より引用)

- ・発症年代は, 60〜70 歳代で男性に多い.
- ・危険因子は, 高血圧, 糖尿病, 高脂血症, 虚血性心疾患など.
- ・発作ごとに階段状に進行する. 増悪因子は脳梗塞の再発, 感染症などの合併症, 転倒や骨折などの
　　外傷など.
- ・初期には, 意欲低下や自発性低下が目立つ. 動作緩慢, 遂行機能障害が出やすい. 夜間の不眠や不
　　穏がみられ, 症状の変動が激しい. 認知機能の低下は全般的ではなく, 保たれている部分もある.
　　病識が保たれ, 判断力や理解力は保たれている.
- ・運動麻痺を伴うことがある.
- ・仮性球麻痺を伴うことがある (嚥下障害, 構音障害).
- ・一般的にプライドが高く, 認知症高齢者として扱われることに反発がある.
- ・自発性の低下や抑うつ症状で閉じ込もりになりやすく, 社会から隔絶されるが, 家族や介護者は,
　　おとなしく手がかからない人と思い, そのことに気づかない.

があることを忘れてはならない.

　血管性認知症の特徴を表 4-8-6 に示す.

3) レビー小体型認知症

　レビー小体型認知症は, 変性疾患のうちアルツハイマー病に次ぐ第 2 の疾患である. レビー小体は α シヌクレインというタンパク質で, 神経細胞ばかりでなく軸索や樹状突起に多量に蓄積される. 脳幹に出現してパーキンソン病から始まるものと, 大脳皮質に出現して認知症から始まるものがある.

　症状は, 初期には記憶障害を示さないこともあり, 注意力, 視空間認知が障害されやすい. 中核となる症状は, 注意や覚醒レベルの変動で, 日内・日差, 月単位などで激しく変化する. また, 8 割の人に現実的で詳細な内容の幻視が繰り返されるのも特徴である. 背景にあるパーキンソニズムと注意障害や視空間認知障害と相まって, 転倒の危険性が高い. うつ症状が約半数にみられる.

　また, 早期から便秘, 排尿障害, 起立性低血圧, 失神などの自律神経障害があり, 検査では心臓の機能低下を示すなど, 全身性の疾患である. 抗精神病薬に対する感受性は亢進している.

　レビー小体型認知症の特徴を表 4-8-7 に示す.

4) 前頭側頭型認知症

　前頭側頭型認知症は, 大脳の前頭葉や側頭葉が萎縮する認知症である. 初老期に発症することが多く, 初期には記憶障害は目立たず, パターン化した行動に固執する, 過食などの食行動異常がみられる.

　症状は, 病識の欠如, 無関心, 意欲の低下, 常同行動, 反社会的な行動, 抑制の外れた行動, 食異常行動, 影響されやすさ, 注意散漫, 集中困難などが特徴的である.

　前頭側頭型認知症の特徴を表 4-8-8 に示す.

表 4-8-7　レビー小体型認知症の特徴
(守口恭子「高齢期における認知症のある人の生活と作業療法　第 2 版」2017, 三輪書店, p 70 より引用)

- 大脳皮質細胞にレビー小体がみられる.
- レビー小体は, α シヌクレインというタンパクの蓄積である.
- やや男性に多い.
- 初発症状が, 認知症またはパーキンソン症状. 初期には記憶障害はみられず, うつ症状が約半数にみられる.
- 認知機能, 注意・意識の動揺（日内・日差）が激しい. 注意障害, 視空間認知障害がある.
- 現実的で詳細な内容の幻視. 幻の同居人など.
- パーキンソン症状
- 自律神経症状（便秘, 排尿障害, 起立性低血圧, 失神）, 心臓の機能低下
- レム睡眠行動障害がみられる.
- 抗精神病薬に対する感受性の亢進
- 転倒のリスクが高い

表 4-8-8　前頭側頭型認知症の特徴
(守口恭子「高齢期における認知症のある人の生活と作業療法　第 2 版」2017, 三輪書店, p 73 より作成)

- 脳の前頭葉や側頭葉が萎縮する.
- 60 歳前後の初老期に発症する.
- 初発症状はパターン化した行動に固執する常同行動や過食などの食行動異常である.
- 記憶や運動機能, 視空間認知機能は保たれている.
- 特徴的な症状がある.
  病識の欠如, 無関心, 意欲の低下, 反社会的な行動, 抑制の外れた行動, 食行動異常（過食, 常同的食行動）, 影響されやすさ, 注意散漫, 常同行動, 集中困難（立ち去り行動）

〈作業療法との関連〉

　認知症のある人は, 記憶障害や見当識障害のために,「いま, ここ」の場を私たちと共有していないかもしれない. まずはしっかりコミュニケーションがとれるように丁寧に関わることが必要である. 見当識障害はあっても, 目の前の人との二者関係は築けることがある.「いま, ここ」が安心できる場になれば, 不安が軽減したり, BPSD がおさまったりする可能性がある. 認知症のある人にとっては, 安心できる人がいる, 自分ができる作業がある, 落ち着ける環境がある, ことが大きな支えになる.

　また, エピソード記憶は障害されていても, 長期記憶や手続き記憶などが保たれている可能性があるので, 丁寧に評価して, できる作業を探すとよい. 最後に, かかわりのヒントを示す.

- アルツハイマー病：なじみの関係を作ることで安心できる. 集団に比較的なじみやすい.
- 血管性認知症：保たれている部分を大切にし, 丁寧に関わって信頼関係を築く.
- レビー小体型認知症：幻視の引き金となる環境を調整する（床にあるもの, 窓ガラスに映るものが引き金になる）. 転倒対策.
- 前頭側頭型認知症：症状を抑えるのではなく, よい習慣や行動に変えていくなど, 症状を観察しながら, その人本来の保たれている部分を生かす.

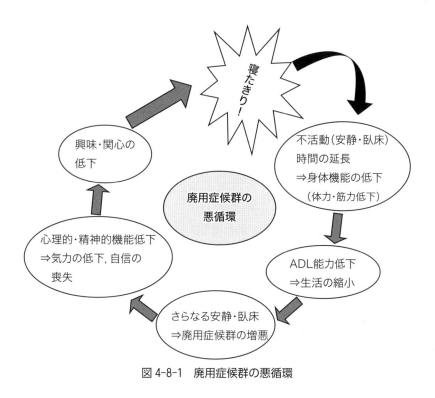

図 4-8-1 廃用症候群の悪循環

4・8・2 廃用症候群

廃用症候群は，身体の不活発な状態により生ずる二次的な障害である．一般には生活不活発病ともいわれる．

廃用症候群は，以下のような悪循環が特徴的である．

① 身体を動かさない安静状態が長く続く．
　大きな疾病の罹患によるだけでなく，風邪・肺炎など日常的なことがきっかけで安静臥床することもきっかけになる．
② 身体機能が低下する．
　筋力低下，拘縮，起立性低血圧，易疲労性などの心身機能が低下する．
③ ADL 能力が質的，量的に低下する．その結果，生活は縮小する．
　着替えない，入浴しない，必要な家事をしない，など，易疲労性，面倒，億劫になる．
④ 心理的・精神的機能が低下する．
　老いの自覚，自信の喪失，不安の助長，気力の低下が生じ，興味・関心の範囲も狭まっていく．
⑤ ますます身体活動量が減少し，寝たきり状態を作る．

特に高齢者には生理的老化が進行しており，身体機能の低下や予備力，回復力の減少などがあ

表 4-8-9　廃用症候群の例

機能	症候	対応例
運動機能	骨萎縮，関節拘縮，筋萎縮，筋力低下	急性期から座位訓練，低負荷でもくり返し継続可能な運動，関節可動域訓練
循環機能	運動負荷時の心機能低下，起立性低血圧，静脈血栓	塩分や水分の十分な摂取を確認し，ゆっくり起こす，段階的に座位時間を延ばす
呼吸機能	誤嚥性肺炎，無気肺，沈下性肺炎	頻回な体位変換，排痰，できるかぎり座位
消化機能	逆流性食道炎，食欲低下，便秘	できるかぎり座位の食事
排尿機能	尿路結石，尿路感染症，尿失禁	できるかぎり座位の排尿，十分な水分摂取
内分泌，代謝，免疫機能	代謝率低下，タンパク質・ホルモンバランスの変化，免疫機能低下	
精神機能	うつ，認知機能低下，睡眠障害，見当識障害	早期の活動量の向上，人との交流，安心できる環境設定
皮膚	褥瘡	体位変換

るため，日常的に容易にこの悪循環が起こり，いったん廃用症候群に陥ると脱却は難しい．廃用症候群の悪循環を図 4-8-1 に示す．

　廃用症候群で具体的にどのようなことが起きるかを表 4-8-9 にまとめた．廃用症候群に対しては，後述するように本人の主体性を生かしながら，生活全体を活性化することが，悪循環から脱却する取り組みとなる．

◆俳句で復活

　田川さん，92歳，女性，要介護1，息子夫婦と同居．

　俳句の吟行会があり，とても寒かったが，田川さんは無理に出かけて風邪をひいてしまった．1週間して少しよくなり，トイレに行こうと急に立ち上がったらめまいがしたので，まだ治っていないと思って大事をとってさらに1週間寝ていた．だんだん歩くときにふらつくようになった．気力もなくなり「お迎えが近いのかしら」など，話題も乏しくなった．やがて風邪は治ったが，寝ていることが多くなり，俳句の会ばかりでなく家から出なくなった．仲間の人の電話にも出なくなった．

　春の俳句大会で，長年の会員である田川さんが表彰されることになった．会から案内状が来たが，田川さんは「とても行けない」と言った．田川さんの家族は田川さんを励まし，訪問リハビリテーションを依頼して歩行の練習や俳句の話題で話をする機会を作った．1か月の歩行訓練によって，歩行器を使い，なんとか歩けるようになった．仲間からのお見舞いの電話にも歩行訓練をしていることを話すようになった．

　大会の日は，歩行器を使い，田川さんは自分で表彰状を受けとった．

　目的が達成された田川さんは，このままではまた引きこもりに戻ってしまうのではないか，今度は何を目標にしたらよいだろう，と，関わった訪問リハビリテーションスタッフは心配した．しかし，田川さんは，これをきっかけにして，俳句の会に再び参加するようになった．また，

週1回の通所施設にも通うようになり，「家にいたら寝てしまうのよね」と俳句を作るのを楽しんでいる．

〈作業療法との関連〉

　初期評価の際には，生活全般を推測しながら情報収集するが，見落としもあるので，介入の経過の中で再評価していく．

　廃用症候群は，このように全身的な機能低下なので，例えば筋力低下など心身機能の目立った症候だけの対応では改善は難しく，生活全体を活性化させることが必要である（大川，2001）．そのためには，ADLの可能なところからアプローチする．たとえば，長期臥床による寝たきり状態を改善するにあたっては，可能な座位姿勢で食事をする，などが一つの目標になる．さらに，生活全般を活性化させるためには，本人のやりたいこと，趣味などを通して，活動性を高めることが重要である．

引用文献

Arking R（鍋島陽一，北　徹，石川冬木・監訳）（2000）．老化のバイオロジー．メディカル・サイエンス・インターナショナル．p26.

朝田　隆（2011）．認知症の有病率．第19回新たな地域精神保健医療体制の構築に向けた検討チーム・資料，平成23年7月26日，p20．URL：http://www.mhlw.go.jp/stf/shingi/2r9852000001kmgo-att/2r9852000001kxx1.pdf（参照日2018年7月2日）．

Erikson EH, Erikson JM, Kivnick HQ（朝長正徳，朝長梨枝子・訳）（1997）．老年期―生き生きしたかかわりあい．みすず書房．p35.

Horn JL, Cattell RB（1967）．Age differences in fluid and crystallized intelligence. Acta psychol 26：107-129.

星野和実（2007）．生涯発達理論における高齢者の位置づけと課題．下仲順子・編「高齢期の心理と臨床心理学」培風館．pp18-28.

磯部健一（2010）．免疫系の加齢変化．大内尉義，秋山弘子・編集代表「新老年学　第3版」東京大学出版会．pp169-184.

共用品推進機構（2000）．「障害者・高齢者等の不便さリスト」．

厚生労働省ホームページ．認知症高齢者の現状（平成22年）．URL：http://www.mhlw.go.jp/stf/houdou_kouhou/kaiken_shiryou/2013/d1/130607-01.（参照日2018年7月3日）．

厚生労働省ホームページ．認知症施策推進総合戦略（新オレンジプラン）―認知症高齢者等にやさしい地域づくりに向けて（概要）．URL：http://www.mhlw.go.jp/file/04-houdouhappyou-12304500-Roukenkyoku-Ninchishougyakutaiboushitaisakusuishinshitsu/01_1.pdt（参照日2018年7月2日）．

厚生労働省，認知症，特にBPSDへの適切な薬物使用に関するガイドライン作成に関する研究班（2013）．かかりつけ医のためのBPSDに対応する向精神薬使用ガイドライン．URL：http://www.mhlw.go.jp/stf/houdou/2r985200000036k0c.html（参照日2018年7月2日）．

黒澤美枝子（2014）．加齢に伴う変化―生理機能（形態学的変化も含めて）．大内尉義・編「（標準理学療法学・作業療法学）老年学　第4版」医学書院．p14.

目黒謙一（2008）．血管性認知症―遂行機能と社会適応能力の障害．ワールドプランニング．p107

三輪高喜（2015）．高齢者の嗅覚障害．Geriatric Medicine 53，325-329.

守口恭子（2017）．高齢期における認知症のある人の生活と作業療法　第2版．三輪書店．

室伏君士（2008）．認知症高齢者へのメンタルケア．ワールドプランニング．pp251-278.

中里克治（2007）．記憶機能と加齢．下仲順子・編「高齢期の心理と臨床心理学」培風館．pp52-63.

内閣府ホームページ．平成29年度版高齢社会白書．pp30-36，p49，p114．URL：http://www8.cao.go.jp/kourei/whitepaper/w-2017/zenbun/29pdf_index.html（参照日2018年7月2日）．

日本神経学会・監/「認知症疾患診療ガイドライン」作成委員会・編（2017）．認知症疾患診療ガイドライン2017．医学書院．p7.

日本精神神経学会・日本語版用語監修，高橋三郎，大野　裕・監訳（2014）．DSM-5精神疾患の診断・統計マニュアル．医学書院．pp594-563.（American Psychiatric Association（2013）. the Diagnostic and Statistical Manual of Mental Disorders, 5th ed）.

NPO法人大阪府高齢者大学校・編（2017）．高齢者が動けば社会が変わる―NPO法人大阪府高齢者大学校の挑戦．ミネルヴァ書房．

奴田原紀久雄（2006）．下部尿路の機能と加齢に伴う変化．飯島　節，鳥羽研二・編「老年学テキスト」南江堂．pp153-154.

小田利勝（2004）．社会老年学における適応理論再考．神戸大学発達科学部研究紀要　11，361-376.

沖田　実（2013）．関節可動域制限とは．沖田　実・編「関節可動域制限　第2版」三輪書店．pp2-10.

太田正博（2006）．私，バリバリの認知症です．クリエイツかもがわ．p50.

大川弥生（2001）．寝たきり化および要介護状態・要支援状態の予防・改善のための具体的アプローチのポイント．日本公衆衛生協会「寝たきり予防と地域リハビリテーションの推進に関する研究　地域リハビリテーション懇談会報告書」pp8-21.

大内尉義（2010）．循環器系の加齢変化と高齢者における循環器疾患の特徴．大内尉義，秋山弘子・編集代表「新老年学　第3版」東京大学出版会．pp671-673.

大内尉義（2014）．老化とは．大内尉義・編「（標準理学療法学・作業療法学）老年学　第4版」医学書院．pp7-8.

小澤　勲（2005）．認知症とは何か．岩波新書．pp58-71.

世界保健機関（WHO）/融　道男，中根允文，小見山　実，他・監訳（2005）．ICD-10精神および行動の障害―臨床記述と診断ガイドライン新訂版．医学書院．pp. 57-58.

下仲順子（2007）．高齢者の人格と加齢．下仲順子・編「高齢期の心理と臨床心理学」培風館．pp78-93.

下仲順子（2014）．結晶性知能と流動性知能．大内尉義・編「（標準理学療法学・作業療法学）老年学　第4版」医学書院．pp29-30.

首都大学東京体力標準値研究会・編著（2007）．新・日本人の体力標準値Ⅱ．不昧堂出版．p167, p283, p325.

総務省統計局（2017）．統計トピックスNo. 103　統計からみた我が国の高齢者（65歳以上）．URL：http://www.stat.go.jp/data/topics/topi1035.html（参照日2018年7月3日）.

総務省統計局（2017）．平成28年度社会生活基本調査―生活行動に関する結果　結果の概要．p11．URL：http://www.stat.go.jp/data/shakai/2016/pdf/gaiyou.pdf（参照日2018年7月25日）.

Squire LR（1992）. Declarative and nondeclarative memory：Multiple brain systems supporting learning and memory. J Cogn Neurosci 4, 232-233.

武田雅俊，福永知子，数井裕光（2009）．認知機能の加齢変化．精神疾患と認知機能研究会・編「精神疾患と認知機能」新興医学出版社．pp. 208-209.

武田雅俊（2010）．高齢者のせん妄．大内尉義，秋山弘子・編集代表「新老年学　第3版」東京大学出版会．p642.

山口晴保（2010）．認知症の原因疾患．山口晴保・編著「認知症の正しい理解と包括的医療・ケアのポイント　第2版」協同医書出版社．pp12-19.

評価

5・1 評価の考え方
5・2 評価計画
5・3 評価内容
   5・3・1 情報を収集する
   5・3・2 面接
   5・3・3 観察
   5・3・4 検査・調査
     1．ADL   1）FIM   2）バーセル指数
     2．IADL   1）老研式活動能力指標
                2）Lawton 手段的 ADL 尺度
     3．QOL   1）PGC モラールスケール   2）SF-36
     4．身体機能   1）機能的上肢到達検査
                    2）ボルグのバランス指標
                    3）Timed "up and go" test
     5．認知機能   1）HDS-R   2）MMSE   3）MOCA-J
                    4）CDR   5）FAST
                    6）柄澤式老人知能の臨床的判定基準
     6．精神・心理機能   1）意欲の指標   2）うつ性自己評価尺度
     7．介護負担   1）Zarit 介護負担尺度日本語版
     8．認知症の介護予防   1）ファイブ・コグ   2）DASC-21
     9．介護保険   1）障害高齢者の日常生活自立度（寝たきり度）判定基準
                  2）認知症高齢者の日常生活自立度判定基準
     10．その他
5・4 評価の実際と作業療法計画―事例を通して
5・5 まとめ

5 評価

　作業療法は，評価をして介入し，成果をあげるという流れなので，その基盤となる評価は重要である．ここでは，評価の考え方を述べたのちに，評価の内容を「作業療法ガイドライン　2012年度版」（日本作業療法士協会，2013）にある作業療法評価の「情報収集，観察および面接，検査／調査」の枠組みでポイントを述べる．最後に，評価の実際として事例を提示する．

● 5・1　評価の考え方

　評価にあたってはいろいろな道筋がある．人間作業モデル（MOHO）（「1・4・1　老年期作業療法と人間作業モデル」参照）やカナダ作業遂行モデルとそれに基づくカナダ作業遂行測定（COPM）（「1・4・2　老年期作業療法とカナダ作業遂行モデル」参照）などの作業モデルに即して評価を進めることもできる．

　どの理論であっても，老年期の対象者は，第4章で述べたように，

- すべての高齢者に生物としての老化が背景にある
- 高齢者自身の生き方は個別性が高い
- 環境の与える影響が大きい

という特徴を念頭に置いて評価をすることが必要である．

　また，評価に時間や労力をかけすぎると，高齢者が疲れてしまったり，介入が遅くなったりする．そうならないように，あらかじめ評価のポイントを押さえておきたい．

【評価のポイント】

　1．老年期作業療法の目的は，高齢者がその人らしく生活することを作業の側面から支えることであり，介入の中心は，「作業の遂行支援」である（第1章参照）．そのための評価なので，常に「作業」を念頭に置く．作業療法における作業は，ICF（生活機能分類）（WHO，2002）の構成要素でいうなら，「活動・参加」であるから，評価もまずここに着目する．第1章に，

　　　①作業の選択や決定（何をするか）

　　　②作業の遂行（いかにするか）

　　　③作業の継続や展開（これからどうしていくか）

　の観点から介入を行う，とある（「1・1　老年期作業療法の目的」参照）のを思い起こして，そのための評価を進める．

　2．評価の結果，目標やプログラムを立てて介入を行うが，その過程はクリニカルリーズニング（臨床推論）によって明らかにする．クリニカルリーズニングとは，「なぜそのような行

動をとったのかの理由」（吉川，2008）である．作業療法士は，なぜこの介入をするのか，について，常に誰に対しても説明できなくてはならない．

吉川によると，作業療法士には6つのクリニカルリーズニングがあるという（2008）．対象者と作業療法士とのやり取りのなかで新しい発想が生まれる（相互交流的リーズニング），現実的な状況に合わせて考える（実際的リーズニング）などの例が紹介されているので，関心がある人は成書を参照されたい．

いずれにしても，なぜこの介入をするか，を明確に説明できることが必要で，評価結果がその根拠になるように評価をする．

3．前述の「その人らしく生活する」ための作業は，医学的な診断名や障害と直接関係するものではないので，基本的な情報がわかっても，その人らしい作業はなかなか浮かび上がってこないし，決められない．高齢者のその人らしい作業の背景には，これまでの人生経験や価値観などさまざまなものがある．診断名や障害だけにこだわるのではなく，ICFの構成要素の全体を見ながら，対象者と相談しつつ考える必要がある．ときには，評価をしながら介入したり，評価と介入の間を行ったり来たりすることもある．

4．本書では，評価の結果導き出される老年期における作業療法介入を4つにまとめている．すなわち，

　　①作業の準備状態をつくる

　　②ADL・IADLの遂行を支援する

　　③役割を引き出す

　　④余暇活動の遂行を支援する

である（第6章参照）．臨床経験を積めば，多様な介入ができるようになると思われるが，まずはこの4つの介入によって対象者の作業の遂行を支援することを想定する．評価をしながら，どの介入を行う必要があるかを考える（一つとは限らない）．介入に直結する評価は，作業療法士自身が直接実施する．

5・2　評価計画

初期評価は，計画的に行う．評価計画とは，評価を始める前に，どのような手順で，何を評価するか，という行動計画で，例えば，情報収集ではいつ，誰に会って何を聞くか，面接では何を知りたいのでどのような質問をするか，観察では何から観察するか，などである．

また，対象者の全体像を捉えるにはICFを念頭に置くとよい．ICFの枠組みを全部埋め尽くすのではなく，ICF全体を見て，見落としている要素はないか，確認しながら評価を進める．

近年，日本作業療法士協会が推奨している一連の生活行為向上マネジメント（Management Tool for Daily Life Performance；MTDLP）（日本作業療法士協会・編著，2016）は，本人の「もっとうまくできるようになりたい，あるいはうまくできるようになる必要があると思う」ことを聞くことから始めるとしている．作業療法士が本人と共に考えながら作業を探す，という道筋は，

本人の主体性を見失わないこと，目標が作業から離れることなく最初から中心にあることで，私たちがめざす「対象者の主体的な作業の遂行を支援する」という作業療法には有効な評価である．

5·3　評価内容

5·3·1　情報を収集する

　作業療法士は，依頼箋や指示箋，ケアカンファレンスなどが対象者とのかかわりのきっかけとなる．一般的には，カルテ情報や依頼者の説明などで，評価を開始する前にある程度の基本的情報はわかる．それをもとに対象者を取り巻く人々や関係機関から，情報を収集する．わかっていることを確認し，さらに知りたい情報を，誰から，いつ得るかを考えておく．

　基本的情報は，カルテ情報にあるような，氏名，性別，年齢，主訴，診断名，現病歴・治療歴，合併症，既往歴，生活歴，家族状況，介護度，などである（**表 5-3-1**）．

　評価活動に入る前に関連する情報が得られれば，スムーズに評価が進む可能性があるが，大事だと思われることは，情報を収集するだけでなく，作業療法士自身が確認・評価する．

　また，医学的な知識は，積極的に学ばなければならない．例えば，知らない疾患，新しい評価法，治療法，今後の治療過程，リスク管理，施行した手術，などについて情報を得たときにわからないことがあれば，担当者に聞いたり，自分で調べたりして内容を把握する努力をする．

　情報の収集にあたっては，相手の職種の視点を尊重し，敬意を払う．

5·3·2　面接

　面接は，評価の出発点で，作業療法士が自己紹介した後に，対象者の希望や訴えを聞く．面接

表 5-3-1　情報収集例

情報 （収集する相手）	項目
基本的情報 （カルテ）	氏名，性別，年齢，主訴，診断名，現病歴・治療歴，合併症，既往歴，生活歴，家族状況，介護度，など
知りたい情報 （他部門，他職種，ケアマネジャー，家族）	どのような人か（性格，得意なこと，趣味，信条）など 生活の様子（ADL，IADL，一日の過ごし方，1週間の予定）など 病気や障害の状態 家族の要望，介護力 現在の環境（人的環境，物理的環境，制度的環境，社会資源）

表 5-3-2　初期の面接の質問例

・主訴
・したいこと，できるようになりたいこと
・しなくてはならないと思っていること
・昔，楽しんだこと，好きなこと，趣味
・昔，休みの日には何をしていたか
・これまでの闘病の経過
・今どのように生活しているか
・一日の過ごし方，1週間の予定
・家族のこと
・今のサービスについての意見（満足しているか）

でお互いに信頼関係を築くことができるかどうかが，その後の作業療法を左右する．作業療法士は対象者を評価するが，対象者も自分の担当者を評価している．誠意をもって丁寧に接する．

　対象者に認知機能の低下があったり，コミュニケーション障害があったりすると，面接では情報が得られないと思いがちであるが，面接は二者関係の始まりなので重要である．このような人は，そのときに何が起こっているのかを理解できず，人一倍不安な状態なので，面接は慎重に進めなければならない．

　面接では，評価計画をもとに作業療法を進めるために必要と思われる項目について質問する．第1章の**表1-4-1**にMOHOの概念に対応する疑問の一覧を示したが，作業療法をするにあたって何を知ることが必要かを考えるための参考になる．**表5-3-2**に，初期の面接の質問例をあげておく．このような質問をしながら，自分をどう捉え，作業とどう向きあっているのかなどをさらに聞いていく．

　前述の生活行為向上マネジメント（MTDLP）で使われている生活行為聞き取りシート（日本作業療法士協会・編著，2016，p54）（**表5-3-3**）と興味・関心チェックシート（日本作業療法士協会・編著，2016，p55）（**表5-3-4**）は，初回面接で何を聞いたらよいかわからない，本人から興味をもっている作業を聞き出せない，などの状況にいる評価者にとって有効である．本人の主体性を中心に据えてあり，対象者とともにできることを話し合うことで，作業療法士はいろいろな気づきをもつことができる．後出の事例「5・4　評価の実際と作業療法計画―事例を通して」を参照されたい．

　また，面接の際には，老年期の対象者に対しては，次のような点に注意する．

- やり取りは本人によく聞こえているか，作業療法士の声の大きさなどを確認する．大きな声がよいとは限らない．
- ゆっくり時間をとって，対象者が落ち着いて話せるようにする．
- 長時間の面接は疲れる可能性がある．
- 相手が話したなかの大切なポイントは，こちらの理解がこれでよいか繰り返して確認する．

加えて，一般的には**表5-3-5**のようなことに配慮する．

　なお，面接については，『作業療法の面接技術―ストーリーの共有を目指して』（香山，小林・編，2009）に詳しいので，参照されたい．

　また，認知症のある人の面接では，本人の考えや意向を，私たちが十分に把握できたかどうかを常に意識しながら面接する必要がある．なぜなら，質問内容が本人に伝わっていない，本人が自分の考えをうまく言えない，などの認知症の症状によって，信頼性のある回答ではないかもしれないからである．

　また，前述のMTDLPの生活行為聞き取りシート，興味・関心チェックシートを使って，本人が何をしたいと思っているかを聞き，なぜそう思うのか，などの質問を広げながら話し合うことができれば，共有する目標に向かって状況を整える道筋も見えてくる．

　話題によって表情が急に変わったり，楽しそうになったり，思わぬ反応が見られたりすることがあるので，それらを見逃さず記録する．

表 5-3-3　生活行為聞き取りシート

生活行為聞き取りシート

相談者	年齢　　歳	性別　男・女

記入者名：＿＿＿＿＿＿＿＿（職種　　　　）

認知症や寝たきりを予防するためには、家事や社会活動などの生活行為を維持し、参加していることが重要です。

1　そこで、あなたが困っているまたは問題を感じている（もっとうまくできるようになりたい、あるいは、うまくできるようになる必要があると思う）事柄や、改善したいと思う事柄があるようでしたら、2つほど教えてください。
2　もし、生活行為の目標が思い浮かばない場合は、興味・関心チェックリストを参考に答えてください。
3　生活行為の目標が決まりましたら、次のそれぞれについて1〜10点の範囲で思う点数をお答えください。
①実行度・・・左の目標に対して、どの程度実行できていますか。まったくできない場合は実行度1点で十分実行できている場合は実行度10点。
②満足度・・・左の目標に対して、どのくらい満足にできているか（内容・充実感）と思うか。まったく満足していない場合は満足度1点、とても満足している場合は満足度10点です。

生活行為の目標	自己評価	初回	最終
□A（具体的に生活行為の目標が言える）目標1 合意目標：	実行度	/10	/10
	満足度	/10	/10
	達成の可能性	□有 □無	□有 □無
□A（具体的に生活行為の目標が言える）目標2 合意目標：	実行度	/10	/10
	満足度	/10	/10
	達成の可能性	□有 □無	□有 □無

ご家族の方へ

ご本人のことについて、もっとうまくできるようになってほしい、あるいはうまくできるようになる必要があると思う生活行為があるようでしたら教えてください。

生活行為向上マネジメント

本シートの著作権（著作人格権・著作財産権）は一般社団法人日本作業療法士協会に帰属しており、本シートの全部又は一部の無断利用（複写・複製・転載、記録媒体への入力、内容の変更等は著作権法上の例外を除いて禁じます。

表 5-3-4　興味・関心チェックシート

興味・関心チェックシート

氏名：＿＿＿＿＿＿　年齢：＿＿歳　性別（男・女）記入日：H＿年＿月＿日

表の生活行為について、現在しているものには「している」の列に、現在していないかしてみたいものには「してみたい」の列に、する・しない、できる・できないにかかわらず、興味があるものには「興味がある」の列に○を付けてください。どれにも該当しない生活行為に思いあたるものが「している」の列に×をつけてください。リスト以外の生活行為に思いあたるものがあれば、空欄を利用して記載してください。

生活行為	している	してみたい	興味がある	生活行為	している	してみたい	興味がある
自分でトイレへ行く				生涯学習・歴史			
一人でお風呂に入る				読書			
自分で服を着る				俳句			
自分で食べる				書道・習字			
歯磨きをする				絵を描く・絵手紙			
身だしなみを整える				パソコン・ワープロ			
好きなときに眠る				写真			
掃除・整理整頓				映画・観劇・演奏会			
料理を作る				お茶・お花			
買い物				歌を歌う・カラオケ			
家や庭の手入れ・世話				音楽を聴く・楽器演奏			
洗濯・洗濯物たたみ				将棋・囲碁・ゲーム			
自転車・車の運転				体操・運動			
電車・バスでの外出				散歩			
孫・子供の世話				ゴルフ・グランドゴルフ・ゲートボール・テニスなどのスポーツ			
動物の世話				ダンス・踊り			
友達とおしゃべり・遊ぶ				野球・相撲観戦			
家族・親戚との団らん				競馬・競輪・競艇・パチンコ			
デート・異性との交流				編み物			
居酒屋に行く				針仕事			
ボランティア				畑仕事			
地域活動（町内会・老人クラブ）				賃金を伴う仕事			
お参り・宗教活動				旅行・温泉			

生活行為向上マネジメント

本シートの著作権（著作人格権・著作財産権）は一般社団法人日本作業療法士協会に帰属しており、本シートの全部又は一部の無断利用（複写・複製・転載、記録媒体への入力、内容の変更等は著作権法上の例外を除いて禁じます。

表 5-3-5　面接で配慮すること

①やり取りのなかで言葉にならない表現を見落とさない．非言語的表現や表情の変化を観察する．
②傾聴していることを対象者が感じられるように反応を示す．
③メモは大切であるが，メモばかりに気をとられない．
④理解したことを伝えるために，相槌や同意の言葉を発する．
⑤語られた内容や感情を繰り返して確認をする．
⑥守秘義務を守る．

　認知症のある人との最初の関わり方は，こちらが考えているようには進まない場合がある．よく経験する例をあげる．

例1：ベッドサイドを訪ねても，「今忙しい」と面接に応じない

⇒作業療法士が唐突に訪問しても，対象者は気持ちの準備ができていない．断られたとしてもそれは当然のことである．一度で応じなくても，何度か訪問する．何時間後でなくても何分後でも気分が変わっている可能性がある．毎回よい印象を残す努力をする．

例2：評価をしようと思っても，障害部位を見せない

⇒「この手は戦争でやられたんです」と言って，最近発症した麻痺側を見せようとしない．ここが病院であること，私たちがリハビリテーションの専門職であることなどは理解していないかもしれない．「そうですか，大変でしたね」と相手の気持ちを汲みつつ，「拝見していいですか」と言ってみる．「痛いですか？」と現在の痛みを確認する．戦争の傷だと本人が思っていても，今，痛みがあれば，その現実を私たちも共有できる．この痛みを治したいという希望も共有できる．

　基本的には，認知症のある人の尊厳を大切にして，認知症のある人の立場や目線で対応するように心がける．最初の関わり方が重要である．

　なお，本書では聞き取り中心の面接について述べたが，対象者によっては「作業面接」（冨岡，1989a，1989b；山根，1989）も有効である．作業面接は，作業療法特有の面接であり，実際に対象者が経験した作業の観察に基づいて行われる面接である．作業工程や素材・道具が決まっている構成的作業面接と，作業工程はほぼ決まっているが，素材は可塑性が高く，作者の工夫の余地があり，性格特性や心理が表れやすい投影的作業面接がある．詳しくは，山根の成書（山根，2017）を参照されたい．

　また，面接は，観察評価を伴うものである．評価者が直接対象者に会って得られる情報は多い．話す時の表情やしぐさ，うれしい，辛い，悲しいなどの感情など，一瞬の表現で察することができる場合もある．面接場面でおきる感情表現なので，他の評価法ではわからない貴重な情報である．

表 5-3-6　観察で得られる情報例

項目	情報（例）
外観	顔色，髪型，服装，表情，気分，全身状態，栄養状態，衛生管理
身体機能	上・下肢，体幹の機能と使い方，姿勢と姿勢保持，動作，刺激に対する反応
動作	不自由な動作とその場面
認知機能	記憶，見当識，状況判断，安全管理，注意・集中
心理機能	周囲への関心，意欲，満足感 気分（楽しい，悲しい，うれしい，困っている，……）
コミュニケーション能力	周囲の人との関わり方，対人関係， コミュニケーションのとり方，身体表現，ジェスチャー 作業活動におけるコミュニケーション
対人関係	周囲の人との関係，職員との関係，家族との関係，親しい人との関係， 知らない人への対応
生活状況	ADL，IADL（環境評価を含めて） 一日の過ごし方 興味・関心
作業能力	作業に対する取り組み方，理解力，巧緻性，工夫や創造力，安全管理
余暇時間	どのように過ごしているか 見ているテレビ番組 役割はあるか
生活の障害	物理的環境（場所，住環境，居室） 介助方法 福祉用具，車椅子
置いてあるもの	大切なもの（写真，趣味活動の作品，賞状） 必要なもの（時計，体温計，タオル，ティッシュ，薬） よく使うもの（本，テレビのリモコン）

5・3・3　観察

　観察は，重要な評価手段である．なぜなら，作業療法士自身が対象者の行為や状況を直接に評価でき，介入の目標を考えられるからである．

1．観察から得られる情報

　観察は，対象者や周りの環境，所属する集団場面における対象者の動きなど，いろいろな場面で行われる．特に生活場面においては，対象者の状態を見るだけでなく，どのような環境下におかれているかを観察する．また，作業療法は，最終的には社会参加をめざしているので，集団場面を観察することで得られる情報は有用である．そこでの対人関係や集団のなかでの行動や対応，役割のとり方などを観察することができる．毎日の生活は，人とのかかわりのなかで営まれているので，身体的な動作やADLだけでなく，社会生活のなかでの生き方も重要な情報となる．

　観察から得られる情報の例を**表5-3-6**にあげる．

　ADLについては，今行っている生活の状況を，

- どのような環境で，
- どのような心身機能を使って，
- どのような動作で行っているのか，

を動作分析しながら観察する．後述のFIM（機能的自立度評価法）と連動させるとよい．そして，「しているADL」が「できるADL」と一致するか，もし一致しないならそれはなぜか，を考える．FIMで評価しておくと，介入の前後の点数を比較することもできる．

◆なぜ一人で立ち上がらないのか

千葉さんは，訓練室のプラットフォームから一人で立ち上がることはできるが，自室の椅子やベッドからの立ち上がりは介助を要する．なぜ千葉さんは一人で立ち上がらないのだろうか．立ち上がるためには何を調整し，何を訓練する必要があるのか．

⇒評価する項目：

下肢筋力，集中力，環境（椅子やベッドの高さ・硬さ・軟らかさ，床面，靴や靴下の着用の有無など……），千葉さんのやる気，体調，介助の方針など……．

2．観察の限界と可能性

観察は，見たことを評価するが，対象者が常に作業療法士が観察したときと同じ状態であるとは限らない．作業療法士がいないとき，夜間などは状況が異なるかもしれない．また，観察者によって同じ場面を見ても見方や分析が異なることもある．注目すべき問題として観察しているかどうかで，見落としもあれば，問題と感じることもある．

このように，観察は観察者の主観的な判断を伴う評価である．しかし，経験を積めば見えてくるものが増えたり，対象者を知っていれば深い観察ができたり，病気や障害についての知識があればポイントを外さない観察ができる．観察は，専門家として研鑽を積むことによって深めることができる技術である．

日常場面の観察の例をあげておく．

◆居間の賞状でわかること

津島さんの家庭訪問で，居間に写真コンクールで3位になった賞状が飾ってあった．本人に確認すると，はにかみながら，若い頃，写真が趣味だったことを話された．津島さんの写真撮影の技術は高いことがわかった．

◆歌の場面でわかること

時田さんは失語があり，普段の会話では言葉が出にくい．しかし，みんなで歌を歌ったときに，「365歩のマーチ」の曲を手拍子をしながら元気よく歌っていた．時田さんにとって，歌を歌うときは，楽しい時間だろうと考えた．

◆ふだんの様子からわかること

施設に入所したばかりの富山さんは，職員とはまだ親しんでいないが，おやつの時間に，隣に座った人にお茶を差し出して話しかけていた．それを見た作業療法士は，利用者同士では少しずつ慣れて打ち解けてきたかな，と考えた．

3．認知症のある人の観察

1）日常生活

認知症の診断基準について DSM-5 では，「毎日の活動において，認知欠損が自立を阻害する（すなわち，最低限，請求書を払う，内服薬を管理するなどの，複雑な手段的日常生活動作に援助を必要とする）」（日本精神神経学会・日本語版用語監修，2014，p594）という記述があることからわかるように，認知症のある人は日常生活に何らかの不自由がある．それは認知機能の低下によっておきているが，ただ観察しただけではわからない可能性がある．例えば，食事が終わってもずっと食堂の席に座り続けている人は，一見消極的でやる気がないように見えるが，実は次に何をするべきか見当がつかないという認知症の中核症状のために，そういう状態に陥っているという可能性がある．

また，BPSD（behavioral and psychological symptoms of dementia，行動・心理症状）が著明でなくても，記憶障害や見当識障害という中核症状だけでも深刻な生活の不自由がある．

しかし，認知症のある人は，生活全部ができなくなったわけではない．どこかでつまずいてはいるが，これまで生きてきて，手続き記憶のように無意識に行っていることも多くあるはずである．つまずいていることとできていることの両方を観察して評価することが重要である．

2）一日の過ごし方

一日をどう過ごすかは，生活リズムの確立と関連して重要である．必ず，一日の生活を帯グラフのように表現して，一日を単位にして把握する．ADL 以外の時間をどのように過ごしているか，などを考えながら観察する．

認知症のある人にとっては，作業療法介入の一つの柱である「作業の準備状態をつくる」（「6・1　作業の準備状態をつくる」参照）が大切となる．なぜなら認知症のある人は，概日リズムの影響を受けやすいにもかかわらず，自分で一日の過ごし方を決めることができず，与えられた環境で過ごさざるをえないからである．認知症のある人は，計画して実行するという一連のことが難しいので，概日リズムのコントロールという作業の準備状態をつくることも，介入によって整えることになる．

また，認知症のある人が楽しんでいること，笑顔が見えること，満足そうなこと，真剣に取り組んでいることなどは，その人にとってよい経験である可能性がある．貴重な観察であり発見なので，評価結果に生かせるように記述する．

なお，認知症のある人の観察について，詳しくは『高齢期における認知症のある人の生活と作業療法』（守口，2017）を参照されたい．

5・3・4 検査・調査

検査・調査の結果は，対象者の状態像を客観的に示すものである．結果は介入の根拠となり，介入前後で比較することもできる．しかし，検査だけでは作業療法介入の内容やプログラムは決められない．また，検査は，検査者が知りたいことがあって，そのために必要な検査を選択し，施行する．例えば，MMSE（後出）の結果は，認知症の重症度は推測できるが，適正な作業活動を導くことはできない．以下に，よく用いるものをあげて順次，説明を加える（**表 5-3-7**）．

1．ADL（Activities of Daily Living，日常生活活動）

ADL の評価表は多数ある．何を用いるかは目的や施設の特性によって選択する．作業療法の介入前後の変化を比較する場合には FIM が使いやすい．

1）FIM（Functional Independence Measure，機能的自立度評価法）（慶應義塾大学リハビリテーション医学教室・訳，1991）

18 項目を 1〜7 の 7 段階で評価する．合計は最低 18 点から最高 126 点となる．FIM の特徴は，「している ADL」（実際に行っている ADL）を評価することである．

例 7：介入前後の点数の比較

波野さんは，昼食時，車椅子にずり落ちそうな状態で座り，高いテーブルに食事を置かれて，居眠りをしつつ，全介助されながら食事摂取をしていた．この時点では FIM は 1 点であった．波野さんは，車椅子の座位保持は可能であったが，車椅子が大きすぎて座位姿勢がうまくとれず，すぐに臀部が前方にずれていって仙骨座りになっていた．本人にあった車椅子に変え，良好な座位姿勢に整えると，座位保持が可能になった．そこで，作業療法士が車椅子テーブルを作製して，その上に食事を置き，昼食の内容が見えるようにすると，波野さんはおかずに目を向けた．そして，食べ始めの 10 分は自分で食事をすることができた．介入後は FIM は 3 点に改善した．

FIM は，上記事例のように「している ADL」を観察して評価したときは 1 点であったが，座位保持が可能であるという「できる ADL」に着目し，介入を試みた結果 3 点になった．FIM を用いると自立に至らなくても介入効果を数値で表すことができるため，介入前後の比較が可能になる．

2）バーセル指数（Barthel Index；BI）

マホニーとバーセル Mahoney FL & Barthel DW（1965）によって開発されて以来，ADL 評価の標準的な尺度として使われてきて，その後変法がいくつか出されている．対象者の能力であるいわゆる「できる ADL」を評価する．10 項目で，それぞれ「介助あり」と「自立」の 2 段階であるが，項目により配点に重みづけがしてある．最高点が 100 点である．高齢者を対象にした場合，

表 5-3-7　作業療法でよく用いる検査・調査

1．ADL
　　1) FIM
　　2) バーセル指数

2．IADL
　　1) 老研式活動能力指標
　　2) Lawton 手段的 ADL 尺度

3．QOL
　　1) PGC モラールスケール
　　2) SF-36

4．身体機能
　　1) 機能的上肢到達検査
　　2) ボルグのバランス指標
　　3) Timed "up and go" test

5．認知機能
　　1) HDS-R
　　2) MMSE
　　3) MOCA-J
　　4) CDR
　　5) FAST
　　6) 柄澤式老人知能の臨床的判定基準

6．精神・心理機能
　　1) 意欲の指標
　　2) うつ性自己評価尺度

7．介護負担
　　1) Zarit 介護負担尺度日本語版

8．認知症の介護予防
　　1) ファイブ・コグ
　　2) DASC-21

9．介護保険
　　1) 障害高齢者の日常生活自立度（寝たきり度）判定基準
　　2) 認知症高齢者の日常生活自立度判定基準

10．その他

各項目に2段階しかないので，自立以外はすべて「介助あり」の範囲となり，介入前後の変化は，結果的に自立する時以外は点数に反映されにくい．

2．IADL（Instrumental ADL，手段的 ADL）

多くの高齢者は ADL が自立していても IADL が狭小化されていたり，援助が必要になってい

表 5-3-8　老研式活動能力指標

（古谷野　亘他：地域老人における活動能力の測定―老研式活動能力指標の開発. 日本公衛誌 34，1987，p113 より引用）

毎日の生活についてうかがいます．以下の質問のそれぞれについて，「はい」「いいえ」のいずれかに○をつけて，お答え下さい．質問が多くなっていますが，ごめんどうでも全部の質問にお答え下さい．

(1)　バスや電車を使って一人で外出できますか………………　1．は　い　2．いいえ
(2)　日用品の買い物ができますか………………………………　1．は　い　2．いいえ
(3)　自分で食事の用意ができますか……………………………　1．は　い　2．いいえ
(4)　請求書の支払いができますか………………………………　1．は　い　2．いいえ
(5)　銀行預金・郵便貯金の出し入れが自分でできますか……　1．は　い　2．いいえ
(6)　年金などの書類が書けますか………………………………　1．は　い　2．いいえ
(7)　新聞を読んでいますか………………………………………　1．は　い　2．いいえ
(8)　本や雑誌を読んでいますか…………………………………　1．は　い　2．いいえ
(9)　健康についての記事や番組に関心がありますか…………　1．は　い　2．いいえ
(10)　友だちの家を訪ねることがありますか……………………　1．は　い　2．いいえ
(11)　家族や友だちの相談にのることがありますか……………　1．は　い　2．いいえ
(12)　病人を見舞うことができますか……………………………　1．は　い　2．いいえ
(13)　若い人に自分から話しかけることがありますか…………　1．は　い　2．いいえ

たりする現状がある．

1）老研式活動能力指標

　高齢者の生活機能を測る尺度として，古谷野ら（1987）により開発されたものである（**表 5-3-8**）．手段的自立（(1)～(5)の 5 項目），知的能動性（(6)～(9)の 4 項目），社会的役割（(10)～(13)の 4 項目）で，「はい」（1 点），「いいえ」（0 点）とするが，カットオフ値があるわけではない．これらの項目には，代表的な生活行為や活動が選ばれているが，高齢者を対象としているので仕事・就労の項目はない．

　しかし，人々の生活は広範囲で，そのうえ文化や地域性によって IADL の実施の現実は多様であり，この評価尺度だけでは一般的なことしかわからない．この指標を念頭に置いて，最後にオープンクエスションで，IADL の関連で何をしたいか，具体的に聞いてみることが大事である．

2）Lawton 手段的 ADL 尺度（Instrumental ADL Scale）

　1969 年にロートンとブロディ Lawton MP & Brody EM（1969）によって開発された「手段的」という言葉が使われるきっかけとなった評価尺度である．内容は「電話を使用する能力」「買い物」「食事の準備」「家事」「洗濯」「移送の形式」「自分の服薬管理」「財産取り扱い能力」の 8 項目であり，それぞれの項目に，3～5 の回答肢がある．例えば，「買い物」の項目には「全ての買い物は自分で行う」「小額の買い物は自分で行える」「買い物に行くときはいつも付き添いが必要」「全く買い物はできない」という 4 つの回答肢がある．国も時代も異なると，IADL そのものが変化しているので，現在の高齢者の臨床評価にはあまり使わないが，この発想や枠組みの作り方は参考になる．

3．QOL（Quality of Life，生活の質）

ADL は，観察で情報収集することができるが，本人が生活の質，すなわち QOL をどう捉えているかは問わなくてはならない．近年のリハビリテーション目標は ADL から QOL を視野に入れて，本人の主体性や意思を尊重して，展開されるようになった．個人の QOL は本来主観的なものであり，一つの評価尺度だけで論じるのは難しい．したがって，面接で本人が QOL についてどう思っているかについて聞いてみる必要がある．

1）PGC モラールスケール

ロートン Lawton MP（1975）によって開発されたものであり，個人の QOL 評価をする場合に使われる．ここでは改訂後に高橋らの日米共同研究によって 11 項目に整理したものを紹介する（表 5-3-9）．

2）SF-36

SF-36 は，自記式で健康関連 QOL を測定する包括的尺度であり，ワールら（Ware JE, et al, 1993）によって開発された．日本では福原ら（2004）が標準化しており，2004 年に SF-36 の改良版である SF-36v2™が公開されている．

内容は，本人の 1 年前の健康状態との比較を問う 1 項目のほかに，8 つの下位尺度がある（**表 5-3-10**）．例えば，「身体機能」の下位尺度には，「激しい活動をする」「適度な活動をする」「少し重いものを持ち上げる，運ぶ」など 10 の質問項目があり，回答肢は，「1 とても難しい」「2 少し難しい」「3 ぜんぜん難しくない」の 3 つから選ぶようになっている．

本尺度には，性別，年代別の国民標準値が設定されているので，それを基準にして対象群の健康状態を検討することができる．例えば，透析患者，難病患者，介護者などの QOL 研究がある．QOL をとらえるにはどういう項目が必要かなどを考える場合に参考になる．

SF-36 として用いるときには，項目，回答肢の表現に関する一切の変更は認められていないが，8 つの下位尺度ごとに単独で用いることは認められている．

4．身体機能

疾患に応じて必要な検査を行うが，ここでは省略する．

日頃のバイタルチェックのほかに，体重測定，握力検査，片脚立位保持時間，10 m 歩行速度（歩行速度が遅い場合は 5 m とする）などは簡単にできるので，臨床では定期的に測定することが多い．そのほかにも以下のような検査がある．

1）機能的上肢到達検査（Functional Reach Test；FRT）

ダンカンら（Duncan PW, et al, 1990）によって開発された．立位での前方へのバランスを評価するテストで，姿勢の動的な維持能力を測定する．

測定法は，直立位で肩関節 90 度屈曲，肘関節伸展，手関節屈伸中間位，手指 MP 関節 90 度屈

表 5-3-9　PGC モラールスケール

（高橋龍太郎：主観的幸福感（PGC モラールスケール）や主観的健康観（VAS：Visual Analogue Scale；視覚評価法）の評価法．小澤利男，他・編著「高齢者の生活機能評価ガイド」1999，医歯薬出版，p55 より引用）

現在のあなたのお気持ちについてお伺いします．「はい」「いいえ」のどちらかでお答えください．
（「わからない」と答えた場合）─────強いていえば，どちらに近いですか？
（注：1〜11 まで読み上げ，一つひとつ回答を得，得点を記入）

	質　問	回　答		得点	得点
1	今の生活に満足していますか． （不満）	1 2 3	はい いいえ わからない	1 0 0	
2	あなたは現在，去年と同じくらい元気だと思っていますか． （老い）	1 2 3	はい（同じくらい，もっと元気） いいえ（元気がない） わからない	1 0 0	
3	この1年くらい，小さなことを気にするようになったと思いますか． （動揺）	1 2 3	はい いいえ わからない	0 1 0	
4	年をとって前よりも役に立たなくなったと思いますか． （老い）	1 2 3	はい（思う） いいえ（思わない） わからない	0 1 0	
5	心配だったり，気になったりして眠れないことがありますか． （動揺）	1 2 3	はい（ある） いいえ（ない） わからない	0 1 0	
6	生きていても仕方がないと思うことがありますか． （不満）	1 2 3	はい（ある） いいえ（ない，あまりない） わからない	0 1 0	
7	若いときに比べて，今のほうが幸せだと思いますか． （老い）	1 2 3	はい（同じくらい，もっと幸福） いいえ（不幸になった） わからない	1 0 0	
8	悲しいことがたくさんあると感じますか． （不満）	1 2 3	はい いいえ わからない	0 1 0	
9	あなたは自分の人生は年をとるに従って，だんだんわるくなっていくと感じますか． （老い）	1 2 3	はい いいえ わからない	0 1 0	
10	物ごとをいつも深刻に受け止めるほうですか． （動揺）	1 2 3	はい いいえ わからない	0 1 0	
11	心配事があると，すぐにおろおろするほうですか． （動揺）	1 2 3	はい いいえ わからない	0 1 0	
			合計得点		

5

評価

表 5-3-10 SF-36 の下位尺度
(池上直己,他・編「臨床のための QOL 評価ハンドブック」2001,医学書院,p37 の表を簡略化)

下位尺度名（原版名：略号）	項目数
身体機能　(physical functioning：PF)	10
心の健康　(mental health：MH)	5
日常役割機能（身体）　(role-physical：RP)	4
日常役割機能（精神）　(role-emotional：RE)	3
体の痛み　(bodily pain：BP)	2
全体的健康感　(general health perception：GH)	5
活力　(vitality：VT)	4
社会生活機能　(social functioning：SF)	2

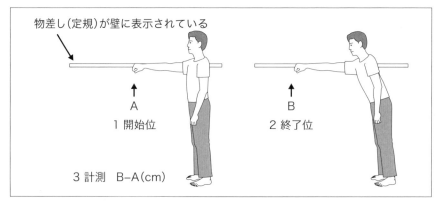

図 5-3-1　機能的上肢到達検査
(内山　靖,他・編「臨床評価指標入門—適用と解釈のポイント」2003,協同医書出版社,p100 より引用)

曲（または手指完全伸展）した上肢を，接地足底面を移動させることなく前方に最大限伸ばす．直立位における上肢先端の点と前方に最大限到達した点との水平距離を測定する（図 5-3-1）．5 回測定して最初の 2 回は練習，3 回目以降の計測値を結果とする．

到達距離と転倒発生率との関連性が報告されており，転倒リスクの評価手段として用いられる．

2）ボルグのバランス指標（Berg Balance Scale；BBS）

ボルグら（Berg KO, et al, 1989）により開発されたバランス能力を評価する指標である．14 項目で構成され，それぞれ 0～4 点の 5 段階評価で最高点は 56 点である．一般に 0～20 点で「バランス障害あり」，21～40 点で「許容範囲のバランス能力」，41～56 点で「良好なバランス能力」といわれている．例として，一番目の項目である「立ち上がり」の内容について示す．

1．立ち上がり（椅子座位からの立ち上がり）

指示：手を用いずに立ってください

評価内容：

4　立ち上がり可能

3　手を用いれば一人で立ち上がり可能

2　数回試した後，手を用いて立ち上がりができない

1　立ったり，平衡をとるために最小限の介助が必要

0　立ち上がりに中等度ないし高度な介助が必要

項目はこのほかに，「2．立位保持」「3．座位保持（両足を床につけ，もたれず座る）」「4．着座（立位から座位）」「5．トランスファー」「6．立位保持（閉眼での立位保持）」「7．立位保持（両足を一緒に揃えた立位保持）」「8．両手前方到達（上肢を前方へ伸ばす範囲）」「9．拾い上げ（床から物を拾う）」「10．振り返り（左右の肩越しに後ろを振り向く）」「11．360度の方向転換」「12．踏み台昇降」「13．タンデム立位（片足を前に出した立位保持）」「14．片脚立位」がある．信頼性，内的整合性，妥当性は検証されている．

3）Timed "up and go" test

ポシアドロとリチャードソン Podsiadlo D & Richardson S（1991）によって開発された，高齢者の動的バランス機能を測定するテストである．肘つきの椅子から立ち上がり，3mの歩行を行ってから方向転換をして戻り，もとの椅子に座るまでの時間を測定する．

機能的上肢到達検査，膝伸展筋力，歩行速度，バーセル指数との相関が認められている．

5．認知機能

高齢者を評価する場合には，身体機能と認知機能は，必ず評価しておく必要がある．認知機能は，正常老化の範囲か認知症か，判断が必要なことも多い．ここでは，スクリーニングテストとして，あるいは，認知機能の大枠を把握するための検査をあげておく．

認知症のある人は，1回の検査の数値だけで判断するのではなく，総合的な評価が必要である．そのときの気分や状態によって検査結果は変動するし，検査のやり方や検査者によって検査の結果が異なる可能性もある．実際の認知機能よりも低く評価してしまうと，保たれている機能を発揮する機会が提供されない．逆に高く評価してしまうと，周囲が本人に対して過剰な期待をしてしまい，本人を追いつめることになる．正しい結果がでるように，慎重に評価をしなくてはならない．

1）HDS-R（改訂長谷川式簡易知能評価スケール）

HDS は，長谷川ら（1974）によって認知症のスクリーニングテストとして開発された．その後，長い年月が経過し，質問項目の再検討が必要になったため，1991 年に HDS-R として改訂された（加藤他，1991）．質問式で質問項目は9項目あり，検査にあたっては，本人の生年月日さえ確認

できていれば評価できる．30点満点で，カットオフ値は20/21で弁別性が高い．

2）MMSE（Mini Mental State Examination）

MMSEは，フォルスタインら（Folstein MF, et al, 1975）によって開発された入院患者用の認知機能障害の検査であり，世界中で標準的に用いられている．4つの動作性検査を含む11項目からなり，最高点は30点である．日本語版の信頼性・妥当性も検討されており，カットオフ値は，23/24に設定されることが多い．

3）MOCA-J（Japanese Version of The Montreal Cognitive Assessment）

MOCAは，カナダのナスレダインら（Nasreddine Z, et al, 2005）によって作成された個別面接式の認知機能検査である．MOCAは30点満点で，MMSEの認知機能検査の難易度を高くした内容になっているので，「軽度認知障害（MCI）」の検出がより高くなっている．

また，鈴木ら（2010）が日本語版MOCA（MOCA-J）を作成し，信頼性・妥当性ともに，原版と同じように高い感度であることが報告され，スクリーニング検査として有用であることが示された．鈴木らは，MOCA-Jは，開発されて間もない検査なので，これから地域在住高齢者を対象にしてどのように有効性が発揮できるかが今後の課題であるという．本書ではMOCA-Jを引用した（図5-3-2）．

4）CDR（Clinical Dementia Rating）

CDRは，ヒューズら（Hughes CP, et al, 1982）によって作成された認知症の重症度を判定する評価尺度である（本間，1991）．本人との面接や本人をよく知る支援者からの情報を基にして評価する．評価項目は，記憶，見当識，判断力と問題解決，社会適応，家庭状況および趣味・関心，介護状況の6項目あり，それぞれに5段階で評価する．それらを総合して，健康（CDR 0），認知症の疑い（CDR 0.5），軽度認知症（CDR 1），中等度認知症（CDR 2），重度認知症（CDR 3）のいずれかに判定する．6項目と5段階の内容を表5-3-11に示す．

判定の仕方については，目黒（2004）の解説が詳しい．

CDRは，近年，着目されている．それは，認知症の前段階ともいうべき軽度認知障害（MCI）は，CDR 0.5（認知症の疑い）の群に近いと考えられるからである．CDRは，米国では広く使われている．

5）FAST（Functional Assessment Staging Test）

FASTは，ライスバーグら（Reisberg B, et al, 1984）によって作成された，アルツハイマー病の重症度を判定することを目的としたテストである．病期をADLの障害の程度によって7段階に分類している．7段階は，「stage 1 認知機能の障害なし（正常）」「stage 2 非常に軽度の認知機能低下（年齢相応）」「stage 3 軽度の認知機能低下（境界状態）」「stage 4 中等度の認知機能低下（軽度のアルツハイマー病）」「stage 5 やや高度の認知機能低下（中等度のアルツハイマー病）」「stage

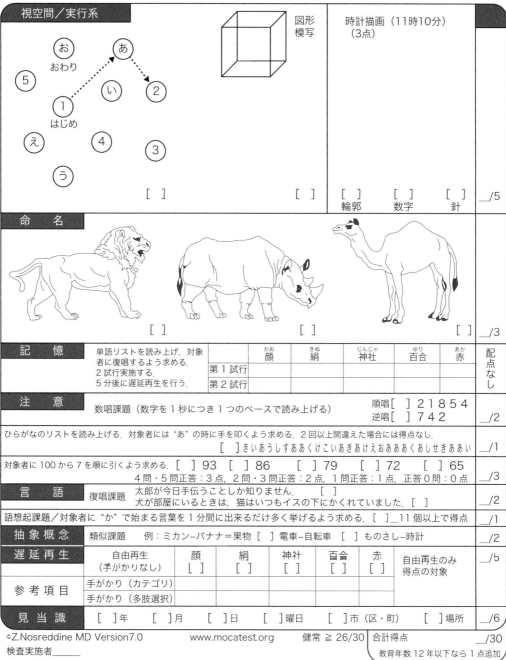

図 5-3-2　日本語版 MOCA-J の検査用紙

（鈴木宏幸，藤原佳典：Montreal Cognitive Assessment (MoCA) の日本語版作成とその有効性について．老年精神医学雑誌 21, 2010, p200 より引用）

表 5-3-11　CDR の 6 項目と 5 段階の内容

(本間　昭：Clinical Dementia Rating（CDR）. 大塚俊男，他・監「高齢者のための知的機能検査の手引き」1991，ワールドプランニング，p66 より引用)

	健　康 （CDR 0）	認知症の疑い （CDR 0.5）	軽度認知症 （CDR 1）	中等度認知症 （CDR 2）	重度認知症 （CDR 3）
記憶	記憶障害なし 時に若干のもの忘れ	一貫した軽いもの忘れ 出来事を部分的に思い出す良性の健忘	中等度記憶障害，とくに最近の出来事に対するもの 日常活動に支障	重度記憶障害 高度に学習した記憶は保持，新しいものはすぐに忘れる	重度記憶障害 断片的記憶のみ残存
見当識	見当識障害なし	同左	時間に対しての障害あり，検査では場所，人物の失見当なし，しかし時に地理的失見当あり	常時，時間の失見当 時に場所の失見当	人物への見当識のみ
判断力と問題解決	適切な判断力，問題解決	問題解決能力の障害が疑われる	複雑な問題解決に関する中等度の障害 社会的判断力は保持	重度の問題解決能力の障害 社会的判断力の障害	判断不能 問題解決不能
社会適応	仕事，買い物，ビジネス，金銭の取り扱い，ボランティアや社会的グループで，普通の自立した機能	左記の活動の軽度の障害もしくはその疑い	左記の活動のいくつかにかかわっていても，自立した機能が果たせない	家庭外（一般社会）では独立した機能は果たせない	同左
家庭状況および趣味・関心	家での生活趣味，知的関心が保持されている	同左，もしくは若干の障害	軽度の家庭生活の障害 複雑な家事は障害 高度の趣味・関心の喪失	単純な家事のみ限定された関心	家庭内不適応
介護状況	セルフケア完全	同左	ときどき激励が必要	着衣，衛生管理など身の回りのことに介助が必要	日常生活に十分な介護を要するしばしば失禁

6 高度の認知機能低下（やや高度のアルツハイマー病)」「stage 7 非常に高度の認知機能低下（高度のアルツハイマー病)」であり，それぞれの段階に臨床的特徴がついている．臨床的特徴は詳しく書かれているが，アメリカ文化を背景にした生活なので日本の高齢者にあわないところもある．ただ，正常な状態から最終的な昏迷・昏睡に至るアルツハイマー病の経過をたどることができ，次の段階でどのようなことがおきるかを予想するときに参考になる．

表 5-3-12　意欲の指標（Vitality Index）

（鳥羽研二：意欲の評価．鳥羽研二・監「高齢者総合的機能評価ガイドライン」2003，厚
生科学研究所，p102 より引用）

1 ）起床（Wake up）	
いつも定時に起床している	2
起こさないと起床しないことがある	1
自分から起床することがない	0
2 ）意思疎通（Communication）	
自分から挨拶する，話しかける	2
挨拶，呼び掛けに対し返答や笑顔がみられる	1
応答がない	0
3 ）食事（Feeding）	
自分で進んで食べようとする	2
促されると食べようとする	1
まったく食べようとしない	0
4 ）排泄（On and Off Toilet）	
いつも自ら便意尿意を伝える，あるいは，自分で排泄排便を行う	2
時々尿意，便意を伝える	1
排泄にまったく関心がない	0
5 ）リハビリ，活動（Rehabilitation, Activity）	
自らリハビリテーションに向かう，活動を求める	2
促されて向かう	1
拒否，無関心	0

合計得点	点

6 ）柄澤式老人知能の臨床的判定基準

　柄澤式老人知能の臨床的判定基準は，柄澤（1989）によって作成された行動観察式の尺度である．高齢者の知能レベルを，日常生活におけるその人の言動や態度，作業遂行能力などを基準にして判断するので，本人に面接をしたりテストを実施したりできない場合でも判定ができる．本評価は知能レベルの大まかな段階づけ評価なので，個人の成績を点数化して示すことはできない．具体的例示があるので，正常（優秀老人）～最高度（＋4）の衰退までを臨床的に俯瞰することができる．

6．精神・心理機能

1 ）意欲の指標（Vitality Index；VI）

　意欲の指標は，鳥羽（2003）によって作成された日常生活における意欲を簡便に見ようとする指標である（**表 5-3-12**）．「起床」「意思疎通」「食事」「排泄」「リハビリ，活動」の5項目を3段階で判定し，合計 10 点満点で表す．作業療法士の介入前後で点数が変化する可能性がある尺度で

あるが，重度の人にあわせてあるため，多くの人が満点となる天井効果がみられる．

2）うつ性自己評価尺度（Self-Rating Depression Scale；SDS）

うつ性自己評価尺度は，ツング Zung WWK（1965）により開発され，福田ら（1983）によって日本語版が作成された．一般診療のうつ病，うつ状態のスクリーニング用の尺度である．「気分が沈んで憂うつだ」など 20 項目からなり，「なし・ときに・しばしば・常に」の 4 段階で評価する．得点が高いと抑うつ性が高い．

7．介護負担

1）Zarit 介護負担尺度日本語版

介護負担についてはいくつかの評価尺度があるが，ここでは荒井ら（2000）による Zarit の介護負担尺度日本語版を紹介する（**表 5-3-13**）．介護量と介護負担は必ずしも一致しないことを理解して評価する．介護者に対する援助が必要かどうかを評価したり，介護負担に対する援助効果を介入前後で比較したりするときなどに用いる．記載した後に，負担が重い項目について具体的に詳しく聞く．

8．認知症の介護予防

地域住民を対象にした介護予防事業は，認知症予防だけではないが，ここでは，以下の 2 つの検査について紹介しておく．これらの検査は，一般の地域住民を対象にして行うもので，MCI の検出や介護予防事業の効果を比較検討するための評価尺度にすることを目的として開発された．

1）ファイブ・コグ

ファイブ・コグは，東京都老人総合研究所で開発された集団認知機能スクリーニング検査である（矢冨他，2006）．記憶・学習，注意，言語，視空間認識，思考の 5 つの認知機能を 6 課題で測る．6 課題は，

①運動課題：並んでいる数字を 15 秒間でできるかぎり多く○で囲む

②文字位置照合課題：「上」「中」「下」の文字と，文字が書かれた位置が一致するものに○をつけ，同時に順番に番号を振っていく並行作業で，注意分割機能を測る

③手がかり再生課題：手がかりとなるカテゴリーと一緒に 32 単語を記憶し，カテゴリーをヒントに覚えた単語を思い出す

④時計描画課題：時計の文字盤を描き，11 時 10 分を指すように針を書き込む

⑤言語流暢課題：2 分間にできるだけ多くの動物名を書き出す

⑥類似課題：「ルビー」「ダイヤ」という 2 つの単語から「宝石」という上位の概念を抽出する抽象的思考能力を測る課題を 3 分間で 16 問回答する

である．MMSE や HDS-R などの認知機能検査があるが，課題が比較的容易なために地域の高齢

表 5-3-13 Zarit 介護負担尺度日本語版（荒井らによる訳）

（荒井由美子，杉浦ミドリ：家族介護者のストレスとその評価法．老年精神医学雑誌 11，2000，p1362 より引用）

各質問について，あなたの気持ちに最も当てはまると思う番号に○をつけてください．

	思わない	たまに思う	時々思う	よく思う	いつも思う
1．患者さんは，必要以上に世話を求めてくると思いますか	0	1	2	3	4
2．介護のために自分の時間が十分にとれないと思いますか	0	1	2	3	4
3．介護のほかに，家事や仕事などもこなしていかなければならず「ストレスだな」と思うことがありますか	0	1	2	3	4
4．患者さんの行動に対し，困ってしまうと思うことがありますか	0	1	2	3	4
5．患者さんのそばにいると腹が立つことがありますか	0	1	2	3	4
6．介護があるので家族や友人と付き合いづらくなっていると思いますか	0	1	2	3	4
7．患者さんが将来どうなるのか不安になることがありますか	0	1	2	3	4
8．患者さんはあなたに頼っていると思いますか	0	1	2	3	4
9．患者さんのそばにいると，気が休まらないと思いますか	0	1	2	3	4
10．介護のために，体調を崩したと思ったことがありますか	0	1	2	3	4
11．介護があるので自分のプライバシーを保つことができないと思いますか	0	1	2	3	4
12．介護があるので自分の社会参加の機会が減ったと思うことがありますか	0	1	2	3	4
13．患者さんが家にいるので，友だちを自宅によびたくてもよべないと思ったことがありますか	0	1	2	3	4
14．患者さんは「あなただけが頼り」というふうにみえますか	0	1	2	3	4
15．いまの暮らしを考えれば，介護にかける金銭的な余裕がないと思うことがありますか	0	1	2	3	4
16．介護にこれ以上の時間は割けないと思うことがありますか	0	1	2	3	4
17．介護が始まって以来，自分の思いどおりの生活ができなくなったと思うことがありますか	0	1	2	3	4
18．介護をだれかに任せてしまいたいと思うことがありますか	0	1	2	3	4
19．患者さんに対して，どうしていいかわからないと思うことがありますか	0	1	2	3	4
20．自分は今以上にもっと頑張って介護するべきだと思うことがありますか	0	1	2	3	4
21．本当は自分はもっとうまく介護できるのになあと思うことがありますか	0	1	2	3	4

	まったく負担ではない	多少負担に思う	世間なみの負担と思う	かなり負担だと思う	非常に大きな負担である
22．全体を通してみると，介護をするということはどれくらい自分の負担になっていると思いますか	0	1	2	3	4

者を対象にすると天井効果があらわれやすく，MCI の検出や介護予防事業の効果評価には適さないために開発された検査である．信頼性と妥当性も検討されている（杉山他，2015）．

所要時間は 1 回に約 40 分，最大 100 名程度の集団に実施できる．

表 5-3-14　障害高齢者の日常生活自立度（寝たきり度）判定基準

（平成 3 年 11 月 18 日　老健第 102-2 号　厚生省大臣官房老人保健福祉部長通知）

生活自立	ランク J	何らかの障害等を有するが，日常生活はほぼ自立しており独力で外出する 　1．交通機関等を利用して外出する 　2．隣近所へなら外出する
準寝たきり	ランク A	屋内での生活は概ね自立しているが，介助なしには外出しない 　1．介助により外出し，日中はほとんどベッドから離れて生活する 　2．外出の頻度が少なく，日中も寝たり起きたりの生活をしている
寝たきり	ランク B	屋内での生活は何らかの介助を要し，日中もベッド上での生活が主体であるが，座位を保つ 　1．車いすに移乗し，食事，排泄はベッドから離れて行う 　2．介助により車いすに移乗する
	ランク C	1 日中ベッド上で過ごし，排泄，食事，着替において介助を要する 　1．自力で寝返りをうつ 　2．自力では寝返りもうてない

2）DASC-21

DASC-21 は，地域の人々の生活の状態をアセスメントすることを目的として開発され，2016 年に標準テキストができ（粟田，2016），研修を受けた専門職が使用する評価尺度である．

内容は，導入質問 A，B と 21 の質問項目からなり，その内容は，記憶（3 項目），見当識（3 項目），問題解決・判断力（3 項目），家庭外の IADL（3 項目），家庭内の IADL（3 項目），身体的 ADL ①（3 項目），身体的 ADL ②（3 項目）である．れぞれの項目で 1 点（全くない），2 点（時々ある），3 点（頻繁にある），4 点（いつもそうだ）の 4 段階で評価し，最高度 84 点，31 点以上を「認知症の可能性あり」とする．

9．介護保険

介護保険のサービスは，介護保険の基準によって展開される．対象者の自立度は，障害高齢者の日常生活自立度（寝たきり度）判定基準と認知症高齢者の日常生活自立度判定基準の 2 つの基準がある．

1）障害高齢者の日常生活自立度（寝たきり度）判定基準（厚生省，1991）

生活自立（ランク J），準寝たきり（ランク A），寝たきり（ランク B，ランク C）となっていて，**表 5-3-14** のような基準である．

2）認知症高齢者の日常生活自立度判定基準（厚生省，1993；厚生労働省，2006）

Ⅰ から Ⅳ までの 4 段階と専門医療を必要とする M となっていて，**表 5-3-15** のような基準である．

以上が老年期の臨床でよく用いられる検査・測定の概観である．紙面の都合上割愛したものも

表 5-3-15 認知症高齢者の日常生活自立度判定基準

（平成 5 年 10 月 26 日 老健第 135 号 厚生省老人保健福祉局長通知，平成 18 年 4 月 3 日，改正，老発第 0403003 号）

ランク	判定基準	見られる症状・行動の例	判断にあたっての留意事項
Ⅰ	何らかの認知症を有するが，日常生活は家庭内及び社会的にほぼ自立している．		在宅生活が基本であり，一人暮らしも可能である．相談，指導等を実施することにより，症状の改善や進行の阻止を図る．
Ⅱ	日常生活に支障を来すような症状・行動や意思疎通の困難さが多少見られても，誰かが注意していれば自立できる．		在宅生活が基本であるが，一人暮らしは困難な場合もあるので，日中の居宅サービスを利用することにより，在宅生活の支援と症状の改善及び進行の阻止を図る．
Ⅱa	家庭外で上記Ⅱの状態が見られる．	たびたび道に迷うとか，買い物や事務，金銭管理などそれまでできたことにミスが目立つ等	
Ⅱb	家庭内でも上記Ⅱの状態が見られる．	服薬管理ができない，電話の応対や訪問者との対応などひとりで留守番ができない等	
Ⅲ	日常生活に支障を来すような症状・行動や意思疎通の困難さが見られ，介護を必要とする．		日常生活に支障を来すような症状・行動や意思疎通の困難さがランクⅡより重度となり，介護が必要となる状態である．「ときどき」とはどのくらいの頻度を指すかについては，症状・行動の種類等により異なるので一概には決められないが，一時も目を離せない状態ではない．在宅生活が基本であるが，一人暮らしは困難であるので，夜間の利用も含めた居宅サービスを利用しこれらのサービスを組み合わせることによる在宅での対応を図る．
Ⅲa	日中を中心として上記Ⅲの状態が見られる．	着替え，食事，排便，排尿が上手にできない・時間がかかる．やたらに物を口に入れる，物を拾い集める，徘徊，失禁，大声・奇声を上げる，火の不始末，不潔行為，性的異常行為等	
Ⅲb	夜間を中心として上記Ⅲの状態が見られる．	ランクⅢaに同じ	
Ⅳ	日常生活に支障を来すような症状・行動や意思疎通の困難さが頻繁に見られ，常に介護を必要とする．	ランクⅢに同じ	常に目を離すことができない状態である．症状・行動はランクⅢと同じであるが，頻度の違いにより区分される．家族の介護力等の在宅基盤の強弱により居宅サービスを利用しながら在宅生活を続けるか，または特別養護老人ホーム・老人保健施設等の施設サービスを利用するかを選択する．施設サービスを選択する場合には，施設の特徴を踏まえた選択を行う．
M	著しい精神症状や周辺症状あるいは重篤な身体疾患が見られ，専門医療を必要とする．	せん妄，妄想，興奮，自傷・他害等の精神症状や精神症状に起因する問題行動が継続する状態等	ランクⅠ～Ⅳと判定されていた高齢者が，精神病院や認知症専門棟を有する老人保健施設等での治療が必要となったり，重篤な身体疾患が見られ老人病院等での治療が必要となった状態である．専門医療機関を受診するよう勧める必要がある．

多くあるが，挙げていないものも必要に応じて使えばよい．

10. その他

作業療法から見た検査・測定

作業療法士は作業の遂行を支援する専門職なので，長年，作業そのものを検査手段に用いて，対象者に適切な作業や難易度を推測することを探求してきた．そのひとつが，アレン Allen CK の認知レベルテスト（1985）である．

アレン認知レベルテスト（Allen cognitive level test；ACL）は，作業療法士であるアレンが開発したもので，革のふちを革紐でかがる課題を用いて対象者の作業遂行技能を観察し，その結果をもとに対象者の認知機能を6段階のレベルのいずれに相当するかを評価する．

各レベルは，「レベル1：自動的行為」「レベル2：姿勢行為」「レベル3：手先の行為」「レベル4：目標指向的行為」「レベル5：探索的行為」「レベル6：計画された行為」となっており（谷口，2011），それぞれの認知レベルで可能なADLや作業が表として提示されている（Allen，1985）．対象者が6段階のどのレベルに該当するかがわかると，本人にとって意味ある作業（ADLを含む）の遂行を支援する際に，どのようなことはできそうか，難しすぎることは何か，を予測し，あらかじめ難易度を本人に合ったものに調整して提供することができる．例えば，注意を喚起しても眺めたり聞いたりするので精一杯か，単純な工程なら可能だが間違いに気づいたり修正することは難しいので見守りが必要か，なじみのあることならある程度は一人で遂行できるか，新しいことを習得することも可能か，作業の一連の段取りを自分で計画し実施することができるか，などである．日本でもこの評価を用いている研究が発表されている（寺本他，2004；阿部他，2011）．

● 5・4　評価の実際と作業療法計画─事例を通して

評価が終わったら，対象者の全体像を考えながら，評価結果をまとめ，作業療法計画を立てる．以下に，評価のプロセスを事例によって提示する．

事例紹介：

村井さん，85歳，男性．妻（82歳，健康）と二人暮らし．息子は近所に住むが別世帯．1年前に脳梗塞発症，救急車で病院に搬送され，約1か月で退院．軽度左麻痺がある．本人は，左手は思うように動かなくなったと言って，生活でほとんど使おうとしない．何かをする意欲がなく，デイケアは自宅から車で40分ほどかかり，退院時には遠いと感じて行く気がしなかったが，1年くらいたって主治医と妻に勧められて行き始めた．デイケア参加中は何もしないで座っていて，誘われなければ活動にも参加せず，楽しめていない様子である．生活歴は，専業農家で，妻と野菜を作って出荷していた．山の斜面にある畑に，用具や肥料，機械を車に積んで行くのが大変になって，3年前に畑は息子に譲った．妻に聞くと，村井さんの性格は若い頃からおとなしく無口，働き者で家族思いのやさしいところもある，という．家での役割は特になく，趣味もない．

初回面接：MTDLP の興味・関心チェックシートと話し合い

したいことを聞いても「特にない」というので，興味・関心チェックシート（「5・3・2　面接」参照）を用いた．自分で記入する様子がみられないので，話し合いながら作業療法士がつけた．その結果，「家や庭の手入れ」「籠編み」に興味があることが確認できた．両方とも「できないなあ」と消極的ではあったが，家や庭の手入れは，「自分の家だからね，庭木や生け垣は息子の手を借りずに自分で世話をするべきだね」と言う．籠編みは，冬季に妻がつるで籠を編んでいて，道の駅やバザーに出していたので，身近な作業としてイメージできていることがわかった．

興味・関心チェックシートの過程で，村井さんは，1 年前に脳梗塞を発症して以来あまり考えてこなかったが，庭木や家の手入れは自分がするべきであると考えていることが確認できた．庭木の手入れはどのようにするのかと質問すると，枝が伸びるので，こまめに刈り込むのが普通だと言う．枝を切る作業は両手動作になるのではないかと問うと，「だから，できないなあ」と言う．左手はどうして使わないのですかと聞くと，「思うように動かないので，何でも右手でやっている」と，実際ほとんど使っていない．「籠編みはデイケアでも何人か取り組んでおられるので，籠編みをして，左手を使うことを練習しませんか」という提案に対しては，「できないなあ」と言いながら，「ちょっとならやってもいいかな」という返事が返ってきた．

評価結果：

〈心身機能・身体構造〉

・麻痺側（左）上下肢の運動機能は，ブルンストロームステージは，左上肢Ⅴ，手指Ⅳ，左下肢Ⅴである．筋力や関節可動域に大きな問題はみられない．

・麻痺側の感覚機能は，触覚は上肢が軽度鈍麻，下肢は鈍麻，深部感覚は下肢が軽度鈍麻である．非麻痺側には，特に問題はみられない．

・視覚，聴覚は，生活するうえでは支障はない．

・認知面は，HDS-R 25 点．意欲低下がみられる．言語面は問題はない．

〈活動〉

・デイケアでは，ほとんど座っているが座位姿勢はよい．歩行はリハビリシューズを履いて T 杖を使ってゆっくり歩行する．日常生活ではほとんど左手を使っていない．食事も左手を膝の上に置いたまま右手のみを使用する．入浴は背中を洗うときに介助を要し，衣服の着脱は時間がかかるので手伝ってもらっている．下衣や靴の脱着時に片足立ちはできるが不安定．整容は自立．

・コミュニケーションは可能だが人とあまり話さない．

〈参加〉

・デイケアは休まずに通ってくるが，訓練も活動も毎回誘わないと参加しない．周囲との会話もみられない．

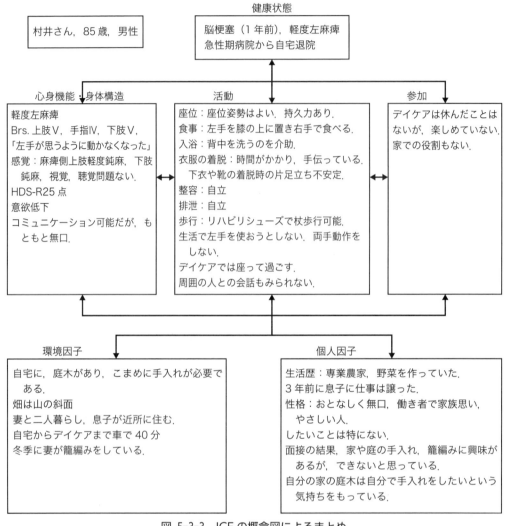

図 5-3-3 ICF の概念図によるまとめ

以上の評価結果を第 1 章の ICF の構成要素間の相互作用の図でまとめ (図 5-3-3), 全体像を考える.

全体像：

村井さんは 85 歳, 男性. 1 年前に脳梗塞を発症し, 軽度左麻痺 (Brs. 上肢Ⅴ, 手指Ⅳ, 下肢Ⅴ) がある. 急性期病院から退院して自宅で過ごしている. 生活歴は専業農家だが, 3 年前に息子に譲った. 村井さんは, 主治医と妻に勧められてデイケアに行き始めた. デイケアは休まず参加するものの, 座っているだけで誘われないと活動にも訓練にも参加せず楽しめていない. 左手の麻痺は軽度であるがほとんど使っておらず, 右手だけで動作をしている. 面接の結果, 家や庭の手入れは自分でしたい, という希望があることがわかった. 籠編みも妻がやっていてなじみがあった. デイケアで両手動作の練習をしたり, 籠編みをしたりしながら身体機能を安定させ, 家の庭

木の手入れができるようになることを目標にすることで合意した.

考察:

　村井さんは，身体機能からみると，生活のなかで左手を使うことができると考えられるが，左上肢の感覚も軽度鈍麻のために使いにくく，使わない習慣になってしまったのかもしれない. 日常的に左手を使っているが，両手で動作をすることが習慣化すれば，庭木の手入れも可能な範囲で工夫をしてできるのではないか. 庭木の手入れは，村井さんがこれまでずっとやってきた，庭を維持するための大切な作業であり，一家の主としての大切な役割でもあったと思われる. そして，どのように工夫すればよいか，いつ行えばよいかなどは村井さんが一番知っているので，その作業をスタートするところまでの作業の準備状況をデイケアで作りたい.

　また，庭木の手入れという役割を引き出すためには，単に身体機能が整うだけでなく，村井さんが社会的存在としての意識を取り戻し，今までと同じように自分の家らしく庭をきれいにしたいという気持ちになることが重要である. デイケアに来ることによって，人と交わり，集団のなかでさまざまな体験をしながら村井さんらしさを取り戻していくことが大切なのではないかと考える. 本書で提示した介入の4つの柱によってまとめると下記のようになる.

①作業の準備状況をつくる:

　　長時間送迎車に乗り，デイケアに休まず参加していて，日中の座位姿勢は保たれていることから，基本的な生活のリズムと体力は維持されている. 庭木の手入れ時には立位の安定性が必要なことから，下衣や靴の着脱時のふらつきにみられる立位バランスを安定させ，下肢筋力や持久力を確保する訓練をする.

②ADL・IADLの遂行を支援する:

　　左手を使用していないことから，可能な範囲で左手も使い，両手で動作・行為をすることを習慣化する. まずはデイケアでの食事時に左手で皿を押さえるなど，本人が左手で何かができる，役に立つということを認識することが大切である. 少しずつADLを改善しながら，庭木の手入れができるようになるところまでを見据えて働きかけたい.

③役割を引き出す:

　　村井さんは畑を息子に譲ったものの，脳梗塞を発症し，左手も思うように動かなくなってしまったことから，今後何をして，どう生きていくのか定まらない状態にあると考えられる. しかし，面接でしたいことを具体的に問われると，家や庭木の手入れはしなければならないと思っていることを言語化することができた. これは，一家の主としての役割をあらためて自覚するきっかけになったのではないか. 村井さんの目標として大切に育みたい.

④余暇活動の遂行を支援する:

　　現在はデイケアで過ごす時間を楽しめていないが，何か楽しんですることがあれば，村井さんらしさがあらわせる，と考えた.

　　デイケアに籠編みをしているグループがあり，村井さんに籠編みをする気持ちがあること，作業は両手動作であり段階づけが容易なので導入しやすいこと，などから，無理のないかた

ちで籠編みができそうである．また，自宅でも妻と話題を共有することも可能で，籠編みは本人の生活に新しい変化をもたらし，周囲への関心や交流を広げられる可能性がある．

作業療法計画：

　長期目標（3か月）：家や庭木の手入れができる

　短期目標（1か月）：(1) デイケアの食事時に茶碗やお椀を持つ．

　　　　　　　　　　(2) 籠編みで作品ができる．

　　　　　　　　　　(3) 立位動作が安定する．

　　　　　　　　　　(4) デイケアで仲間ができる．

　プログラム①両手動作の練習（目標 (1) に対して）　担当：作業療法士，介護職

　　　　　　　・デイケアの食事場面では，介護職に見守りと促しを依頼する．

　　　　　②籠編み（目標 (2) (4) に対して）　担当：作業療法士，籠編みグループ

　　　　　　　・デイケアの作業活動の時間

　　　　　　　・最初は簡単な籠を試作する．要領がわかったら籠編みグループの人たちと相談して作品を考えて作る．

　　　　　③立位バランスの練習（目標 (3) に対して）　担当：理学療法士

　　　　　　　・庭木の手入れをめざして，屋外での立位バランスを向上させる．

　　　　　④下肢筋力訓練（目標 (3) に対して）　担当：理学療法士

　　　　　　　・庭木の手入れをめざして，屋外作業に耐えられる下肢筋力をつける．

　　　　　＊プログラムを通して，デイケアのほかの通所者と共にいて，彼らの仲間の様子をみたり，気楽に相談したりできるような雰囲気を作る．

　　　　　＊村井さんにとって安全に庭仕事ができるように，理学療法士・作業療法士で自宅と庭の訪問評価をして，庭仕事について安全性を確認し，剪定ばさみや革手袋などの必要な用具や庭の環境調整について検討する．

　初期評価から作業療法計画作成までの流れを事例で示した．こうして作業療法が開始され，この後は介入を開始し，経過と結果を示すことになる．本事例は評価の流れを示すことが目的なのでここで終わりにするが，簡単に介入結果を述べる．

　村井さんは，3か月で左手に園芸用の革手袋をして，庭木の手入れができるようになり，村井さんの家は，手入れが行き届いた庭になった．籠編みは，最初は様子をみながらフルーツ籠をつくったが，秋の町の文化祭には，仲間と相談して形を変形させた花生けを制作し，妻が花を生けて出品した．

　村井さんの心身機能は特に変化はなく，新しい取り組みにはいつも「できるかなあ」と小さな声で言うのも変わっていない．しかし，ある日，送迎のために自宅に伺ったデイケアスタッフから「村井さんが一家の主として見えるようになった」と報告があった．

112

作業療法士はそれを聞いて，これが村井さんらしい人生であることを確信した．

● 5・5　まとめ

　以上が，老年期作業療法の評価である．最初のうちはなかなか難しく，評価を始めても一人で考え込む，迷って先に進めなくなる，など暗礁に乗り上げることがあるかもしれない．

　ある実習生の例がある（篠原，2017）．介護老人保健施設デイケアの実習で脊髄損傷による不全麻痺の人を担当した．対象者は利用当初は熱心にリハビリテーションのプログラムを行っていた．だが，機能回復もプラトーに達し，モチベーションが低下していた時期に学生が担当した．学生は対象者と相談しながら日常生活において必要と感じていることをリハビリテーション目標に設定していった．対象者は普段はデイケアで昼寝の時間をとっていたが，その時間を割いても実習生とのかかわりを続けていた．そして実習は，対象者・学生ともに満足する結果に終わり終了した．そして実習期間が終わってしまっても，対象者は利用当初のように積極的に自主トレーニングを行っていた．それを見た実習指導者は，これは実習生と対象者が共に悩み，一緒に目標を考えた結果，対象者自身が必要だと思えたから実習終了後も自主的に行っているのだ，と，考察している．経験を積めば目標もプログラムもすぐに出てくるかもしれないが，対象者にとっては，それは与えられたものでしかないかもしれない．対象者を尊重したかかわりや，共に悩み，考えて進めていく目標設定の仕方は，初学者から学ぶこともできる．

　目標やプログラムは，評価結果から導き出されるのはもちろんであるが，機械的に導かれるものではなく，その人の尊厳を守り，対象者と作業療法士の双方にとって納得がいくリーズニングがあってこそ，よいプログラムとなる．

引用文献

阿部勇太，藤田尚子，久米　裕，他（2011）．認知症高齢者に対する Allen Cognitive Level Screen の有用性．秋田大学大学院医学系研究科保健学専攻紀要　19，143-151．

Allen CK（1985）．Occupational Therapy Psychiatric Diseases：Measurement and Management of Cognitive Disabilities. Lippincott Williams & Wilkins.

荒井由美子，杉浦ミドリ（2000）．家族介護者のストレスとしての評価法．老年精神医学雑誌　11，1360-1364．

粟田主一（2016）．地域包括ケアシステムにおける認知症総合アセスメント　DASC-21 標準テキスト．メディア・ケアプラス．

Berg KO, Wood-Dauphinee SL, Williams JI, et al（1989）．Measuring balance in the elderly：Preliminary development of an instrument. Physiother Can　41, 304-311.

Duncan PW, Weiner DK, Chandler J, et al（1990）．Functional reach：A new clinical measure of balance. J Gerontol 45, M192-197.

Folstein MF, Folstein SE, McHugh PR（1975）．"Mini-Mental State"：A practical method for grading the cognitive state for the clinician. J Psychiatr Res　12, 189-198.

福原俊一，鈴鴨よしみ（2004）．SF-36v2™日本語版マニュアル．NPO 健康医療評価研究機構．

古谷野　亘，柴田　博，中里克治，他（1987）．地域老人における活動能力の測定—老研式活動能力指標の開発．日本公衛誌　34，109-114．

長谷川和夫，井上勝也，守屋國光（1974）．老人の痴呆診査スケールの一検討．精神医学　16，965-969．

本間　昭（1991）．Clinical Dementia Rating（CDR）．大塚俊男，本間　昭・監「高齢者のための知的機能検査の手引き」ワールドプランニング．pp65-69.

Hughes CP, Berg L, Danziger WL, Coben LA, Martin RL（1982）．A new clinical scale for the staging of dementia. Br J Psychiatry　140, 566-572.

池上直己，福原俊一，下妻晃二郎，他・編（2001）．臨床のための QOL ハンドブック．医学書院．p37.

柄澤昭秀（1989）．行動評価による老人痴呆の臨床的判定基準．老年期痴呆　3，81-85.

加藤伸司，下垣　光，小野寺敦志，他（1991）．改訂長谷川式簡易知能評価スケール（HDS-R）の作成．老年精神医学雑誌　2，1339-1347.

香山明美，小林正義・編（2009）．作業療法の面接技術―ストーリーの共有を目指して．三輪書店．

慶應義塾大学リハビリテーション医学教室・訳（1991）．FIM，医学的リハビリテーションのための統一データセット利用の手引き　第3版．慶應義塾大学リハビリテーション医学教室．

Kielhofner G・著（山田　孝・監訳）（2007）．人間作業モデル―理論と応用　改訂第3版．協同医書出版社．

厚生省（1991）．「障害高齢者の日常生活自立度（寝たきり度）判定基準」の活用について．厚生省大臣官房老人保健福祉部長通知，老健第102-2号，平成3年11月18日．

厚生省（1993, 2006）．「認知症高齢者の日常生活自立度判定基準」の活用について．厚生省老人保健福祉局長通知，平成5年10月26日，老健第135号，改正，老発第0403003号，平成18年4月3日．URL https://www.mhlw.go.jp/stf/shingi/2r9852000001hi40-att/2r9852000001hi8n.

Lawton MP, Brody EM（1969）．Assessment of older people：Self-maintaining and instrumental activities of daily living. Gerontologist　9, 179-186.

Lawton MP（1975）．The Philadelphia Geriatric Center Morale Scale：A revision. J Gerontol　30, 85-89.

Mahoney FI, Barthel DW（1965）．Functional evalution：The Barthel Index. Maryland State Medical Journal　14, 61-65.

目黒謙一（2004）．痴呆の臨床―CDR 判定用ワークシート解説．医学書院．pp104-140.

守口恭子（2017）．高齢期における認知症のある人の生活と作業療法　第2版．三輪書店．pp101-106.

Nasreddine ZS, Phillips NA, Bedirian V, Charbonneau S, et al（2005）．The Montreal Cognitive Assessment, MOCA：A brief screening tool for mild cognitive impairment. J AM Geriatr Soc　53, 695-699.

日本作業療法士協会（2013）．作業療法ガイドライン2012年度版．日本作業療法士協会．p10.

日本作業療法士協会・編著（2016）．生活行為向上マネジメント　改訂第2版．日本作業療法士協会．

日本精神神経学会・日本語版用語監修，高橋三郎，大野　裕・監訳（2014）．DSM-5 精神疾患の診断・統計マニュアル．医学書院．p594.

Podsiadlo D, Richardson S（1991）．The timed "Up & Go"：A test of basic functional mobility for frail elderly persons. J Am Geriatry Soc　39, 142-148.

Reisberg B, Ferris SH, Anand R, et al（1984）．Functional staging of dementia of the Alzheimer type. Ann NY Acad Sci　435：481-483.

世界保健機関（WHO）（2002）．ICF 国際生活機能分類―国際障害分類改定版．中央法規出版．

篠原　真（2017）．老年期（生活期）において大切にしてほしいこと．臨床作業療法　13，542-544.

杉山美香，伊集院睦雄，佐久間尚子，他（2015）．高齢者用集団版認知機能検査ファイブ・コグの信頼性と妥当性の検討―軽度認知障害スクリーニング・ツールとしての適用可能性について．老年精神医学雑誌　26，183-195.

鈴木宏幸，藤原佳典（2010）．Montreal Cognitive Assessment（MoCA）の日本語版作成とその有効性について．老年精神医学雑誌　21，198-202.

高橋龍太郎（1999）．主観的幸福感（PGC モラールスケール）や主観的健康観（VAS：Visual Analogue Scale；視覚評価法）の評価法．小澤利男，江藤文夫，高橋龍太郎・編著「高齢者の生活機能評価ガイド」医歯薬出版．pp54-58.

谷口英治（2011）．各種検査法・尺度の利用．岩崎テル子，小川恵子，小林夏子，他・編「作業療法評価学　第2版」医学書院．pp492-496.

寺本千秋，南　麻実，岡村太郎，他（2004）．認知レベルからみた手工芸の分類―Allen Cognitive Level の評価方法を用いて Activity の適応を考える．新潟医福誌　4：22-29.

鳥羽研二（2003）．意欲の評価．鳥羽研二・監「高齢者総合的機能評価ガイドライン」厚生科学研究所．pp103-106.

冨岡詔子（1989a）．作業面接の意義と構造（上）．OT ジャーナル　23，664-672.

冨岡詔子（1989b）．作業面接の意義と構造（下）．OT ジャーナル　23，736-745.

内山　靖, 小林　武, 潮見泰蔵・編（2003）. 臨床評価指標入門—適用と解釈のポイント. 協同医書出版社. p100.

Ware JE, Snow KK, Kosinski M, Gandek B（1993）. SF-36 health survey manual and interpretation guide. New England Medical Center, The Health Institute, Boston.

山根　寛（1989）. 評価のための面接—構成的作業, 投影的作業を中心に. OT ジャーナル　23, 885-890.

山根　寛（2017）. 精神障害と作業療法 新版—病を生きる, 病と生きる　精神認知系作業療法の理論と実践. 三輪書店. pp179-186.

矢冨直美, 朝田　隆（2006）. 高齢者用集団認知検査—ファイブ・コグ検査の作成. 老年精神医学雑誌　17（増刊-1）, 174-174.

吉川ひろみ（2008）. 作業療法がわかる COPM・AMPS スターティングガイド. 医学書院. pp113-123.

Zung WWK（1965）. A self-rating depression scale. Arch Gen Psychiatry　12, 63-70.

Zung WWK, 福田一彦, 小林重雄（1983）. 日本版 SDS うつ性自己評価尺度使用の手引き. 三京房. pp5-15.

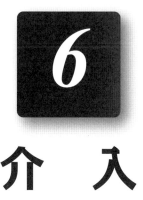

介 入

- **6・1 作業の準備状態をつくる**
  - 6・1・1 活動と休息のリズム
  - 6・1・2 離床とシーティング
  - 6・1・3 朝の集いと体操
  - 6・1・4 作業遂行に必要な機能を強化する
- **6・2 ADL・IADL の遂行を支援する**
  - 6・2・1 ADL の遂行支援
  - 6・2・2 IADL の遂行支援
  - 6・2・3 福祉用具の活用
  - 6・2・4 居住環境の整備
- **6・3 役割を引き出す**
  - 6・3・1 高齢者と役割
  - 6・3・2 個別対応場面の利用
  - 6・3・3 役割を伴う作業（しごと）の提供
  - 6・3・4 支えあい集団の中での役割
  - 6・3・5 作業療法士自身の用い方
- **6・4 余暇活動の遂行を支援する**
  - 6・4・1 活動種目の決定
  - 6・4・2 遂行支援の実際
  - 6・4・3 認知症のある人の余暇活動
- **6・5 近接援助技術を活用する**
  - 6・5・1 回想を用いた作業療法
  - 6・5・2 音楽活動を用いた作業療法
  - 6・5・3 園芸を用いた作業療法
  - 6・5・4 芸術活動を用いた作業療法
  - 6・5・5 アニマルセラピーを用いた作業療法
  - 6・5・6 作業療法も基盤としている 2 つの理論
    ―パーソンセンタード・ケアとバリデーションセラピー
  - 6・5・7 その他の療法

6 介入

　高齢者がその人らしい生活を送ることができるよう，作業療法では高齢者の作業遂行にむけた介入を行う．

　まず「作業の準備状態をつくる」では，高齢者が作業に取り組める状態を整えることを目的とする介入について記す．続く「ADL・IADLの遂行を支援する」「役割を引き出す」「余暇活動の遂行を支援する」は，ICFの「活動」と「参加」の遂行支援としての介入である．「ADL・IADLの遂行を支援する」では，日常の生活に必要な作業であるADLやIADLの遂行支援の仕方を，「役割を引き出す」では，他の人や社会に関わっていきたい，役に立ちたいという高齢者の意欲と作業をいかに結びつけるかを，「余暇活動の遂行を支援する」では，することが楽しい作業の遂行をどのように支援するかを，それぞれ記す．「近接援助技術を活用する」では，作業療法介入に活用できる他の援助技術について主なものを紹介する．

● 6・1　作業の準備状態をつくる

　作業療法で高齢者の作業遂行を支援するにあたって，まずその高齢者が作業できるように全身状態を整えることから始めなければならないことがある．特に心身機能の衰えが著しく，自発的に活動することが難しい状態の高齢者の場合には，積極的な介入が必要となる．ここでは作業療法による代表的な介入手段を，その考え方とともに解説するが，重症度の高い高齢者の全身状態を改善するには，他の医療・介護専門職と連携をとりながらのアプローチが欠かせないことを忘れてはならない．

▌ 6・1・1　活動と休息のリズム

　人の生活リズムとは，毎日大体同じ時間に起き，規則正しく食事をとり，大体同じ時間に就眠するという，生活のパターンのことである．

　生物としての人の活動には，概日リズムとよばれる約1日単位の周期性が存在する．その最も代表的なものは睡眠・覚醒周期であるが，そのほかにも，血圧の変動，深部体温の変動など，自律神経系，内分泌系，免疫系などのさまざまなシステムが1日の周期で変化して，日中は活動に備え，夜間は休息・修復を促進している．本来の概日リズムは24時間よりも少し長い周期であるが，照度の変化（自然環境においては主に朝の強い光）に反応することで，体内時計の時刻合わせが行われている．概日リズムが乱れると日中に十分な覚醒レベルが保たれず，夜間睡眠の維持が障害される．

　認知症の高齢者にしばしばみられる夜間せん妄や徘徊，夕暮れ時の異常行動には，何らかの概

日リズムの障害が背景にあるといわれており，日中の活動による覚醒レベルの上昇や，高照度光を特定の時間に照射する光療法によって概日リズムが整うと，これらの症状が軽減することが報告されている（田ヶ谷他，2001）．

　概日リズムを基本に毎日の生活のリズムを整え，そのリズムにそって活動し休息をとることは，上述の精神症状を軽減させるためだけでなく，体調を良好に保つために必要である．生活リズムは，日中の食事をはじめとした意識の覚醒を誘う活動や夜間の睡眠を，毎日一定の時間帯にとることで整ってくるが，高齢者は仕事や家事といった強制力ある日課をもたない場合が多く，生活が不規則になりやすい．活動と休息を規則的に行うことが，その人自身の力だけではできない高齢者に対しては，周囲がそれを支援する必要がある．

　生活リズムを整えるためには，毎日決まった時間に食事をしたり，排便を促したり，入浴したり，起床，就寝することが基本である．作業療法では，高齢者の覚醒レベルの上昇に適した刺激を含む活動や，日中の過剰な休息を避けるための活動を，高齢者が日課として取り入れられるかたちで提供し，介護者や他職種と連携して習慣化を促す．活動の内容は以下に例示したような，運動，楽しみ，務め（しなければならないこと）のいずれでもよいが，高齢者自身が好んで取り組むものでなければ，日課として続けていくことは難しい．

- 運動の例：起きてベッドから離床し座位で過ごす，屋外に出て外気にあたる，簡単な体操をする，散歩する
- 楽しみの例：おしゃべりする，コーヒーを飲む，おやつを食べる，好きなテレビ番組を見る
- 務めの例：仏壇にお茶をあげる，洗濯物をたたむ，茶碗を洗う，食卓を拭く

◆規則正しい生活で全身状態が改善

　羽田さんは 88 歳の女性である．農業を営む家族は皆忙しく，日中一人で過ごしていた．半年ほど前より，ぼんやりと反応が鈍い状態となり，足元もおぼつかずたびたび尿失禁をおこすようになった．家族が心配し，冬の間だけでも 24 時間の見守りがあるところへと，介護老人保健施設に入所してきた．羽田さんは 2 週間くらいで施設の生活に馴染み，明るくはきはきとした反応が返ってくるようになり，排泄もトイレまでの移動に見守りは必要なものの，事前にナースコールで知らせ，失禁は全くなくなった．施設の担当作業療法士が，自宅では一日どのように過ごしているのかと羽田さんにきいたところ，起きたいときに起きて寝たいときに寝る，家族が作り置きしておく昼食もお腹が減らなければ食べないこともあるという返事が返ってきた．羽田さんの心身の不調には生活リズムの乱れの影響が大きく，施設での規則正しい生活が状態の改善につながったと考えた作業療法士は，羽田さんが自宅に戻った後に，どうすれば規則正しい生活リズムを保つことができるかを，本人や家族，担当ケアマネジャーと考えることにした．

　活動の興奮が長引き，かえって良眠できなくなったり，疲労が翌日まで残ったりするような活動は適切ではない．また夜間の睡眠に影響しないうたたねや午睡は，高齢者の場合，体調維持に

表 6-1-1　離床の効果
（日本作業療法士協会「活動と参加につなげる離床ガイドブック　実践編」2017, p3 より引用）

心身機能への効果	活動への効果	参加への効果
・意識障害の改善 ・情動や意欲の出現 ・褥瘡の予防 ・拘縮の予防 ・起立性低血圧の予防 ・嚥下障害の予防 ・排泄障害の予防 　　　　　　　　　　など	・注意して見る・聞くことができる ・非言語メッセージの表出と理解の向上 ・話し言葉の理解力の向上 ・食事，移乗，整容など ADL の介助量軽減や自立 ・移動手段の獲得 ・趣味活動の実施 　　　　　　　　　　など	・親や祖父母としての役割が果たせる ・レクリエーションへの参加 ・散歩や旅行に行くことができる 　　　　　　　　　　など

必要な休息であると考えられるので，無理に減らすことはない．

6・1・2　離床とシーティング

1．離床の効果

高齢者の作業遂行は，離床から始まるといってよい．医学的に安静臥床が必要な状態でなければ，たとえバックサポートを倒した車椅子に半臥位姿勢で乗っている状態であっても，ベッドから離れて移動することは廃用症候群（「4・8・2　廃用症候群」参照）を予防し，活動と休息の区切りとなり，生活リズムを生む．車椅子ごと食堂や窓際，屋外などに居場所を移動することで，周囲の人々とのやりとりをはじめ，ベッド上では得にくい外部からの多くの刺激を受けることが可能になる．また，臥位よりも座位のほうが周囲を見渡すことができ，上肢を使っての物品操作が容易になるため，ADL も含め行える作業の幅が広がる（表6-1-1）．

長時間座り続けるためには，座り心地がよく，安楽に座位姿勢を保持できる環境がなければならない．また食事をはじめ，座ったまま何らかの活動を行うときには，その活動に適した座位姿勢をとる必要がある．離床が望ましいといっても，腰や臀部に痛みが生じたまま，あるいは車椅子のアームサポートにしがみついていないと上体を起こしていられない状態のまま長時間座らせられることは，苦痛以外のなにものでもなく，また褥瘡や四肢体幹の変形の原因ともなる．

2．シーティングとは

座位保持や褥瘡予防のために，本人を評価しそれに基づいて適切な車椅子やクッションなどを選び調整することをシーティングという．図6-1-1 は，基本的な座位姿勢の指標である（岩谷, 2014）．

離床に援助が必要な状態の高齢者の多くは，座位姿勢をとるために車椅子を利用する．その際，最も多くみられる座位姿勢のくずれは，骨盤が後傾し腰椎が後弯して，臀部全体が座面に対して

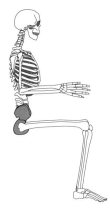
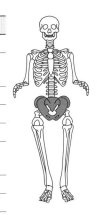

部　位	肢　位
頭部	中間位，垂直，目水平
脊椎	腰椎軽度前弯，胸椎軽度後弯，頸椎軽度前弯での垂直姿勢
肩甲骨	中間位，上肢の機能的肢位
上肢	アームサポートまたは大腿の上でリラックス
骨盤	わずかな前方傾斜，側方傾斜，回旋はない
股関節	屈曲約90° わずかな外転と外旋
膝関節	屈曲約90°
足関節	足底中立位
足底部	しっかり床に接地する

図6-1-1　基本的な座位姿勢の指標
（岩谷清一：2車椅子・クッションの選択と調整．リハビリナース 7, 2014, 572）

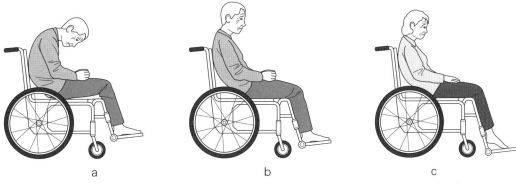

図6-1-2　よくみられる車椅子座位姿勢のくずれ（アームサポートは図から省略）
a．脊柱後弯のため，バックサポートに背の凸部が当たり深く座れない状態
b．座面の奥行が長すぎて深く座れない状態
c．フットサポートの位置が低すぎて（座面からの距離が長すぎて），足底がよくついていない状態

前すべりした，いわゆる「仙骨座り」とよばれる姿勢である．このような姿勢は，脊柱や股関節，下肢の関節可動域制限，膝屈筋群の短縮傾向，運動麻痺といった身体機能の障害に加え，座って体重がかかると大きくたわんでしまう材質や構造からなる不安定な車椅子の座面，本人の身体サイズに合っていない車椅子の使用などにより，容易に作られる（Engström/高橋他・訳, 1998）．

図6-1-2は仙骨座りの原因の代表例を示したものである．図6-1-2aは，脊柱後弯症により背中の一部が車椅子のバックサポートに当たり体幹が前に押し出されて深く座れない状態を，図6-1-2bは，座面の奥行きが長すぎて深く座れない状態を，図6-1-2cは，座面からフットサポートまでの距離が長すぎるため，足底をフットサポートに乗せようとして臀部を前方にずらした状態を示している．いずれも，高齢者の身体に合わない車椅子が仙骨座りの姿勢を作ってしまってい

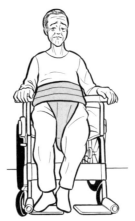

図 6-1-3　不良姿勢のまま車椅子に身体をベルトで拘束された状態

る例である．長時間このような姿勢を続けることは，座っている高齢者の臀部や腰背部，頸部に痛みをもたらし，座位を保つために手でアームサポートにしがみつくなどの努力を強い，二次的な変形の原因ともなる．

　私たちは映画館や乗り物の中で長く座っていなければならないときに，自然に姿勢を変えたり座り直したりしている．しかしこのように姿勢を整えることが自力でできない高齢者の場合，同じ姿勢で座位を続けることにより生じた臀部や腰背部の痛みから逃れるためには，背中でバックサポートを押し，臀部を前にすべらせて，車椅子に当たっている身体の部分をずらすしかない．そうすると，骨盤を後傾させた仙骨座りがいっそうひどくなり，最後には車椅子から落ちそうな状態にまでなってしまう．これは本人にとって非常につらい姿勢であるが，シーティングを行わなければ，転落防止の名目で，図 6-1-3 のように高齢者をベルトで車椅子に拘束して，本人の苦痛はそのままということになりかねない．

　このような事態に陥らず，高齢者が楽に座位姿勢を保ち，上肢を用いて目的とする作業に臨めるよう，作業療法士は，本人の座位能力評価とともに，車椅子や椅子の機種選択，細部の調整，クッション類の選択などを行う．シーティング技術の詳細は成書（テクノエイド協会・編，2014；廣瀬他，2014）を参照してほしいが，ここでは車椅子を選ぶ目安となるホッファー Hoffer MM（1976）の座位能力分類を紹介する．もともとは脳性麻痺の人の座位能力を分類したものであるが，高齢者に必要なシーティングを予測することを目的に，足底が床につく高さの訓練台等で 30 秒安定して座位姿勢を保てるかどうかを評価する．Hoffer 座位能力分類（JSSC 版）が開発されている（廣瀬他，2014，pp67-69）．

作業に応じた車椅子の選択

　作業のために車椅子を選ぶ場合には，ホッファーの座位能力分類の 3 つのレベルについて，それぞれ次のことを考慮する．

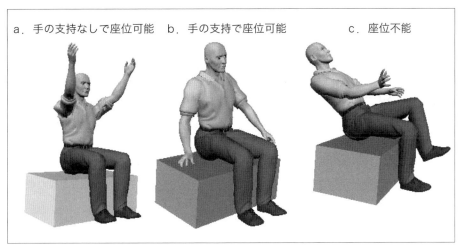

図 6-1-4　ホッファーの座位能力分類（JSSC 版）
（廣瀬秀行, 木之瀬　隆「高齢者のシーティング　第2版」2014, 三輪書店, p68, p69 より引用）

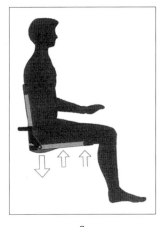 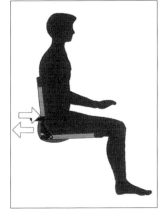 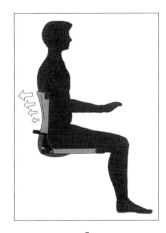

　　　　a　　　　　　　　　　　　　b　　　　　　　　　　　　　c

図 6-1-5　座面とバックサポートの張り調整により，骨盤と体幹を安定させ，姿勢の崩れを防ぐ
（Engström B/高橋正樹, 他・訳「からだにやさしい車椅子のすすめ」1998, 三輪書店より引用）
a．座面の座骨部分を沈め，大腿部分はたるませない．
b．バックサポートの下部はゆとりを持たせる．骨盤後傾を防ぐために仙骨上部をしっかりサポートする．
c．バックサポートの張り具合を背部のカーブに合わせる．

①手の支持なしで座位可能（図 6-1-4a）
　座位バランスが良好で，寄りかかるところがなくても基本的座位姿勢をとることができ，座位耐久性もある場合には，座っても座面がたわまずに安定し，足底を床やフットサポートにしっかりつけて，体幹を自分で自由に動かせる車椅子を使用する．アームレストがテーブルにあたるなどで，乗っている人が十分にテーブルに接近できない場合には，椅子に移って作業してもよい．
②手の支持で座位可能（図 6-1-4b）
　体幹をどこかに寄りかからせたり，手で支えたり何かにつかまらないと座位姿勢を保持できな

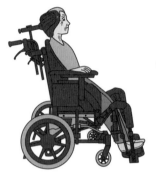
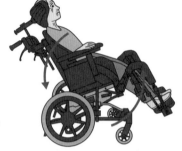
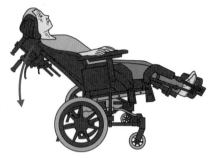

身体を起こした状態　　　　　　ティルト機能　　　　　　　　リクライニング機能

図 6-1-6　ティルト機能とリクライニング機能

い場合には，骨盤や体幹を支える機能を有する車椅子やクッションを使用する．

　シーティングは，それぞれの高齢者の身体機能や車椅子使用用途などを鑑みて，個別に行うものであるが，座位の支持性を高めるために，バックサポートや座面のシートの張り具合を調整することは，基本的な技術といえるので図 6-1-5 に示しておく．

　ⅰ）臀部の曲線に合わせて座面シートの座骨部分をゆるめる．大腿部分はたるませずに平らに保つ（図 6-1-5a）．

　ⅱ）背側の臀部の曲線に合わせてバックサポートの下部にゆとりをもたせる．そのすぐ上の仙骨上部に当たる部分は，骨盤後傾を防ぐためにしっかり支える（図 6-1-5b）．

　ⅲ）バックサポートの張り具合を背部のカーブに合わせる（図 6-1-5c）．

　アームサポートは，前腕をその上に乗せて体重を預けたときに，楽に上体を起こしていられる高さや形状にする．

　バックサポートの傾き角度を調整できる車椅子の場合，バックサポートを後ろに倒し体幹を寄りかからせるようにすると，安楽で体幹も安定するが，身体全体は動かしにくくなる．反対に，バックサポートを，座ったときに上体が垂直近くまで起きるような角度にすると，体幹や上肢を動かし易くなり，活動には適した姿勢となるが，前方や側方へ体幹が倒れ込む危険性も増えるので注意を要する．

　本人が座り直して臀部の除圧をすることが困難な場合には，除圧機能と骨盤を安定させる機能をそなえたクッションを選ぶ．

　③座位不能（図 6-1-4c）

　座位を自分では保持できない場合には，体幹や骨盤に加え頸部や頭部の支持機能がある車椅子が必要になる．このような状態の高齢者は，起立性低血圧が生じやすかったり，疲労しやすかったり，あるいは関節可動域制限などにより基本的座位姿勢をとることそのものができなかったりする．このような高齢者の離床促進には，ティルト機能やリクライニング機能のある車椅子（図 6-1-6）を用いる．また褥瘡リスクも高いので，座面に加え背側に除圧機能のあるクッションを使用し，体幹・頭部を後ろに倒したときにはそこにかかる体圧が分散されるようにする．

車椅子やクッションの選択にあたっては，商品の性能に関する情報を収集するとともに，展示会などを利用し実際に自分で座ってみたり，使用経験者の話を聞いたりして選択眼を養う．また，車椅子やクッションの選択に加えて，タオルやウレタン等の素材を用い，よりよい姿勢保持のために工夫を加えられることも，作業療法士に必要とされるシーティングの技術である．

　私たちは日常生活のなかで，食事用の椅子，仕事用の椅子，居間でくつろぐときの安楽ソファというように，目的に応じていくつもの椅子を使い分け，座位姿勢も変えている．それと同じく，離床の促しが必要な状態の高齢者も，テレビを見るときや食事をするとき，外出するときなど，用途に応じて複数の車椅子を使い分けることができるのが理想である．しかし実際には，高齢者が日常的に使える車椅子は一機種に限られてしまうことのほうが多い．したがって，とりわけ自分では思うように姿勢を変えられない高齢者については，シーティングを行うとともに，痛みの訴えや姿勢のくずれに注意し，座っていることが苦痛にならないよう姿勢変換を介助する．また，ティルト機能により体圧のかかる部分を変えやすい車椅子を選んだり，クッションを差し替えたりすることによって，それぞれの活動や休息場面にふさわしい姿勢をとれるよう工夫する．

6・1・3　朝の集いと体操

　私たちは朝起きて一日の活動を始める際に，顔を洗ったりシャワーを浴びたりしてしっかりと目を覚ます．本格的に動く前にはストレッチや体操で身体のウォーミングアップをはかると同時に，そのときの自分の体調を確かめる．同じように，作業療法の対象となる高齢者も，良好な状態で作業に取り組めるよう，心身の状態を整える必要がある．

　多くの入所・通所施設では，毎朝，朝の集いを行う（**表6-1-2**）．当日の勤務スタッフと高齢者が集まり，お互いに顔を合わせる．スタッフはそれぞれの高齢者の顔色や姿勢，しぐさなどを観察し，普段どおりであるか，注意が必要かなどを確認する．高齢者にとっては，どのような一日がこれから始まるのかを把握する機会となる．さらに皆で身体を動かしたり挨拶を交わしたりして心身のウォーミングアップを行い，一日の活動の準備状態をつくる．

認知症のある人の概日リズム障害

　認知症のある人の概日リズム障害は，一般高齢者よりも顕著であるといわれているので（堀井他，2015），朝の集いはより重要な意味をもつ．認知症で見当識障害がある高齢者が多い朝の集いは，丁寧に行う必要がある．たとえ日付等を覚えられなくても，わかればそのときは安心できるし，その場所や人にだんだん慣れることもできる．どうせ忘れるからという理由で集いを行わないと，無刺激になり，現実に対する手がかりをなくし，一瞬の安心すら得ることができなくなる．

　朝の集いでは認知症に対する非薬物療法の一つであるリアリティオリエンテーション（reality orientation；RO，現実見当識訓練）（森山，2013）がしばしば行われる．これは日付，季節，居場所などを伝えて見当識を高める方法で，定型RO（6～10人のグループでおこなう）と非定型RO

表6-1-2　高齢者施設における朝
　　　　の集いの内容例

・朝の挨拶
・今日の日付や曜日，天気
・今日の勤務スタッフ
・今日の予定
・献立
・季節の話題や最近の出来事
・意見交換，おしゃべり
・体操
・発声，今月の歌

（日常的なケアの中で個別に行う）がある．現実を実感してもらうかかわりには，言葉で情報を伝えることのほか，屋外に出て，気温や風や陽の明るさを直接肌で感じたり，今自分が居る建物を外から眺めたり，季節の花や稲の育ち具合を実際に見たり触れたり，セミや鈴虫の声を聴いたりして，時間や場所，季節を認識してもらうという方法がある．

　軽度認知症の場合には現実の情報を伝えることに意味がある．しかし認知症が進行している場合には，今日は何月何日かがわかったからといって落ち着くとは限らず，また間違いを指摘し現実に引き戻そうとしても，かえって混乱をひどくすることがあるので注意する．現実見当識を修正できなくても，なじみの人がいて自分でできる作業があれば，落ち着いて過ごせることもある．

作業療法としての体操

　朝の集いでは，介護職など他職種のスタッフが進行役になり，作業療法士がそれを引き継いで体操のリーダーを務めることがよくある．以下に作業療法としての体操について述べる．

　日本ではラジオ体操が古くから学校教育に取り入れられ，高齢者にも健康活動としてなじみが深い．体操は，漸進的な効果を期待して個別に処方される運動プログラムよりも穏やかな運動であり，全身状態を整えることを目的に継続的に行う．

　体操は集団活動として行われることが多い．また作業療法では，身体を動かすことに加え，認知機能を働かせることや，参加メンバー間の交流促進，レクリエーション，集団場面のまとまりをつけるための手段としても活用される．

　身体運動として体操をする場合には，運動学や運動療法の知識を取り入れてプログラムを作り，一つひとつの動作について何のために行うのか，わかりやすく説明しながら行うことを基本とする．参加者の運動機能が同程度であると，適切な体操プログラムを作りやすい．運動機能の個人差が大きく人数も多い集団の場合には，進行役のほかに，参加者の安全管理や動作介助の役割を担える補佐役がいることが望ましい．

　座位で行う体操は，立位や臥位よりも安全で，高齢者がリーダーの動作を見ながら模倣することも容易である．またリーダーも，指示する動作を自分でデモンストレーションしつつ場面全体を見渡すことができるため，高齢者の反応を見ながら内容を調節することができる．立位姿勢で

の体操は，高齢者が転倒しないよう注意する．臥位で行う場合には，その前後で高齢者が姿勢を変換する際に転落，転倒しないよう注意を払う必要がある．また臥位ではリーダーの動作を目で見て模倣することが難しく，また脊柱後弯が著しいと背臥位をとること自体が困難であったり，腹臥位では，頸部や股関節，膝関節に無理なストレスが加わったりする．したがって集団で行う場合の臥位体操は，運動機能や理解力が比較的良好な人向きといえる．

認知症のためにリーダー役の動作の模倣ができない高齢者の場合でも，次の点に配慮することで，体操を続けられることがある．

①動作の模倣ができない場合は，風船やボール，タオルなどを用いたり，高齢者になじみ深く意味をもつ動作（バンザイをする，隣の人の肩をたたく，足踏みをする）などを取り入れてみる．

②個別評価をもとに，それぞれの高齢者の機能にあわせた用具を選択する．例えば風船とビーチボールを比べると，風船は上肢の挙上を促すことができ，わずかな力で突き返すことが可能である．ビーチボールは風船よりも重く大きいため，投げ返すことがより難しい．

③変化は少なめに，動作はゆっくりと単純に，繰り返しを多く取り入れる．

④同じプログラムを続けると次第になじみ，できるようになってくることもある．

⑤高齢者がその体操をできるかどうかを評価する．集団で行う場合に，すべての内容を行うことができない人でも，どれかはできるように，いろいろ組み合わせてみる．

⑥全体で20分程度を目安に行う．

体操中に参加者全員で「1，2，3」と掛け声をかけると，呼吸や発声のウォーミングアップとして用いることができる．粗大な動作が続いたあとの途中休憩として，表情筋や眼球を動かす「顔の体操」や，二重課題（二つの違うことを同時に行う．例：椅子に座って足踏みしながら果物の名前を挙げていく）の要素を取り入れた「頭の体操」を取り入れる工夫もする．朝とは限らないが，食前の口腔嚥下体操を作業療法士が担当することもある．作業療法士はそれぞれの体操について，行う目的を高齢者がわかるように説明し，体操の中身が目的に合致したものになるよう導く．

6・1・4　作業遂行に必要な機能を強化する

作業療法の目標として掲げた作業を遂行するために，その作業に必要な心身機能を強化したいことがある．例えば作業遂行に必要な立位バランスの安定，立位作業時の持久力の向上，円滑な両手動作，注意の持続性を高めるなどである．機能訓練プログラムとして行うこともあるが，それは目的とする生活の中の作業を遂行できるようになるための，「作業の準備状態をつくる」介入といえる．

ここで確認しておきたいことは，これらは単に低下した機能の回復を目的に行う機能訓練では

ないということである．簡単な作業を用いることもあるし，生活のなかで対象者の注意を喚起するかかわりを意識的に行うという方法がとられる場合もある．いずれにしても「作業の準備状態をつくる」アプローチのひとつとして位置づけ，そのことを意識することが重要である．例をあげる．

◆退院後の生活目標にむけて機能訓練を行う

　日野さんは85歳，女性．アルツハイマー病，右大腿骨頸部骨折．2年前よりもの忘れが目立つようになり，料理をしなくなり，洗濯機も使えなくなって，家事が難しくなったので，長男家族が引っ越してきて同居となった．長男の妻はパートで働いている．日野さんの性格は明るく，病前はシルバーカーを使って近所の友達を訪ね，お茶飲みをして楽しんでいた．2か月前に玄関で転倒して右大腿骨頸部を骨折し手術をした．術後，非荷重となっているので右下肢筋力はMMT3＋と低下している．1か月後の退院にむけて担当作業療法士は，日野さんと主たる介護家族である長男の妻に，自宅退院後の生活に関する希望を聞き，残りの入院期間中，下記のプログラムを実施した．また，あわせて他職種との連携の調整も行った．

　　希望する退院後の生活：
　　　本人：自分の食器を洗ったり，洗濯くらいはしたい．
　　　長男の妻：自分でトイレに行けるようになってもらいたい．
　　本人，家族，各担当者間で合意した目標：
　　　1．居室と台所をシルバーカーで行き来し，食器を運んで洗いものをする．
　　　2．一人でトイレに行くことができる．
　　作業療法プログラム：
　　　動作バランス訓練
　　　・寄りかかり立位から始めて，立位保持時間を増やす．
　　　・中腰立位でのバランス保持練習を輪投げなどで行う．
　　　・これらが進んできたら，立位でのお茶入れや洗いものを行ってみる．
　　他職種のプログラム：
　　　・訓練室での下肢筋力強化，歩行訓練（理学療法士）
　　　・本人のシルバーカーを病院にもってきてもらい，それを使って歩行練習する（理学療法士）
　　　・病棟でのトイレ動作を見守りだけで行う（担当：看護師）

　日野さんは，1か月後，右下肢はMMT4＋となり退院．自宅ではシルバーカーに昼食を載せて居室と台所を行き来し，昼食の食器は自分で洗っている．日中独居の間のトイレも安全にできた．こうして目標は達成された．

●6・2　ADL・IADLの遂行を支援する

　高齢者のADL・IADLの遂行支援のための介入は，老年期作業療法の大きな部分を占める．食

事や排泄，買い物や金銭管理など，日常生活を送るのに必要な作業をする際に，介護者への依存度が少なくてすめば，そのぶん，高齢者が自分のペースで行動する自由や生活における主体性が確保できるからである．

　ここでは，健康的な生活を続けるのに欠かせない ADL および，ADL よりは複合的で，生活に必須とはいえないまでも自立的，主体的な生活を送るためには自分でできたほうがよい活動である IADL について，作業療法介入の考え方と方法を述べる．また福祉用具の導入や住環境の整備は，余暇活動や仕事など，ADL・IADL 以外の目的のために行われる場合もあるが，高齢者の場合には ADL・IADL の遂行を助ける介入方法として特に重要であるため，本節の中で述べることにした．

▌6・2・1　ADL の遂行支援

　ADL の内容は，FIM（「5・3・4　検査・調査」参照）に準拠して述べると，「セルフケア（食事動作，整容動作，更衣，清拭・入浴動作，トイレ動作）」「排泄の状態」「移乗動作」「移動動作」「コミュニケーションの状況」「社会認識」が含まれる．ICF には ADL という項目はないが，活動・参加の「セルフケア」の下位項目には，FIM と重複する内容のほかに，「自分の健康に注意を払うこと」が含まれている（WHO, 2002）．

　老化や疾病による心身機能の衰えは，これらの遂行を困難にする．運動機能の低下は移動を伴う ADL や，食器や衣服など物の移動や操作に支障をもたらす．視聴覚や嗅覚などの諸感覚の衰えは外部からの情報入力量を減少させ，意思疎通のしにくさや危険察知の遅延をもたらす．認知機能に障害が生じると，トイレの場所がわからない，道具を操作できない，相手が誰かわからない，状況判断ができず適切な行動がとれない，など作業の遂行に障害が生じる．記憶力の低下は，作業を計画的に遂行することを困難にし，薬の飲み忘れや二重服用，歩けないことを忘れて歩き出し転倒してしまうなどの出来事をもたらす．認知機能の障害が重篤になると，自分のしていることが途中でわからなくなり，本来の目的を達成することができなくなる．

　ADL の遂行を妨げる機能障害や廃用症候群が改善すれば，ADL の遂行能力は向上する．しかし老年期作業療法の対象者の場合，機能改善には限界があり，進行性の病気に老化が加わって心身機能が低下傾向にあることも多い．そのような状態であっても，対象者ができるかぎり主体的に活動遂行を継続できるように，作業療法では以下のことに焦点をあてて支援する．

①対象者の現在の能力を用いて遂行できる ADL の範囲を拡大する．

②対象者の能力を補完する物理的環境（福祉用具などの機器，建物環境）を整える．

③対象者の主体性や能力を封じ込めずに活用し，必要なことだけ介助する方法を，介護者に指導する，あるいは他職種や日常的に介護する人と協働して編み出す．

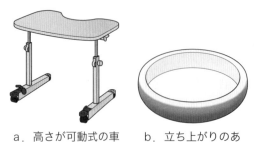 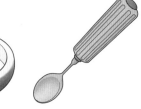 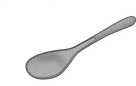

a．高さが可動式の車椅子用テーブル　　b．立ち上がりのある皿　　c．太い柄のスプーン　　d．木のスプーン

図 6-2-1

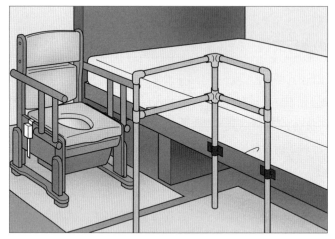

図 6-2-2　床上設置型手すりとポータブルトイレ

◆車椅子用テーブルの利用で食事の自立度が向上した

　脳卒中後遺症により車椅子を使っている古川さん（70代，女性）．小柄で著しい脊柱後弯もあるため，入所施設の食堂のテーブルが高すぎて，皿の中が見えない．右上肢は運動，感覚麻痺ともに著しく，皿に手を添えることも不可．左手の巧緻動作も拙劣で，箸を使いたがらないが，食べ物をスプーンですくうときにもこぼしが多い．

　皿の中のおかずがよく見えるよう，高さが低くなるテーブル（図6-2-1a）を使って食事をしてみたところ，麻痺側の右手をテーブルに乗せておけるようになった．食器の固定は無理だが，食事するときの上体の姿勢は安定した．姿勢の安定によって左手のスプーン操作も向上し，こぼしが減った．さらに，立ち上がりのある皿（図6-2-1b）を使って皿の中のものをすくう練習をしたところ，動作が速くなり，本人も楽にできると気に入ったため，料理はこの皿に盛り付けてもらうよう厨房に依頼した．また握力が弱く普通のスプーンが使いにくそうだったので柄の太いスプーン（図6-2-1c）を使ってみたが，太くて使いにくいと古川さんが言ったので，木の小さく軽いスプーン（図6-2-1d）を試したところ，こんなものがあるのね，ととても喜んだ．

◆寝たきり状態からトイレ利用の自立に至った

　辺見さんは多発性脳梗塞のある80代半ばの女性である．これまでは症状が軽く，近所での買い物も一人でしていたが，1か月前に再度発作を起こし救急車で病院に運ばれた．病院では理学療法士による歩行器での歩行訓練が始まったばかりであったが，早く家に戻りたいとがんこに主張し退院してきた．同居家族とケアマネジャーが相談して，退院日には，自宅の木製ベッドの脇に置ける手すり（介護保険レンタル），ポータブルトイレ（介護保険購入）が居室に運び込まれた（図6-2-2）．

　訪問リハビリテーションの担当になった作業療法士は，ポータブルトイレの使用を嫌う辺見さんと相談し，トイレでの排泄自立を目標に，起居動作や，ベッドとトイレの間の移動の練習を行った．部屋が狭く歩行器が使えないので，家具を伝って安全にトイレまで歩けるよう，家族に提案し，家具を少し移動してもらった．

　トイレにはすでに1本手すりがついていたので，それを利用してトイレ内で立位バランスを保ちながら下衣の上げ下ろしや立ち座りの練習も行った．

　徐々にこれらの動作が上達し，軽く手を添える程度の介助でトイレでの排泄が可能になった．同居家族は仕事があり日中は不在であるため，訪問介護の担当責任者とケアマネジャーに辺見さんの実際の動作の様子を見てもらい，訪問介護による排泄介助は，本人の希望に従って，できるだけポータブルトイレではなく自宅トイレで行うようにケアプランを変更してもらった．

　安全のために，廊下の壁に手すりを1本設置した．

　退院直後は，起きてもふらつくからと，日中もパジャマのままベッドでテレビを見て過ごしている時間の長かった辺見さんであったが，退院3か月後にはトイレでの排泄が自立した．

◆ちょっとした工夫で更衣の自立度が向上した

　糖尿病性網膜症による視力低下のため，衣服の前後や表裏の判別も難しい本間さん（82歳，女性）に対し，同居の娘はいつも待っていられず，本間さんができる袖通しまですべて介助してしまう．

　本間さんが利用する通所施設の作業療法士が，施設入浴後の着替えの上着の前身ごろにブローチをつけて，口頭でそのことを本人に伝えたところ，本間さんはブローチを頼りに前後や表裏を判別でき，手助けなしですぐに着ることができた．本間さんの娘がこの工夫を取り入れてくれたため，自宅でも同じやり方で着られるようになった．また，前身ごろに大きな刺繍が施されたデザインの衣類も，手触りで識別して間違いなく着られるようになった．

◆簡単な自助具により服薬や靴を履くことが容易になった

　狭いアパートに独居の74歳の前島さん（男性）は脳卒中を二度起こし，右片麻痺の上肢は日常生活で使用できない．また，若いときの仕事中の事故で左側の手指2指を欠損している．

　薬局が1回に飲む複数の錠剤をまとめて袋に包装し，服薬カレンダー（図6-2-3a）への仕分けは訪問看護が行っているが，服用の際，前島さんは袋を破るのに口を使い，うまく開けられず部屋に錠剤がちらばってしまうこともたびたびであった．

　通所先の作業療法士がそれをきいて，洗濯ばさみで薬袋を立てる方法（図6-2-3b）を紹介した．立てた袋を，左手で力のいらないループ式のはさみ（図6-2-3c）を使って切ってみたところうまくできた．前島さんは喜んで，自ら作業療法士にループ式はさみの購入を依頼した．

　次に，前島さんが施設来所時に腰掛けて靴を履くのに時間がかかっていたのをみた作業療法士は，

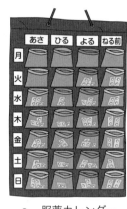
a．服薬カレンダー

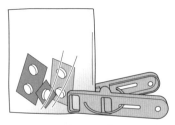
b．洗濯ばさみで薬の袋を立てる

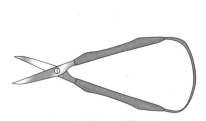
c．ループ式取っ手付きはさみ

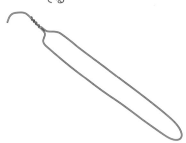
d．針金ハンガー利用の簡易リーチャー

図 6-2-3　前島さんの ADL 自立に役立った自助具

針金ハンガーを折り曲げた簡易軽量リーチャー（図 6-2-3d）を作ってみた．これによって靴を引き寄せたり，引っ掛けて手元に持ち上げたりすることが容易になり，すみやかに靴が履けるようになったため，前島さんの自宅用にもう 1 つ作った．

◆気持ちよく入浴できるようになった

　介護老人保健施設に入所中のアルツハイマー病の三井さん（85 歳，女性）は，入浴時に介護者が自室に迎えに行って「三井さん，入浴ですよ．浴室に行きましょう」と声をかけても「嫌だ，助けて！」と大声で拒否をする．どこか知らないところに連れていかれると思ってしまうのかなあ，と介護者は作業療法士に相談した．

　作業療法士が介護者に，三井さんは入浴が嫌いかを確認すると，浴室に行けばその後は拒否なく入浴していると言う．作業療法士は，「ニュウヨク」の言葉がわからない可能性があるので「お風呂」と言うこと，迎えに行くときに，タオル，石鹸を入れた洗面器を持って行くことを提案した．それ以来，三井さんの入浴は拒否がなくなり，「いいお湯でした」と言って入浴を完了している．

◆安全への対応

　村坂さん（80 代，女性）は，同居の家族が仕事をもっているため，日中独居の状態である．かろうじて伝い歩きで居室内を移動しているが，先日ベッドからの立ち上がりに失敗し，尻もちをついたあ

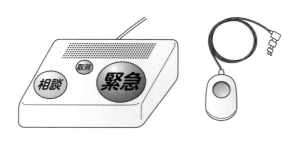

本体　　　　　　ペンダントボタン
図 6-2-4　緊急通報システムの装置

と起き上がれず，家族の一人が帰ってくるまでそのままの状態であった．村坂さんの認知機能に問題はないが心疾患を抱えている．

　村坂さんは携帯電話やスマートフォンの操作は慣れておらず，また眼鏡をかけないと表示がよく見えないため，緊急時に使うことは難しいことがわかった．そこで，市の助成金がある緊急通報システムの利用を薦めたところ家族が賛同し，ペンダント形式の通報ボタンを常時携帯することにした（図6-2-4）．いざというときにそのボタンを押せば，係の人と通話ができたり救急車がかけつけてくれたりするものである．村坂さんは「お守りね」と言って，その後はいつも身につけている．

　一方，床に転んでもひどい痛みがない場合には，自分で床から立ち上がったりベッドに戻ったりできるよう，作業療法士は村坂さんとその動作の練習をすることにした．

6・2・2　IADL の遂行支援

　IADL の範囲は広いが，高齢者が自立した日常生活を送るのに必要な IADL には，次のようなものがある．

- 家事（調理，洗濯と洗濯物干し，掃除，ゴミ出しなど）
- 住居（家屋，電化製品，家具）や庭の維持管理
- 外出時の移動（公共交通機関の利用，自転車の運転，自動車の運転など）
- 食料や日用品の買い物
- 金銭管理（現金や預金通帳の管理，ATM の利用，公共料金の支払いなど）
- 服薬管理（処方薬を薬局から持ち帰る，処方薬の仕分け，正しい服薬など）
- スケジュール管理（定期受診の日時，介護保険サービス利用日，ゴミ出しの日など）
- 防災・防犯（戸締り，火の始末，詐欺行為などの察知，緊急避難，外部への連絡など）
- 電話でのコミュニケーション

　IADL が ADL と異なる点は，その多くについて，他の人が本人の代わりにすることができるところにある．例えば ADL である食事や排泄は，高齢者本人に代わって他人がすることはでき

ないが，IADL である調理や掃除は，必ずしも本人がしなくても，他の人が代行できる．したがって高齢者が自分ではできなくても，自分の判断で誰かに代行を頼んだり，代行サービス（例：配食サービス，介護保険対象外の家事代行サービス）を利用したりすることができるのであれば，作業療法ではそれも本人の主体性の表れであると捉え，依頼の意思表示を促していく．判断すべきことの内容を高齢者が理解し，依頼の意思を表明できるよう，本人の理解力や意思表示能力に即した方法で支援する．

IADL の遂行に困難が生じた場合の作業療法の介入は，6・2・1 に記した①〜③に次の④が加わる．

④自分ではできない活動の代行依頼を，対象者自身が適切に行えるようにする．

◆調理をきっかけに他の活動も再開した

5 年前に脳梗塞を発症し左片麻痺がある目黒さん（71 歳，女性）は，36 歳の息子と二人暮らしである．最近は料理を含め家の中の家事全般をやっていたが，ベランダで洗濯物を干していたときに転倒し，腰を強打して動けなくなり，作業療法士が訪問することになった．初回訪問時は，手すりやつかまるものがないと，室内移動も困難な状態であった．

作業療法士は目黒さんが希望した調理訓練を開始した．評価も兼ねて 1 回目にはカレーライスを作った．丸椅子に腰掛けて動作を行うようにしたが，それでは水道栓が高すぎたり鍋の底が見にくかったりするため，洗う，切る，熱を通すの各過程を分け，1 過程ごとに立ったり座ったりしながら行うようにした．次は肉じゃがを作り，その後何回か調理訓練を実施している間に，いつのまにか洗濯機を使うことも洗濯物を移動して干すことも，自ら工夫して再開していた．椅子に座りながら，家族に低くしてもらったベランダの物干しに，片手で洗濯ばさみを扱って洗濯物を留めることもできるようになっていた．

◆お財布を替えてみる

デイケアに通う本山さん（82 歳，女性）は，指先のしびれと認知機能の低下が目立ってきたが，自立心旺盛で杖をついて一人で近所まで出かけている．最近スーパーの店先などで，お金の授受にもたついたり，小銭を床にばらまいてしまったりすることがよくあり，帰宅後自分でもがっかりしている．

この話を知った作業療法士は，本山さんのお財布を，お札も小銭もレシートも全部一度に入れられるような，大振りで口が大きく開くタイプのものに取り替えることを提案した．またその際，お財布の内側が白っぽく，小銭がよく見えるものを選ぶように家族に助言した．

◆バラの消毒を息子に代行してもらった

矢野さん（87 歳，女性）の趣味はバラづくりで，毎年，庭に深紅や黄色の花が咲くのが彼女の自慢である．肥料をやったり，消毒をしたり，バラの世話は大変なので，家族はもう限界だなあと思っていたが，矢野さんはそんなアドバイスも聞かず，がんばって続けていた．矢野さんの歩行が不安定になってきたある日，バラの植え込みの間で，とげがセーターに刺さり，転倒して額を切ってしまった．

訪問作業療法士は，これまでの苦労をねぎらい，きれいに花を咲かせる技術を褒めて，それを息子

に引き継いでもらったらどうかと勧めた．最初は「とんでもない」と言っていたが，今なら息子に指導すれば，同じように育てていけるのではないかとアドバイスした．草抜き，消毒剤の持ち運び，など，日頃がんばってやっていたことを一緒に思い出しながら話し合った．その後，矢野さんは息子にバラの世話や消毒を依頼した．息子は矢野さんの状況を理解し引き受けたが，不慣れなのでうまくできない．矢野さんは，廊下に座って息子の一連の動きを見守り，手入れの仕方を指導した．

　老化による諸機能の低下の進み方は緩やかであるため，高齢者も大きな疾患を抱えない場合には，IADL の遂行について，自分なりの適応技術を編み出して続けることができる．例えば，ゴミ出しの際に，以前は 1 つにまとめて重たくなったゴミ袋を出していたのが，小さい袋で軽いものを頻繁に出すようになる，などである．

　行動範囲や社会参加に大きな影響を及ぼす IADL の一つである自動車運転も同様である．高齢ドライバーの多くが，雨天や夜間には運転しない，スピードをださない，車間距離をとるなど，事故を回避するための行動をとっているという調査結果がある（小菅，2017）．これも老化に対する適応技術といえる．

　社会参加に直結した IADL である車の運転について，高齢者全体としては事故回避の行動をとる傾向がみられるものの，近年，高齢ドライバーによる交通事故が注目を集め，高齢者の運転が不安視されている．藤田ら（2017）の後期高齢者を対象にした調査によると，運転の目的は「買い物」（72％），「病院に行く」（52％），「親戚・友人に会う」「仕事に使う」（共に 32％）が多く，23％の人が公共交通機関などの代替移動手段はほとんどないと答えている．このような高齢者が車の運転を止めれば，外出行動の範囲や頻度，自由度が減ってしまうことは容易に想像がつく．しかし無理な運転を続けて事故を起こせば自分の身だけでなく，周囲を巻き込む大変な事態となる．

　高齢者の自動車運転の安全性に関する問題は，今や日本の大きな社会的な課題である．作業療法だけで解決できる課題ではないが，外出という IADL の遂行を支援する立場から，作業療法士も，運転評価技術の精緻化，安全性の高い道路環境の整備，高齢者対応型自動車の開発といった高齢者の運転を支援する方向性と，移送・乗り合いサービスの活性化，公共交通機関の利便性の向上などの，運転しないでも外出行動を継続できる代行手段の開発の両側面について，積極的に関与していくことが望まれる．

6・2・3　福祉用具の活用

　高齢者の ADL・IADL 能力に限界がある場合には，それを補助する用具によって自立性を高めることができる．使用する目的や対象者の操作能力に適合した用具を選択したり，対象者に使い方を習得してもらったりすることが作業療法士には求められる．介護者がそれらの用具の操作を行う場合には，介護者に合わせた選択や指導を行う．

　ADL・IADL を補助する用具には，補助用具には，一般的な市販品，福祉用具の既製品，個人

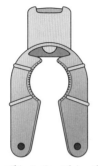 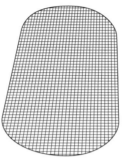 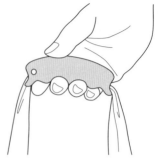

a．ボトルオープナー兼プ　　b．滑り止めマット　　c．買い物袋用グリップ
　　ルトップオープナー

図 6-2-5　高齢者に役立つ生活用品の例

に合わせて作られる自助具や特注品がある．

1．一般的な市販品の活用

　一般的な生活用品として販売，使用されている商品は，手に入れやすく価格も安いことから，高齢者の生活を助ける道具として活用しやすい．ユニバーサルデザイン（調整または特別な設計を必要とすることなく，最大限可能な範囲ですべての人が使用することのできる製品，環境，計画およびサービスの設計）（外務省）の発想に基づいた商品や，高齢者向けに開発された商品が増え，スーパーマーケットや 100 円均一ショップで入手できる種類も多くなってきた（図 6-2-5）．後述する福祉用具だけでなく，これらのより一般的な商品についても日頃から情報を集め，高齢者や介護者に役立つものを紹介できるよう実用性を検討しておくと，ADL・IADL のきめ細かい支援につながる．日頃から関心をもって，日用品や台所用品の売り場などをまわり，役に立ちそうなものがないか見ておくとよい．また，高齢者やその家族が，店などで見つけて使っているものを教えてもらうことも有益である．購入や使用を対象者に薦める際には，前もって，カタログ上だけでなく，実物に触れて製品の機能や形状を確かめておく．

2．福祉用具

　1993 年に「福祉用具の研究開発及び普及の促進に関する法律（福祉用具法）」が制定され，それまでリハビリテーション支援機器，福祉機器，介護用品，自助具など，さまざまな呼称で分類されていた，「心身の機能が低下し，日常生活を営むのに支障のある老人又は心身障害者の日常生活上の便宜を図るための用具及びこれらの機能訓練のための用具ならびに補装具」が一括して「福祉用具」という用語で法律上定義された．

　高齢者に対する福祉用具の供給制度としては，介護保険制度が最も活用されている．介護保険の給付対象（貸与・販売）種目の内容は表 6-2-1 のとおりである．同じ種目に該当するものでも，用具ごとにサイズや性能が異なる．作業療法士は，対象者が適切な福祉用具を使うことができるよう，福祉用具の使用者（対象者，介護者）の評価および福祉用具の評価を行う．種目の内容や

表 6-2-1　介護保険の保険給付の対象となる福祉用具

（東京商工会議所・編「改訂 4 版　福祉住環境コーディネーター検定試験 2 級公式テキスト」2016, pp339-341 から一部改変引用）

a．福祉用具購入費の対象となる特定福祉用具	
種目	内容
腰掛便座	和式便座の上に置いて腰掛式に変換するもの 洋式便座の上に置いて高さを補うもの 電動式かスプリング式で便座からの立ち上がりの補助機能があるもの 便座・バケツ等からなり移動可能である便器．水洗機能があるものを含む． 居室で利用可能なもの
自動排泄処理装置の交換可能部品	自動排泄処理装置の交換可能部品（レシーバー，チューブ，タンク等）のうち尿や便の経路となるもの
入浴補助用具	入浴用椅子，浴槽用手すり，浴槽用椅子，入浴台，浴室内すのこ，入浴用介助ベルト
簡易浴槽	空気式または折りたたみ式等で容易に移動ができ，取水または排水の工事を伴わないもの
移動用リフトの吊り具部分	

b．福祉用具貸与の対象となる福祉用具	
種目	内容
車いす	自走型標準型車いす 普通型電動車いす 介助用標準型車いす
車いす付属品	クッション，電動補助装置等 　・クッションまたはパッド　・電動補助装置　・テーブル　・ブレーキ
特殊寝台	サイドレールの取り付けが可能なもの 背部または脚部の傾斜角度の調整機能がある，または，床板の高さの調整機能があるもの
特殊寝台付属品	マットレス，サイドレール等 　・サイドレール　・マットレス　・ベッド用手すり　・テーブル 　・スライディングボード　・スライディングマット　・介助用ベルト
床ずれ防止用具	送風装置または空気圧調整装置を備えた空気マット 水等によって減圧による体圧分散効果をもつ全身用のマット
体位変換器	空気パッド等を身体の下に挿入することにより体位を容易に変換できるもの
手すり	取付けに際し工事を伴わないもの 　・床に置いて使用すること等のもの 　・便器，ポータブルトイレを囲んで据え置くもの
スロープ	段差解消用．工事を伴わないもの
歩行器	車輪付きのものは，体の前および左右を囲む把手等があるもの 四脚のものは，上肢で保持して移動させることができるもの
歩行補助つえ	松葉づえ，カナディアンクラッチ，ロフストランドクラッチ，プラットフォームクラッチ，多点杖
認知症老人徘徊感知機器	認知症である老人が屋外へ出ようとしたとき等，センサーにより感知し，家族，隣人等へ通報するもの ベッドや布団等を離れたときに通報するものも含む
移動用リフト（吊り具部分を除く）	床走行式，固定式，据置式．取付けに住宅改修を伴うものを除く
自動排泄処理装置	尿または便が自動的に吸引され，分割・交換が可能で，介護者が容易に使用できるもの

6

介入

給付の対象となる人の介護度などは変更されることがあるので，制度活用の際には最新情報に注意する．また，この制度の対象は在宅者のみで，施設に入院・入所中の者は対象外である．

このほか，「障害者の日常生活及び社会生活を総合的に支援するための法律（障害者総合支援法）」による補装具費の支給制度があるが，この制度の対象となる障害があっても，介護保険の対象者でもある場合には，介護保険制度の利用が優先される．しかし，介護保険で給付される福祉用具は標準的な既製品に限られるため，身体障害者手帳を持ち，医師や更生相談所などにより個別に対応することが必要と判断された場合や，介護保険の給付対象品目にはない補装具については，補装具としての給付を受けることができる．また同法に基づく地域生活支援事業の一つとして「日常生活用具給付等事業」がある．これは日常生活用具を必要とする障害者，障害児，難病患者等への福祉用具の供給制度で，対象種目や利用者負担については市区町村ごとに決定される．この制度の場合も，介護保険制度の利用が優先される（東京商工会議所・編，2016）．

入院・入所中の高齢者に必要な福祉用具については，その施設が提供するか，それができない場合にはその高齢者の個人負担で購入となることが多い．

3．福祉用具の活用支援

作業療法士は，高齢者がとりわけ ADL・IADL を自立的に遂行するための福祉用具の活用に関して支援的に関わる．そのプロセスには次の4つがある．

①目標に基づく福祉用具の必要性の判断
②福祉用具の利用計画の立案
③福祉用具の適合と使用の評価
④フォローアップと再評価

◆自宅退院後の福祉用具の使用について入所中から作業療法士が関わった

湯沢さん（83歳，男性）は多発性脳梗塞と糖尿病の既往がある．家の中を伝い歩きしていたが，入浴以外の ADL は自立していた．3か月前に転倒し，右大腿骨頸部骨折と腰椎圧迫骨折で近くの病院に入院した．大腿頸部骨折は手術の適応がないと言われ，保存的治療のみとなった．3か月後に現在の介護老人保健施設に入所し，現在は施設の標準型車椅子に座って1時間程度は過ごすことができる．入院前に比べて反応が鈍く，尿便意はときどき訴える程度．立位保持は難しく，車椅子移乗は全介助に近い．オムツを使用している．湯沢さんは76歳の妻と2人暮らしの家に帰りたがっており，妻も湯沢さんの在宅生活を望んでいる．

施設の担当作業療法士は，湯沢さんの自宅退院準備として，福祉用具の活用支援を開始した．

①目標に基づく福祉用具の必要性の判断

ベッドからの起き上がりは手すりがあれば可能．座位保持は，ホッファーの座位能力分類（JSSC版）（「6・1・2 離床とシーティング」参照）の「手の支持で座位可能」なレベルである．1時間程度の標準型車椅子座位は可能．食事動作は自立している．車椅子移乗は全介助に近く，将来的にも自立は困難という見通しである．

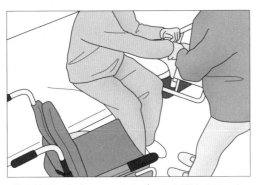
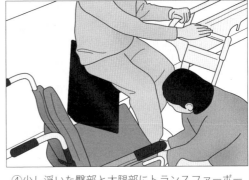

①車椅子の片方のアームサポートと両方のフットサポートをはずす.
②ベッドを数cm, 車椅子の座面より高くして, 浅く座る（車椅子からベッドに移る場合には, 逆にベッドを数cm, 車椅子座面より低くする）.
③ベッド用手すりを握り, 車椅子側の臀部が少し浮く程度に体を手すり側に傾ける.

④少し浮いた臀部と大腿部にトランスファーボードをさしこむ.
⑤車椅子側の足が前方に位置するように整える.

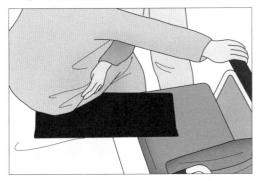

⑥片方の手で車椅子のアームサポートを握る.
⑦対象者の進行方向側の臀部と大腿部に体重を乗せ, スライディングボードの上を滑らせるようにして車椅子へゆっくり誘導する.
⑧座面の奥まで深く座るように誘導したら, スライディングボードを抜く.

図 6-2-6 電動ベッド, ベッド用手すり, スライディングボード, とりはずし式のアームサポート・フットサポート付き車椅子を用いての移乗動作の一例

　以上の評価結果から, 作業療法士は湯沢さんの福祉用具の必要性について, 次のように判断した.
　自宅に戻ったあと寝たきり状態になる恐れがある. しかし, 高齢の妻に負担がかからない介助方法により離床ができれば, 車椅子に座って食堂で食事することが日常的に可能になる. そうすれば寝たきり状態にならず, その先, 活動意欲の向上, ポータブルトイレの使用なども期待できる. そのための支援として福祉用具の導入が必要である.
②福祉用具の利用計画の立案
　離床と食事のために作業療法士が考えた福祉用具の導入案は以下のとおりである. いずれも介護保険制度を使ってレンタルが可能な品目である.
　ⅰ）特殊寝台（高さ調整, 起き上がり補助のための背上げができる電動ベッド）

ⅱ）特殊寝台付属品（マットレス，ベッド用手すり，スライディングボード）

ⅲ）車椅子（移乗しやすいように，アームサポートとフットサポートを取りはずせるもの）

ⅳ）車椅子付属品（座位保持クッション）

③福祉用具の適合と使用の評価

②でリストアップした福祉用具が適切かどうかを施設内で評価した．

・期待した効果が得られるか

ベッドと車椅子間の移乗について，トランスファーボードの使い方や電動ベッドの高さ調整も含めて，施設のベッドサイドにて指導しながら実際に行ってみたところ，湯沢さん自身にとっても妻にとっても楽な方法であることがわかり，両者ともに受け入れは良好であった（図6-2-6）．

施設にあるクッションを試しに使ってみたところ，湯沢さんはいつもより長く座っていられた．

・使用者（高齢者，介護者）が福祉用具を安全に操作することができるか

電動ベッドの操作について，妻は病院や施設のベッドですでに慣れており問題ない．湯沢さん自身もスイッチに手が届けば操作は可能だが，自分でしたことがないので，監督下のもとで練習することにした．眼鏡をかけなくてもスイッチ表示の見まちがいがないよう，色つきの大きな表示文字をテープで貼り付けた．

・福祉用具を使用することで新たに生じる問題はないか

妻に撮ってきてもらった自宅の写真や廊下やドアの幅などの採寸結果をもとに，ベッドと食堂間の移動空間を点検した結果，寝室と廊下，廊下と食堂の間にあるドアが，車椅子の向きを変えるには障害物となるため，引き戸にするのが望ましいことがわかった．これらの改修は自宅退所後に行う予定である．

・対象者や介護者に福祉用具を使用したい意思はあるか

妻は，住宅改修してまで自宅内で車椅子を使うことをためらっていたが，いろいろと試すうちに本人が意欲的になってきたのを見て，積極的になってきた．

ベッドも車椅子も介護保険制度による貸与品目であるため，不要になったり代わりに別のものが必要になったりした場合には，レンタル業者に返却できる．

・使い心地や色，デザイン，機能性などについて，使用者側の要望や好みを満たしているか

車椅子の乗り心地については，候補の機種とクッションを入所中に試用し，湯沢さんも気に入った．車椅子は乗り心地を考えて標準型としたが，自宅内での使用のため，ハンドリムを外して幅の外径を小さくすることができると妻に伝えた．

車椅子クッションのカバーは，食べこぼしや失禁による汚れが中身に染みつかないよう，防水性にすぐれ，洗濯も容易なものとした．

ベッドについては家屋になじむという理由で，枠が木調のタイプを妻が選んだ．車椅子については色などに選択の余地はなかった．

・福祉用具の導入に際して経済的な問題はないか

福祉用具のレンタル業者に，レンタルした際の自己負担額を試算してもらった．住宅改修も，介護保険の居宅介護住宅改修費支給限度基準額の範囲内（「6・2・4　居住環境の整備」参照）で可能なことがわかり，経済的負担額は許容範囲内であった．

④フォローアップと再評価

退所後の福祉用具レンタルについては，退所前に作業療法士が湯沢さんの担当ケアマネジャーに

会って施設内での移乗場面を見てもらい，具体的に提案することを予定している．

移乗方法に関する担当ホームヘルパーへの伝達は，妻と話し合い，退所後に妻から行うことにした．また退所すればこの作業療法士は湯沢さんの担当ではなくなるので，実際の退所後のフォローアップや再評価を直接行うことはない．担当ケアマネジャーや，在宅で新規担当する訪問リハビリテーションの責任者に，経過や見通しについて申し送りを行った．

　実際には，すべての条件を満たす福祉用具が既製品の中から見つかるとは限らない．作業療法士は現状でベストだと思われる機種を提示するが，どれも一長一短である場合には，それぞれの長所と短所を対象者に説明し，選択してもらうことになる．高齢者の生活場面で実際に使い勝手を試して評価できるのが望ましいが，それができてもすべてを試せるわけではないので，常日頃から福祉用具に関心をもち，適合技術を高めておくことも必要である．そのためには，福祉用具の展示会などに出かけて，作業療法士自身がまず福祉用具をよく知り，試用もしてみるのがよい．しかしすべての製品についてその特徴を細かく把握することは困難なので，それぞれの福祉用具の分野に詳しい作業療法士や他職種の人に積極的に教えてもらう姿勢をもつことが大切である．また，経験豊富で勉強熱心な製造業者や販売・レンタル業者の担当者からも，取り扱い製品について有用な情報を得ることができる．公益財団法人テクノエイド協会では福祉用具に関するさまざまな情報発信をしており，インターネットで福祉用具の検索ができる（テクノエイド協会ホームページ）．

　既製品では対応できない福祉用具が必要で，補装具費支給制度による作製の適応でもない場合には，下記についての知識も必要となる．

- 作業療法士自身が作る場合には，手作り自助具のアイデアと作り方，素材の入手先
- 周辺地域における自助具製作ボランティアの有無と活動状況
- オーダーメイド対応の製造業者や相談にのってくれるエンジニアのいる施設の所在
- 作製に必要な経費の支払いに関する事項

　福祉用具使用による高齢者や介護者の事故や事故寸前までに至った出来事は，福祉用具を使用する際の注意点を私たちに教えてくれる．事故のみならず，"ヒヤリ"とした経験は隠さず公開し，今後の事故防止に役立てるべきである．**表6-2-2**は，使用者が裸であるために，ちょっとしたことが大けがに結びつきやすい入浴関連用品を使用中の，事故および事故になりそうだった事例をまとめたものの一部である．事例の出来事が生じた状況はさまざまであるが，使用者（対象者，介護者）と福祉用具の適合を評価するときに必要な着眼点など，ここから学べることは多い．

6・2・4　居住環境の整備

　高齢者が居住環境内で行うADL・IADLの自立度や安全性を高めたり維持したりするために，その物理的環境の整備が必要なことがある．その介入時期は，病院や施設を離れて在宅生活に戻

表 6-2-2　入浴関連の福祉用具の事故一歩手前（ヒヤリ・ハット）事例
（テクノエイド協会ホームページ「福祉用具ヒヤリ・ハット情報」より作成）

用具の種類	出来事
吸着式手すり	吸着式の手すりが落下し，転倒しそうになる
浴槽内いす	浴槽内いすが急に動き，バランスを崩して浴槽内で溺れそうになる
	浴槽内いすの天板が外れ，転倒しそうになる
	浴槽内いすの端を踏み，転倒しそうになる
	湯をはり始めたところ，浴槽内いすが水面に浮いてくる
バスボード	本体が外れてバランスを崩し，溺れそうになる
	浅く腰掛けたため臀部がすべり落ち，溺れそうになる
	方向転換をしたときに本体が外れてしまい，溺れそうになる
すべり止めマット	洗い場で使用してしまい，マットごとすべりそうになる
	ぬめりが生じていたことから，すべって転倒しそうになる
入浴用いす	浴槽縁に腰掛けていたら，バランスを崩し滑り落ちそうになる
	入浴用いすにつかまって浴槽をまたぎ，本体ごと転倒しそうになる
	いすの脚の高さが違っている状態で座ったため，転倒しそうになる
	座面が回転してバランスを崩し，転倒しそうになる
	介助者の足がいすの脚に接触し，バランスを崩して転落しそうになる
	ふらついたはずみで入浴用いすをつかんでしまい，本体ごと転倒しそうになる
	足がすべってひっくり返りそうになる
	前かがみになったところ，入浴用いすが前傾して転落しそうになる
	背中を洗う際に利用者が前方にすべり落ちそうになる
	排水口によって入浴用いすにガタツキが生じ，転倒しそうになる
	入浴用いすに座った利用者の身体を洗う際に後方へ転倒しそうになる
シャワーキャリー	座面を回転させた際に，足がキャスタにあたりケガをしそうになる
	シャワーキャリーで敷居を越えようとして，転落しそうになる
	シャワーキャリーが動き，足を浴槽の縁にぶつけそうになる
	シャワーキャリーが介助者の足にあたりケガをしそうになる
	リクライニングさせたとき，利用者の身体が前方へすべり落ちそうになる
	フットサポートに足をのせたまま立ち上がり，転倒しそうになる
	肘掛けを跳ね上げた方へ転落しそうになる
座面昇降型リフト	浴槽縁面と座面との間に高低差ができ，転落しそうになる
	入浴中にバッテリーが切れて，浴槽から出られなくなる
入浴用リフト用の シャワーキャリー	台車部と固定をするロックをかけ忘れ，座部が倒れそうになる
据置式リフト	つり具のリフトを使用中，利用者の身体が回転してしまう. ストラップがはずれ，バランスを崩し転落しそうになる

るとき，家屋内で転倒その他の事故を起こすか起こしそうになったとき，本人の状態が変わり介護負担度が増したとき，転居したとき，作業療法士が訪問サービスで関わり始めて必要性に気づいたときなど，さまざまである.

　居住環境の整備には以下の状況がある．福祉用具の導入をあわせて行うことが多い.

表 6-2-3　介護保険の給付対象となる住宅改修（2018 年度）

①手すりの取付け
②段差の解消（玄関から道路までの屋外工事も含む）
③滑りの防止及び移動の円滑化等のための床又は通路面の材料の変更
　（玄関から道路までの屋外工事も含む）
④引き戸等への扉の取替え
⑤洋式便器等への便器の取替え
⑥その他前各号の住宅改修に付帯して必要となる住宅改修

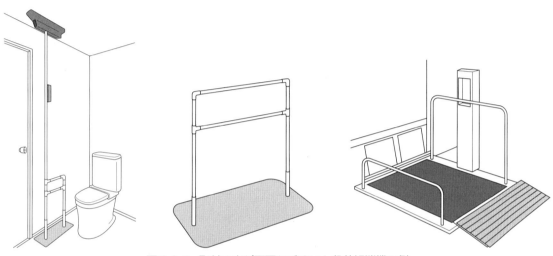

図 6-2-7　取付工事が不要な手すりと段差解消機の例

①在宅の場合
　ⅰ）工事を伴わない，室内の模様替えや居室の変更
　ⅱ）工事を伴う家屋改修，建て替え
②施設入所の場合
　①に準ずるが，個々の対象者にあわせた改修工事は困難なことが多い．
　③生活支援サービスや介護サービス付きの高齢者対応住宅などへの住み替え

　工事を伴う家屋改修や建て替えの場合には，高齢者本人や家族のほか，建築士や工務店，理学療法士やケアマネジャーなど他の専門職との連携（「9・2・1　多職種チームの中での連携」参照）が必要になる．連携チームにおける作業療法士の役割は，対象者の心身機能の現状と予後予測をもとに，どのような環境が整うと，対象者の何の活動の自立度や安全性が維持・向上，もしくは介護量が減るのかを，他職種や当事者に提示することである．どの場所でいつどのような ADL や IADL を行うのかなど，具体的な生活イメージを対象者，家族も含めた連携チーム内で共有し，どのようなプランを採用するのが望ましいかを検討する．
　介護保険制度における住宅改修費の支給限度基準額は一律 20 万円（2018 年度現在）と小額で

あり，実際には小規模な改修に限定される（表6-2-3）.

改修や建て替えには費用がかかり，やり直しも容易ではないので，慎重に計画しなければならない．特に対象者が入院，入所中で，自宅生活に戻るためには改修が必要という場合に，戻ってからの生活を予想しながら整備を進めざるを得ないことがある．しかし，戻ってみたら実際の生活ぶりは予想していたものとは違ったということもあり得る．したがって事前の改修は必要最低限に留め，対象者が在宅生活になじんでから手を加えるほうがよい．従来は取付けに工事を要した手すりや段差解消機などが，近年は工事不要の介護保険レンタル給付対象福祉用具として多数登場しているので，これらを活用すれば，自宅に戻ってから日を置かずに使い勝手を評価することができる（図6-2-7）.

住環境整備の手順や方法の詳細については専門書にあたってほしい（東京商工会議所・編，2016；野村他，2012）.改修事例からは具体的な発想や工夫を学ぶことができる．ここでは，高齢者の住環境整備にあたり，作業療法士に必要とされる介入の着眼点を記す．

1．自宅の環境整備

1）転倒の予防

老化による身体機能の低下は徐々に生じるので，高齢者自身に自覚されにくい．他人の目には危なくみえる急な階段や高い段差でも，高齢者自身が「慣れているのでまだ大丈夫」と思っていると，転倒するまでそのままということになる．身体の柔軟性や動作スピード，動作バランスが衰えている高齢者は，浴室のような，段差が多く床面がすべりやすい場所だけでなく，なんでもないと思って油断しがちな動き慣れた場所，カーペットの端やわずかな敷居の段差でも，つまずき転倒しやすい．また視覚機能の低下により，床面の濡れているところや，暗がりでの段差がよく見えないこともある．

転倒予防のための一般的な住まいの工夫には，床上の障害物の撤去，段差の解消，目印や明るい照明，手すりの設置，床材の変更などがある．これらのうち簡単にできるものや特に必要度の高いものを，対象者の機能低下の状態や生活動線を調べて提案する．転びそうになる出来事が生じたときに，解決方法を提案すると受け入れられやすい．

2）将来の身体機能の低下を考慮する

高齢者は重大な疾患に罹患しない場合でも，老化の進行や，ちょっとした体調不良，風邪や脱水などによって身体機能が低下しやすい．したがって，現在の機能を最大限発揮しなければ使えないような環境設定では実用性が低いといえる．多少身体が動きづらいときでも自立度が保たれるような，ゆとりある環境が望ましい．また将来予測される，老化や病気の進行による避けがたい機能低下への対応も，可能なかぎり考慮し提案できるようにする．例えば手すりを伝って階段昇降ができる状態ならば，今すぐに車椅子対応の環境を整える必要はないが，将来の身体機能の低下を見据えて敷居の段差は解消しておく，などである．

生活のなかで廃用症候群を予防することは必要であるが，杖歩行の対象者の住まいに「運動になるから」と，あえて段差を設けるというような発想は避ける．住居は訓練室ではないので，日常生活のしやすさを考慮した環境整備に取り組むことこそ必要である．

3）介護者の負担が増す変更は避ける

整備前よりも家族の介護負担が増えてしまう住環境整備では，高齢者の生活にも悪影響が生じる．例えば，家具を移動した結果高齢者の移動はしやすくなったが，その家具を使いづらくなった，あるいは玄関先に取り付けたスロープの傾斜角が大きく，高齢者が乗った車椅子を押す介護者も転びそうであるというような場合である．このような環境は，結局使われなくなるか，腰痛などの健康障害を介護者にもたらすことになる．特に介護者も高齢の場合には，注意して計画しなければならない．

4）高齢者が慣れ親しんだ環境をできるだけくずさない

家屋や家具には高齢者の人生のさまざまな思い出が染み込んでいる．一見雑然とした物の並べ方にも，高齢者のライフスタイルが反映されている．庭の草木を自分の分身のように思って大切にしている人もいる．高齢者が長年暮らしてきた住まいとは，自分の生きてきた証が刻まれた，かけがえのない生活環境なのである．

住環境の整備に取り組む際には，安全性や移動スペースの確保などの機能面だけでなく，そこに暮らしてきた高齢者の「我が家」に対する思いにも耳を傾け，できるだけ希望を叶えられる計画を立てることが大切である．

5）同居者の意思を確認する

対象者を念頭に置いた住環境の整備が，同居家族の生活に不都合をもたらすことがないかを確認する．

例えば車椅子で使用できるようにと，洗面台とトイレの間の壁を取り除いてトイレスペースを広げると，誰かがトイレを使っている間，他の家族が洗面台を使いづらくなる．このような変化を同居家族が受け入れるならば問題はないが，ほかにもいろいろな案（トイレのドアの開口幅を広げる，別の場所にトイレを設ける，トイレには車椅子ではなくシャワーキャリーで接近する，リフトで接近する，ポータブルトイレを用いるなど）も提示して，同居者を交えて検討することが必要である．

住まいはそこで暮らす人全員にとって居心地のよい空間でなければならない．もしも対象者に対応した整備の結果，その住まいが同居家族にとって暮らしにくいものになってしまうと，対象者に対する不満が芽生え，両者の関係悪化を招きかねない．

6）介護サービスの利用を選択肢に入れる

住環境整備の代わりに，介護サービスを利用するという考え方がある．その代表例は入浴であ

ガス漏れ	・ふだんはガスの元栓を閉めておく　・ガス漏れ感知器を付ける （ガス漏れによる火災を防止，一部地域においては一酸化炭素を含む石油・石炭系ガスによる中毒の防止も大切である）
火・熱湯（火災・やけど）	・ふだんはガスの元栓を閉めておく ・マッチやライター，可燃性液体など火のもととなるものを隠す ・火災報知機，自動消火装置などを付ける ・暖房器具は一人でいても安心なものを使う 　（エアコン，パネルヒーターなど） ・水温（ガス湯沸かし器）は40℃くらいに調節しておく ・自動温度調節機能付き給湯器にする　・レバー式混合水栓にする ・電気マットや毛布は本人に操作させない（低温やけどの危険防止） ・難燃性の衣類や寝具を使う ・たばこは一人では吸わせない，灰皿には水を張っておく ・金属製のごみ箱にする ・料理は一緒につくる　・電磁調理器を利用する
口に入れて危険なもの （薬，洗剤，腐った食べ物，たばこの吸い殻等）	・目につかないところに収納する　・鍵のかかるところに保管する ・室内に置かない　・手の入らない容器に入れる ・冷蔵庫などは常に確認し，腐敗したものなどは処分する

図 6-2-8　自宅内事故の危険性がある物品と事故予防のための対応方法
（東京商工会議所・編「改訂 4 版　福祉住環境コーディネーター検定試験 2 級公式テキスト」2016, p131 より一部改変引用）

り，介護サービスとして施設入浴や訪問入浴がある．

　入浴は多くの日本人にとって，清潔保持や身体を温め血流をよくするという機能的側面だけでなく，ゆったりとお湯につかって心の緊張を解放するための生活習慣であり，文化的側面をもつ活動でもある．したがって，清拭やシャワー浴だけでは満足できない人も多い．しかし高齢者の機能障害に対応した安全な浴室環境の整備となると，浴槽の取り替えや床工事，リフトの設置など，経費もかかる大がかりな工事を要することが多く，集合住宅や借家では改修工事ができない場合もある．また洗い場や浴槽が狭くなるなどの理由で，改修案が家族に受け入れられないこともある．このような場合に，自宅浴室での入浴をあきらめ，通所先での入浴や訪問入浴サービスを利用するという選択肢を検討することになる．ただ，入浴サービスは整った環境で安全に入浴できる利点があるものの，頻度が限られたり自分のペースで入ることができなかったりもするので，一方的に決めてしまわないようにする．

7）認知症がある人の住環境整備の配慮点

　認知症の高齢者の ADL・IADL 遂行を支援する住環境整備上の配慮には，次のようなものがある．

⑴ 安全な住環境

　認知症の高齢者は安全に対する判断力や注意力の低下があるため，とりわけ事故や危険を未然に防ぐような住環境整備が必要になる．転倒の予防は上述したとおりであるが，そのほか，火の

表 6-2-4　認知症高齢者の介護家族の負担軽減を目的にした住環境整備
（長谷川　洋「高齢者等のための住宅バリアフリー改修の計画手法に関する研究」2015，国土省国土技術政策総合研究所，p72 より一部改変引用）

- ・介護者の目が行き届く環境の整備（視認性の向上，徘徊対策等）
- ・認知症者の BPSD への介護者の対応を容易にする配慮（失禁・不潔行為に対応するためのメインテナンスのしやすさ等）
- ・認知症者の BPSD を極力少なくすることや介護をしやすくする等，介護者の負担を軽減するための配慮
- ・介護者・家族の家庭生活の保全

不始末，熱湯でのやけど，ガス漏れ，傷んだ食品を食べる，異食などの危険性に対しても，その人の習慣から危険性を予想して，個別に必要性を判断し環境づくりを行う（**図 6-2-8**）．その際，高齢者の活動を封じる前に，まず安全に活動が続けられる手立てはないかを考える．例えば台所での調理や火の使用をすべて禁止するのではなく，自動消火機能のあるガスコンロを使う，ガス漏れ感知器を付けるなどである．

⑵ 生活の自立性が保たれる環境

ADL・IADL について，本人の自立度ができるだけ維持できるような環境整備を行う．例えば時間の観念が希薄な場合に，どのような方法であれば対象者が時間を確かめることができ，安心できるのかを，対象者と一緒に試してみる，などである．デジタルの数字時計よりも長針短針のある従来の時計盤で文字の大きいものがよいか，昼か夜かが絵で表示されるものがよいか，音声で教えてくれるものがよいか，などである．またトイレの場所がわからなくなって間に合わないという場合に，どのような表示や目印がどこにあれば，本人の注意を引き易く，わかりやすいかを，本人と共に工夫してみる．

⑶ 慣れ親しんだ生活環境の維持

認知症があると，急激な環境の変化には適応しにくい．入院中に自宅居室の模様替えをすると，退院してきたときに本人が混乱してしまうなどである．安全性確保のための変更は最小限に留め，カーテンや家具，小物などはできるだけそのまま変えずに継続使用する．

⑷ 過去の生活との連続性が保たれる環境

対象者がそれを見ることにより，過去の楽しい生活や誇らしく思う経験などを思い出すことができる写真や品々を，目につくところに飾る．例え今はもう本を読む力はなくなっていても，その人が大事にしてきた本の背表紙を眺めることは，その人にとって意味のあることかもしれない．

このほか，認知症高齢者の住環境整備には，介護者の介護負担やストレスの軽減を目的になされるものもある．ここではその詳細については触れないが，**表 6-2-4** にその概要をまとめておく．

2．入所施設の環境調整

作業療法士が働く入所施設の住環境は，自宅の場合と比べて次のような特質がある．

- 私的な空間や私物の収納場所が少なく，他の入所者やスタッフとの共有空間が広い．
- 居室から食堂，多目的空間，トイレ，浴室，玄関などへの移動距離が長い．
- プライバシーが保てる空間が限られ，スタッフルームなど，入所者が許可なしで入ることが禁止されている場所もある．
- 対象者の意思にかかわらず，施設の都合で居室が変更されることがある．
- 段差がない，手すりが随所にあるなど，入所者に共通して必要な環境は備わっている．
- 一人ひとりの高齢者に合わせた，個別性の高い改修工事はしにくい．

このような特質をもつ施設環境に，作業療法士がなし得る介入の考え方を以下に示す．

1）現状でできる工夫を考える

(1) 福祉用具の導入

入所者のADLの実際を評価し，自立度を高めるために効果的な福祉用具の製作や製品の導入を計画する．また，使い方を対象者自身や介護スタッフに指導する．材料費や購入費など導入にかかる費用は，対象者が負担する場合と施設が負担する場合があるが，いずれの場合でも，費用に値する効果があることを相手に説得する必要がある．そのためには実物を試用する機会を設け，作業療法士のみならず，対象者自身や介護スタッフ，家族も有用性を判断できるようにするとよい．

(2) 生活空間の模様替え

できるだけ入所者が安全に自立的な活動ができるように，あるいは介護者が介護しやすいように，対象者の生活空間にある物品や家具類の配置を調整する．車椅子をベッドに接近させやすい空間の確保，食堂のテーブルや椅子の配置を工夫するなどがこれにあたる．

(3) 手掛かりの提供や隠蔽

認知症の高齢者に対しては，環境を理解し利用できる手掛かりを与えることを試みる．トイレに自分で行こうとするのだが，どこにあるのかわからない高齢者に対しては，

　ⅰ）ドアの上部にある男女のマークのトイレ表示は目に入りにくいので，視線に入りやすいドアノブの少し上に「便所」と大書した紙を貼る

　ⅱ）夜間に見つけやすいよう，トイレの電気をつけっぱなしにする

などの工夫が効果的なことがある．自室の識別のために，扉にリボンなどの目印を貼ることがあるが，その目印が何を意味するのかを覚えられない場合には効果が期待できない．外に出ようとして，鍵のかかった扉のドアノブを長時間操作し続け，壊してしまうような場合には，ドアノブや扉自体を高齢者の目に触れないように，何かで覆ってみると，ドアの存在自体を気にしなくなることがある．

2）生活空間の利用の仕方を提案する

⑴ 生活空間の使い方の改善

入所者の生活を支える他職種と連携し，施設全体の，日常生活における空間の使い方に改善可能な部分はないかを共に点検する．急には変更できない部分が多くても，柔軟な発想をもってすれば工夫の余地をみつけられるかもしれない．具体的には，食事や集団活動の場所を対象者の能力にあわせたものに変更する，入所者の私物を飾るスペースをベッドサイドに確保するなどが考えられる．制約は多いが，皆で意見を持ち寄り，合意された最善策の実施に向けて努力する．

⑵ 改修工事の提言

施設が建てられたときの構想が不十分であったり，当初の想定とは異なる状態の入所者が多くなったりすると，手すりの位置，ドアの構造や大きさ，床材の素材，照明の位置や明るさ，洗面台の高さなどが，適当なものではなくなる場合がある．建物の構造上，あるいは費用の問題で，改修ができるとは限らないが，スタッフの意見が一致する改修案については気長に提言しつづけ，実現の機会を逃さないことが大切である．なかでも転倒事故が生じやすい床や建物構造については，強く改善を訴えなければならない．

3）入所者に望ましい住環境を考え提案する

施設であってもそこが住まいならば，好きな家具や大切にしてきた品々を持ち込んで，身の回りに置いておける環境があることが望ましい．しかし実際には，高齢者のプライバシーが確保できる空間の乏しさをはじめ，さまざまな制約があるのが事実である．

生活の連続性という観点にたてば，施設においても本来は，例えば自宅で長年行ってきた調理をできる範囲で行ったり手伝ったりできる環境，お茶やコーヒーをゆっくり自分でいれて他の人にも勧めることのできる環境などが備わっているのが当たり前という発想に至る．ADL・IADLを支援する作業療法士はこのことを忘れずに，入所者が作業を遂行できる環境をどのように施設内に作っていけるかを考え，実際の工夫の試みや提案を行う役割を担う．

6・3 役割を引き出す

6・3・1 高齢者と役割

老年期には，健康状態の悪化や心身機能の低下，社会的役割の喪失，家族関係の変化などによって，本人には不本意な生活の変化が生じやすい．

仕事や家族の世話など，長年担ってきた社会的役割を失うと，その役割に伴う義務からは解放されるが，その代わりに，1日のスケジュールを自分で決めて行わなければならない毎日がやってくる．このような生活変化への適応は，多くの高齢者が直面する課題である．さらに，病気から機能障害が生じて，介護施設での生活を余儀なくされたりすると，それまでしていたことができなくなったことへの失望感やいらだち，自分が家族や社会の負担になっているという苦しみ，

自分のつらさは自分で耐えるしかないというあきらめや孤独感が加わる．何もする気にならない，もう何もできない，仕方がないといった無力感は，ときに高齢者を社会から遠ざけ，自宅や自室への引きこもりを招き，やがては心身の廃用症候群から寝たきり状態へというプロセスに陥らせることにもなる．

高齢者の病状が重くなったときや終末期においては，病状管理や身辺ケアのために，周囲の人とのかかわりは頻繁になるようにみえる．しかし，本人が親しい人とゆっくり過ごし，言葉を交わすといった情緒的交流の時間が増えるとは限らない．自分で移動できない高齢者が交流の乏しい環境下におかれれば，やはり周囲への関心は薄らいでしまう．

社会学者のエリアス Elias N は，自身が 80 代半ばで発表したエッセイ『死にゆく者の孤独』の中で，次のように記している．

　　　　死を間近に控えた人間が，—まだ生きているのに—周囲の人々にとって自分はもはやほとんど意味も持っていないのだ，と感じなければならないような事態に身を置くとき，その人間は真に孤独である．

（Elias／仲居・訳，1990）

無力感や孤独感，ひきこもりや無関心の状態を脱して，生きる意欲や希望を再び見いだすために必要なことは，人によって違うかもしれない．しかし共通することもある．それは「他の人に期待され，自分が担える役割がまだある」という自覚である．自分が誰かの役に立つのなら，そしてそれが押し付けられた重荷ではなく，自分の喜びとなるものなら，もう少しがんばってみようか，と人は思うのである．

　　　　『自分の人生は有意義だ』という感覚と，『自分は他の人々にとり，—また他の人々は，自分にとって—意味があり，重要なのだ』という思いとの間に関連のあることは，実際の社会生活の中では明らかである．

（Elias／仲居・訳，1990）

イワマ Iwama MK（2014）は，日本人の文化的特徴の一つとして，「割り当てられた役割はその人のアイデンティティの感覚や"自己"の構築に驚くべき影響がある」と述べている．高齢者が担う役割には，社会人，家族の一員などの社会的地位を伴う役割のみならず，他の人とのやりとりの中で生じる役割も含まれる．例えば会話における話し手や聴き手という役割である．社会的役割の再獲得は難しかったり負担感が大きすぎたりする場合でも，それに比べれば緩やかな，誰か（不在の家族，先祖，擬人化された動植物も含まれよう）に対する役割の自覚をもつことは，寝たきりでベッドから離れられない状態であっても，誰かが来て働きかけることによって可能になる．さらに大田は，その人が何もしなくても，他の人と共に居ることそのものが，集団状況を生み，その集団の他の人に影響を与える役割を果たし得ると述べ，それを「存在役割」とよんで

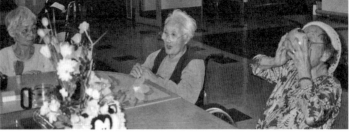

作業療法士にお茶のたて方を教える.　　　　他の入所者のためにお茶をたてる.

図 6-3-1　お茶の先生
「私もいただきたい」という利用者にお茶をたてる.

いる（大田, 2010）.

　役割の自覚は，役割を果たす相手への関心を伴う．さらに，役割を果たすための作業によって，相手との間に具体的なかかわりが育まれる．相手に関心を向け，作業によって相手と関わるなかで，社会的存在としてのその人らしい態度や振る舞い，生き方が発揮される．それゆえに老年期の作業療法では，作業によって高齢者の役割を引き出すという介入が，大きな意味をもつのである．

6・3・2　個別対応場面の利用

　生きていることに耐えることで精一杯，積極的に何かをする気になどなれない，というような気持ちでいる高齢者に対し，いきなりこちらから，さあ何か活動をしましょう，と働きかけても，受けいれてもらえるものではない．まずは，自分がその人に関心があること，良好な関係を結びたいと願っていること，その人が必要としている援助を提供したい意思がこちらにあることを，個別に対応するなかで相手に理解してもらうことが大切である．作業療法士は対象者との間に関係性を築きながら，対象者が担える役割を見つけ，作業遂行に結びつけていく．

◆「お薄」の一言をきっかけに，お茶の先生という役割を引き出した（図 6-3-1）
　横山さん（86歳，女性）は左上下肢に軽い麻痺があり，入所施設の中で日中は車椅子上で過ごしている．10分おきくらいに「誰か来てー！」と叫んで人を呼ぶ状態が続いていた．作業療法士が「何か気分転換にやりたいことはありませんか？」と聞いても，横山さんは「そんな気分ではない！」と大声で叫ぶだけであった．
　作業療法士が横山さんの車椅子クッションの調整をしていたある日，彼女がぽつりと「お薄ならいただいてもいい」とつぶやいた．お薄とは抹茶のたて方の一つである．横山さんが茶道に通じていることがわかった作業療法士は，簡単なお茶の道具を用意した．「たてられますか？」と聞いたらうなずいた．横山さんは自分で上手にたてたお茶をおいしそうに飲んだ．次に作業療法士がいただいた．作

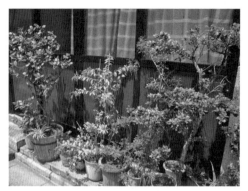

図 6-3-2　日課の水やり
施設の外に置かれた鉢植えを休みの日も手入れする.

業療法士が客の役割を演じることで，横山さんはお茶をたてて客人をもてなすという役割を務めることができた．それを何回か繰り返した後に，作業療法士の提案により，施設内で週1回お茶会を開くことにした．横山さんは，お茶会の客人である入所者やスタッフのためにお茶をたて，お茶の先生として尊敬されるようになった．お茶会のときには，いつもと同じ車椅子に座りながらも，背筋を伸ばした姿勢を保つことができた．

このころから横山さんが叫んで人を呼ぶことがなくなった．作業療法士は自分の役割を「客人」から「弟子」に移行させていった．横山さんは「弟子入り」した作業療法士にお茶のたて方を教えることを楽しみにするようになった．

◆ベッドサイドで関わるなかで，郷里の話を語り始めた

和辻さん（93歳，男性）はこれまで何度も脳梗塞を起こしている．明らかな麻痺はないが，全身的に筋力が低下していて，日中はベッド上で過ごし，いつも目をつぶっていて発語はほとんどない．ベッド上の端座位は5分程度保持できる．ADLはすべてに全介助を要し，食事時は誤嚥がある．関わる手がかりがないかと生活歴を調べたら，沖縄出身であることがわかった．ベッドにて端座位をとりながら，沖縄のことを話題にしたら，目を開けてこちらを見た．空の話になって「沖縄の空は今日の空のようですか」とたずねた．大きく首を振り，「ちがう」と答えた．次のときに富士山の絵葉書を持参し，「沖縄の空はこんなですか」と聞いた．和辻さんは笑って，「全然ちがう」と言った．作業療法士はベッドサイドで毎回横に腰掛けて，ゆっくりと聞き役を務めるようにした．何度か話しているうちに，沖縄の空は「海のように青い」と言った．介護スタッフとも沖縄の話が弾むようになった．

作業療法士が聞き役になることで，和辻さんは，記憶の中にある郷里の美しさを語り伝える役割を担うことができたのである．

6・3・3　役割を伴う作業（しごと）の提供

心身機能の衰えた高齢者が若い世代と同居していたり介護施設に入所していたりすると，家業や家族のためにする家事や買い物などのIADLを，危険だから，あるいは誰かがやり直さないと

ならず二重手間になるからなどの理由で，遂行させてもらえなくなる．周囲の人たちは善意から高齢者のしごとを免除してあげたつもりでも，これまで作業によって家族などに対する役割を果たす充実感を覚えていた高齢者にとっては，役割を剥奪されたことになる．

　自分の楽しみのためというよりも，誰かのためにする作業に価値をおく高齢者に対して作業療法士は，その人が達成感を実感できるしごとを提供したり，しごとのできる環境を設定したりする．

◆通所施設でのしごとが定着した

　独り暮らしの中村さん（76歳，男性）は，身体はよく動くのだが，ひまに任せてお酒をのんでしまう，軽度認知症とアルコール依存症を抱える高齢者である．飲酒については主治医もあきらめぎみだが，少しでも一人でいる時間が減るようにと，近所の通所施設の利用が開始となった．小さい木造アパート1階の自宅の軒先に，鉢を並べて植木の手入れをしている姿を知ったその施設の作業療法士は，中村さんに，施設の庭先の植木の手入れをお願いした．中村さんは最初ぶつぶつ言っていたものの，施設スタッフ皆で感謝の言葉をかけるようにしたところ，やがて通所日以外の日も朝早くに立ち寄って手入れをするようになった（図6-3-2）．やがて中村さんは将棋が強いことがわかった．他の通所者の将棋の相手を務め，相手が弱くても，ときどき上手に負けてあげている．飲酒が止まったわけではないが，その通所施設では居なくてはならない存在になった．

　高齢者に作業意欲があっても，遂行能力が不足している場合には，作業の中身や作業場面をその高齢者が遂行可能なものに変更する．

◆しごとの遂行場面を変更した事例

　軽度認知症はあるがADLは自立している西野さん（94歳，女性）は，通所施設の他の利用者に，「食器洗いくらいはできるのに，うちでは台所にも入れてもらえない」と愚痴をこぼしている．同居する息子の妻に作業療法士が事情を尋ねたところ，「すっかり任せておけるならやってもらうのだけれど，汚れがとれていないので，結局洗い直しをしなくてはならない．義母のプライドもあるので，洗い直しは内緒でやらなければならないし，二重の手間でかえって大変．それに指先のしびれのためか，手の力が弱いためか，大きなお皿を洗っている最中に落とすこともたびたびで，いくつも割ってしまった．もう遠慮してもらいたい」という返事が返ってきた．作業療法士が西野さんに，通所者全員分の湯呑みを昼食後に洗ってくれないかと頼んだところ，毎回張り切って行うようになり，汚れの少ない食器であるため，遂行結果も問題なかった．そのことを伝えられた息子の妻は，彼女にエプロンをプレゼントした．

6・3・4　支えあい集団の中での役割

　自分が無力で何の役にも立たないと絶望し閉じこもりがちな高齢者でも，自分と同世代の人たちや，疾患や機能障害に共通点がある人たちの集まりの中では，役割を獲得しやすい．老年期作

表 6-3-1　集団の効果

(山根　寛「ひとと集団・場　新版」2018, 三輪書店, pp77-82 より筆者作成)

①希望をもたらすこと
　なんとかなりそう，もう一度やれそう，と思えること，治療や援助，支援における集団の
　基本原則．
②普遍的体験
　同じような苦しみや問題を生きる人がいることに気づく．私だけではないという安心感が
　得られる．
③受容される体験
　自分を受け入れてくれる人の温かさの中で安心して過ごすことができる．
④愛他的行為に伴う自己尊重
　自分が役に立つ，必要とされているという喜びが自分を大切にする気持ちへとつながる．
⑤同じ病や障害を生きる人たちからの情報
　必ずしも正確とは限らないが，経験者ならではの情報や助言は説得性をもつ．
⑥他者とのかかわりを通した自己の状況や自己能力の現実検討
　他者と自分と比較し，自分を客観的に評価できる．集団における自分の特性に気づく．
⑦模倣による学習と修正
　他者を観察したり，やりとりしたりする中での学びがある．
⑧自己開示に伴うカタルシス
　自分の気持ちや思いを表現し聞いてもらえることで，自分の悩みや苦しみが薄らぐ
⑨凝集性
　参加者の相互作用により，集団のまとまりや参加者相互の親密さが生まれる．作業療法士
　は，敢えて凝集性を高めないパラレルな場を設定することもある．
⑩共有体験
　共に何かを行う体験を通して親密感が育まれる．
⑪実存的体験
　現実世界の限界をあるがままに受け入れる体験をする．

業療法で，高齢者の役割を引き出すために用いられる集まりは，集団の凝集性を高めるといった集団療法的操作を行うものではなく，そこに居合わせる高齢者の間にピアサポート（当事者による相互支援）の関係が育つことを目的とした，パラレルな場の緩やかな集団である．パラレルな場とは，「場を共有しながら，人と同じことをしなくてもよい，集団としての課題や制約を受けず，自分の状態や目的に応じた利用ができ，いつだれが訪れても，断続的な参加であっても，わけへだてなく受け入れられる場」（山根，2018, p100）のことをいう．

　山根は，作業療法士が集団を用いることで得られる効果を**表 6-3-1** のように示している（山根，2018, p77-82）．

　これらの効果は，互いに関連し合いながら対象者にもたらされる．集団の他のメンバーに対する自分の役割の自覚や役割にもとづいた振る舞いや，他のメンバーが果たす役割の認識も培われる．いずれも高齢者が，作業療法士と 1 対 1 で関わる個別プログラムの中では得られない効果であり，世代や心身機能，生活状況などに共通項のある他の人たちと構成する集団に居てこそ獲得できるものである．

　しかし集団のメンバー間における相互支援の役割関係は，単に人が集まっているというだけで生まれるものではなく，作業療法士がその集団に対して，意図的に介入する必要がある．**表 6-3-2** は大田による，回復期以降の脳卒中後遺症者の集団における，ピアサポートの関係づくりのた

表 6-3-2 ピアサポートの関係づくりに必要な介入技術の原則

(大田仁史「脳卒中者の集団リハビリテーション訓練の 13 原則」2010, 三輪書店, pp50-91 より筆者作成)

1. それぞれの参加者が, 他の参加者を観察して自分と比較できるようにする
失語症やしびれのように, わかりにくい障害については説明し, 参加者が理解し自分と比べられるようにする.

2. 障害の同一性と個別性を知ってもらう
障害について一般的な説明を行い, 自分だけの経験ではないことを知ってもらう. 参加者にも障害体験や体験をもとにしたアドバイスを語ってもらう.

3. 集団で行う意味を折りに触れ参加者に説明する
当事者の相互理解の大切さ, この場に居ることが他の参加者の役に立っていること, 障害体験の長い人の話や工夫, 集団だからこそできること, などを確認する.

4. 誰か一人に対応しているとき, 他の参加者にその内容がわかるようにする
個別的かかわりはその内容を参加者全体に伝え, 集団の全体とのコミュニケーションを維持する.

5. 同じ動作を行ってもらい, 参加者それぞれのできることの違いを明確にする
各自が自分の得手不得手に気づき, 自分を客観視できるようにする. よいところを必ず伝える.

6. 指導者は一回以上, 参加者に声かけをする
名前を呼ぶことで, 自分が誰かをわかってもらっているという安心感を与える. 不在時にも話題にして, 無視されることがない存在であることに気づいてもらう.

7. 他者の障害の程度, 改善の程度を全員で認め合う場面をつくる
障害が重くても努力していることを全員で認め合う. 上手くできる人についても全員でほめる.

8. 個人的質問は全員の問題でもある, と必ず一般化して答える
個別の問題は多くの人の課題でもあり, その人だけが苦しんでいるのではないことを, 本人が気づくように話を展開する.

9. 参加者相互が, 互いに他者の役に立ったことを明確にする
それぞれの参加者の状態やその変化が参考になっていることを, 他の参加者に認めてもらう.

10. 全員がやるべきことを宿題とする
個別の宿題を 1 つ出して, 参加者一人ひとりに関心を払っていること, 次回の集まりがあることをわかってもらう.

11. 会の終わりはきちんと守る
その日の集まりの振り返りを行い, 迎えの人やあとの予定に支障がないよう時間通りに終える.

12. 次回の日を必ず確認する
具体的な予定は目標をもつことにつながる. 未来に関心をもってもらう.

13. 出迎え 3 分, 見送り 7 分
開始終了ともに大事であるが, 終了時は特にその日よかったことを具体的に伝え, 次回も待っている旨を告げて, 参加意欲を高める.

めの介入技術の原則である (大田, 2010, pp50-91). メンバーの相互理解を深め, 孤独感を和らげ, 支えあう関係づくりを進めるために, どのような言葉かけや関わり方, 配慮が必要であるかがよくわかる. 実際に用いる際には, これを参考に, 集団の構成メンバーに合わせて応用すればよい.

◆通所施設に初めて参加した失語症の人の事例

通所施設の朝の会 (「6・1・3 朝の集いと体操」参照) に, 新規利用者の沼内さん (68 歳, 男性) が

初めて参加した。沼内さんは発語が困難で自分の名前もなかなか発音できない。会の司会担当の作業療法士は，沼内さんの名前や年齢，2年前に脳卒中になったこと，言葉の発音は難しいがこちらが言うことはわかることを，一つひとつ沼内さんの顔を見て確認し，本人がうなずく様子を皆に見てもらいながら，全員に伝えた。また，沼内さんと同じ右片麻痺のある利用者には，沼内さんにわかるように左手をあげてもらった。「今日は初めてなので緊張されているでしょう。皆さんはご自分が最初にここに来たときのことは覚えていますか」と話を投げかけた。作業療法士もまだ沼内さんの人物像をよくつかんでいないので，プライバシーに配慮し，情報として得ている沼内さんの以前の職業などを発表するのは控えた。今後，沼内さんが得意だったこと，好きなものなど，作業療法士との間で話題にしても本人が嫌そうな様子を見せないことがらを選んで他の利用者に紹介し，沼内さんへのかかわりの糸口にしてもらおうと考えている。

作業療法では，言語のみならず作業を用いて，振る舞いや表情による集団のメンバー間のやりとりを促進し，役割を引き出すことを行う。作業の中身は個々に違うものであってよい。他のメンバーが視野に入り，近づいたり話をしたりできる位置に居ることと，作業療法士が関係づくりに必要な介入技術を使うことで，高齢者の集まりは，支えあい集団としての機能を発揮する。作業を用いると，言葉による意思疎通が難しい高齢者であっても，他のメンバーの動作を助けたり笑い合ったりすることで，自分がその人に関心をもっていることを相手に伝えることができる。障害があっても楽しんでいる姿や一生懸命に何かをしている一人の姿が，他のメンバーを励ますこともある。専門職や家族と高齢者の間にある，"依存される者—依存せざるを得ない者"という避けがたい関係性とは違う，対等な関係にある相手に対して，高齢者は年齢相応の成熟した社会性を発揮し，役割を担う存在になることができる。

◆他の高齢者との間で作業を介した役割が成立

根本さんは87歳，男性。肺炎が治って，昨日やっと退院して施設に戻ってきた。作業療法の時間に車椅子で参加したが，作業療法士は根本さんの体調がどのくらい回復したか心配だったので，「今日は久しぶりなので，お茶を飲みながら皆さんの作業を見学されたらどうでしょうか？」と話した。根本さんは「そうだね」と頷いたが，しばらくすると，退屈しているような表情になった。作業療法士は，何かできることをするほうがいいのかなあ，と思いはじめた。そのとき根本さんの隣の席で細い布の三つ編みをしていた能登さんが，「根本さん，ここを持ってて！」と三つ編みの端を根本さんにさし出した。それまでは，三つ編みの端をテーブルの脚に洗濯ばさみで固定していたので，うつむかないと編み進めなかったのだが，根本さんが持つとほどよい高さになるため，能登さんの作業姿勢が良くなった。作業療法士が終了時に，「根本さん，今日はありがとう！ 能登さんは楽に編めたようですよ」とねぎらった。横から「根本さん，ありがとう！」と能登さんの声が聞こえた。根本さんは「どういたしまして。お役に立ててうれしいですよ」と能登さんを見ながら笑顔で答えた。

高齢者の支えあい集団において，メンバーの主体的な役割を引き出すために，作業療法士が表だった介入を意図的に控えることがある。例えば他のことで忙しいふりをしてそっと様子を観察したり，どうすればよいでしょうと，あえて集団のメンバーに頼ってみたりするなどである。活

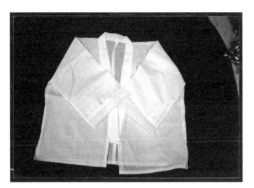

図6-3-3 作業療法士が教わる
トシさんが縫いあげた肌襦袢

動性が高い高齢者の集まりならば，やがてリーダーの役割もメンバーが担い，集団として成長し，作業療法士の手を離れ，社会参加活動に発展する可能性もある．しかし集団を使うことの目的が，個々の高齢者の役割を引き出すことにあるのなら，その集団はパラレルな場の緩やかな集団のままでよい．

6・3・5 作業療法士自身の用い方

作業療法士と高齢者の関係において，指導者やリーダーの役割を作業療法士が担っているかぎり，相対する高齢者は受身的立場に身をおくに留まる．介入する者として，作業療法士がこのような役割を担うことは必然である．しかし高齢者の役割を引き出すためには，1対1で関わる場合でも，集団状況の中で関わる場合でも，作業療法士が意図して受身的な立場を演じる必要がある．それは例えば「聞き役」であったり，高齢者から何かを教わる「生徒役」であったりする．

なかでも，高齢者の過去の経験や考え方や知恵や生き方から影響を受ける「若者役」を意図的に務めることは，高齢者が，後の世代に何かを託す者としての自分の役割や，これまで生きてきたことそのものに意味があることを，自覚するために重要である．

作業療法士が，高齢者の役割を引き出すために，自分の立場を操作して関わることは，老年期作業療法の一つの技術である．

◆作業療法士が高齢者から和裁を教わる

浜田さん（80歳，女性）は，軽度の認知症があり，施設に入所中である．日中は車椅子に座り，ぼんやりと過ごすことが多かった．家族は，浜田さんが長年，デパートの呉服売り場に勤めていて，若い頃は和服を縫っていたと話してくれた．作業療法士が本人に「縫い物はお好きですか」と聞くと，「もう何年も針を持ったことがない，もうできないね」という答えだった．ある日，手芸のために一反のさらし布をテーブルに出していたら，それを見た浜田さんは「これで肌襦袢を縫うのね．誰が縫うの？」と聞いてきた．何か思い出したらしい．作業療法士は「教えていただけるなら弟子入りして，

縫ってみたいです」と答えた. 浜田さんは,「大丈夫よ. それを持ってきて」とさらし布を広げて, 物差しで測ることもなく, 布を織りながら裁断した. 浜田さんは, 自分も一緒に縫いながら, 作業療法士に見本を見せて指導した. 1か月たって, 2枚の肌襦袢が完成した (図6-3-3). 介護職の女性が結婚することになり, 自分で肌襦袢を縫いたいと言ってきた. 浜田さんを囲んで, 週1回, 肌襦袢を縫う会ができた. 浜田さんは, いつもグループの中心にいて, みんなの和裁を見守った.

　作業療法士の川口は, 介護老人保健施設の入所者たちが役割をもつことで生き生きとしてくる姿を巧みに描いている (川口, 2006). 老年期作業療法における役割を引き出すことの重要性と実践についてさらに知りたい人には一読を薦める.

● 6・4　余暇活動の遂行を支援する

　余暇活動とは, 自分の興味や関心, 楽しみのために行う活動であり, 自分らしさを感じることのできる作業でもある. しかし余暇活動への考え方は人によって違い, 高齢者の中には, 若い頃からの趣味があり今でもそれをするのが楽しい人, 今はもうそれを続けたいとは思わない人, 仕事や生活に追われて一時の気晴らし以上の余暇活動を追求する時間をもたなかった人, 余暇活動をすることに価値を置かない人, これから何か見つけたい人, 一人でするのが楽しい人, その活動を通じて他の人と関わったり役割をもったりすることが楽しい人など, さまざまな人がいる.

　しかし, 仕事や子育てなどの社会的役割をもたない高齢者にとって, 何をすれば自分が楽しく充実した余暇時間を過ごせるのかは, 自分らしく生きることに直結する課題であると言ってよい. 健康で自立した高齢者ならば, 自分で余暇活動を探究することが可能である. しかし老年期作業療法の対象である, ADLやIADLに支援が必要な高齢者の多くは, その人らしい生活をかたちづくる余暇活動の探求や遂行にも支援を必要としている. 作業療法では高齢者の余暇活動遂行の支援を, 直接的な介入だけでなく, 周囲の人々との連携のもとに行う.

◆連携が楽しみを取り戻す

　多発性脳梗塞の既往のある日笠さん (74歳, 女性) の自宅に, ADL訓練のために訪問していた作業療法士は, あるときカラフルなスーツがたくさんクローゼットにかかっているのを見かけた. 聞いてみると, 定年まで保険の外交の仕事をしていたときのもので, 捨てきれないのだと言う. その服がどれもファッショナブルで丁寧に保存されていたので, 日笠さんがもともとはおしゃれであることがわかった. 日笠さんにとって服を着るということは, 実用的な更衣や身だしなみにとどまらず, 自己表現であり, ファッションを身にまとう楽しみを伴う, 自分らしい作業であることがわかった. 作業療法士は, 日笠さんの手持ちの服のなかで, 着やすくおしゃれな上着を一緒に選び, 更衣練習をして, デイサービスに着ていくことをすすめた. デイサービスのスタッフには, 日笠さんのおしゃれに注目してほしいと依頼した. やがて今日はどのような服を着て来るのかをデイサービスのスタッフも楽しみにするようになり, いつもおしゃれで素敵な日笠さんというイメージが定着した. その頃日笠さんから, 娘と一緒に車椅子で数年ぶりにデパートに行って服を買った, 楽しかったと報告があった.

本節では，老年期作業療法の実践現場でよく用いられる，趣味活動，知的活動，年中行事，外出・旅行をとりあげ，作業療法による余暇活動の支援過程と支援内容について述べる．余暇活動にはこのほかにもたくさんの種類や人それぞれの楽しみ方がある．また本人の意味づけによって，見た目は同じ活動がADLになったり役割を果たす活動になったり楽しみのための余暇活動になったり，同時に複数の意味を兼ね備えた活動になったりする．作業療法ではこれらの活動を，心身機能や遂行能力の向上，意欲の向上，コミュニケーションの促進などの手段として使用することもある．しかしここでは，高齢者が活動自体を楽しみ，それをすることがその人らしさに結びついていく，本人にとって意味のある作業としての側面に焦点をあてる．

また認知症高齢者の余暇活動遂行支援の考え方と実際については「6・4・3　認知症のある人の余暇活動」にまとめて記したので，前半とあわせて読んでほしい．

6・4・1　活動種目の決定

老年期作業療法では，個々の高齢者の興味や関心，過去の経験，現在の遂行能力，今後の可能性などに即して，何をするのかの決定と遂行を支援するのが原則である．例えばカメラ撮影が好きで再開したいという場合には，本人の経験や現在の遂行能力を評価したうえで，どのカメラを使うか，撮影に必要な姿勢バランスや上肢能力の向上の可能性はあるか，必要な自助具はあるか，その購入は経済的に可能か，本人が得意とする被写体は何か，撮影や作品発表の機会を設けるか，家族の協力が得られるか，などについて実行可能性を検討し，本人と話し合いながら実現性のある支援計画を立てる．本人の望むところは愛機での撮影であっても，実現性を考えた妥協案として，最初はスマートフォンで練習，ということになるかもしれない．スマホなんかカメラじゃない，と本人が却下した場合には，次の案を一緒に考える．

しかし，このように余暇活動として，したいことが最初からはっきりしている人は少ないかもしれない．今の自分がどのようなことなら楽しめるのかがわからない，今さらしたいことなどない，と言う高齢者も多い．そのような場合には，過去の作業歴，なかでもどのような余暇活動を送ってきたかの情報を集め，興味・関心チェックリストなども利用しながら，何に興味や関心があるのかを探っていく．作業療法士とのやりとりのなかで，高齢者自身が，自分の興味や関心の所在に気づいたり思い出したりすることが，しばしばみられる．認知症があるために，自分がどのような余暇活動をしてきたのかを忘れていたり表現できない，家族もよく知らない，というような場合には，こちらから誘っていくつかのことをしてもらい，何をしているときが楽しそうかを観察する．作業療法介入の開始時には，その人らしい余暇活動が何なのかがわからない場合でも，全身状態を整えたりADLの遂行を支援したりしている間に手がかりがみつかり，支援に結びつくこともある．

老年期作業療法の実践現場では，高齢者に勧めるときの選択肢として，いくつかの種目の材料や道具，創作活動の場合には完成見本や他の高齢者が作った作品などを，あらかじめ準備しておくとよい．種目は，その現場にいる高齢者全体にとってのなじみ深さや人気，材料や道具の入手・

表 6-4-1　高齢者の余暇活動の種目を決定する際の考慮点

高齢者	活動場面の設定	活動の内容
高齢者自身の希望	材料や道具の入手，保管が容易	段階づけが可能
作業歴・余暇活動歴	活動にかかる費用が許容範囲	応用の自由度がある
興味・関心を示す活動	活動に適した環境の準備が容易	指導・助言者の存在
なじみがある，手続き記憶がある	活動の安全性が確保できる	手本や見本を用意できる
高齢者の遂行能力		

表 6-4-2　老年期作業療法でよく用いられる趣味活動の種目

創作活動	手工芸	縫い物，刺し子，編み物，ネット手芸，ちぎり絵，和紙工芸，折り紙，籐細工，アンデルセン手芸，染色，陶芸，木工など
	その他	短歌，俳句，川柳，書道，絵画，絵手紙，塗り絵，生け花，押し花絵など
そのほかの活動		音楽，園芸，囲碁，将棋，かるた，トランプ，オセロ，パズル，クイズなど

　管理のしやすさ，材料も含め活動にかかる費用，作業環境の準備のしやすさ，安全性，個々の高齢者の能力や希望にあわせた段階づけや応用のしやすさ，作業療法士自身も含め活動の指導や助言ができる者の有無などを考え合わせて決める（表6-4-1）.

　余暇活動支援の実践は，作業療法士が単独で行うよりも，施設の他のスタッフや家族，あるいはその活動種目の専門家などと連携して取り組むほうが，時間的にも支援の内容的にも充実させることができる．また，作業療法士が常に活動を主導する必要はなく，施設全体として計画・実施される年中行事などの催しの準備や当日に，高齢者が自分の能力を生かして楽しく携われるよう，内容の吟味や遂行支援に作業療法を活かすという関わり方もある．

　誘っても拒否を示す高齢者に活動を強要してはならないが，自ら取り組むことはなくても，他の高齢者が行っているところに立ち寄ってながめたり，話しかけたり，ちょっとした手伝いは進んでするという人もいる．そのような行為はその人なりの興味・関心の表現であるので，楽しくその場に居られるよう，積極的に場面に受け入れる．

6・4・2　遂行支援の実際

1．趣味活動

　趣味活動には多種多様なものがあり，世代や時代による流行，さらに地域性もある．

　手工芸は創作活動の一種であり，物品の操作や手順の理解が要求される活動である．作品を作ること自体を楽しむと同時に，作る過程で上肢機能や認知機能，手続き記憶，創造性，集中力な

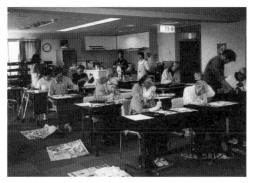
図 6-4-1　書道教室
書道家から指導を受ける．

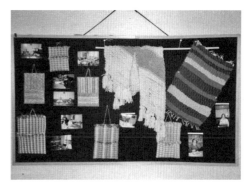
図 6-4-2　作品掲示コーナー
作品に加え，製作中の本人の写真を添える．

ど，さまざまな作業能力を引き出すことができるため，作業療法で利用することが多い．**表 6-4-2**は老年期作業療法でよく実施される手工芸である．牛乳パックやペットボトルなどの廃物利用も盛んである．陶芸や木工は床が汚れてもよい作業空間が，木工では鋸引きや釘うちなどの音を出してもよい空間，陶芸では窯を設置する空間が必要になる．作業療法種目として多くの活動が，研究・紹介されている（日本作業療法士協会・編，2003；アクティビティ研究会・編，2010）．

　手工芸以外の創作活動として，文芸，書，美術，花を使う活動などがある（**表 6-4-2**）．何を楽しみとするかは人によって違うので，作業療法士だけですべてをカバーしようとは思わずに，それぞれの活動の専門家や地域ボランティア，経験のある他のスタッフ，あるいは経験のある他の高齢者の力も借りて支援にあたるとよい（**図 6-4-1**）．

　いずれの種目の場合にも，作業療法士は，高齢者が自分らしさを味わい，楽しみながら遂行できるよう，道具の工夫や作業環境の調整，創作過程の難易度や遂行内容の調整を行う．出来上がった作品は，作った本人がそれを見て自分の能力に自信をつけることができるのに加え，周囲の人がその人の能力に気づくのに役立つ．高齢者が楽しんでいる表情を実施場面で，あるいは写真に撮って，また作品も実物や写真で，家族や他のスタッフ，他の高齢者に見てもらえるよう，場面設定や展示の工夫を行う．また，高齢者のその人らしさを浮き彫りにする目的で，作品の実物や写真に作者の人物像などを添えて，プライバシーへの配慮のもと，展示したり施設の広報やホームページで紹介する（**図 6-4-2**）．作品の掲示については橋本による介護老人保健施設での実践報告が参考になる（橋本，2013）．

◆「これ，私が作ったのよね」

　最近施設に入所してきた初期アルツハイマー病の福田さん（84歳，女性）は，特定の職員に対する強い物盗られ妄想があり，また急に泣き出したりする日が続いていた．

　作業療法士がボランティアの協力を得て，週1回行っている手工芸活動グループに誘ったところ，「針を持つのは久しぶりだわ」と言って，福田さんはのれんを見事な腕前で縫い上げた．型染めは仕組みの理解が難しかったため，刺し子刺繍に変更し，数回の取り組みで完成させた．出来上がったのれ

んを自室の入り口にかけたところ，毎日の出来事については忘れてしまうにもかかわらず，作業療法士が前を通るたびに，福田さんは「これ，私が作ったのよね」と話しかけるようになった．その頃から妄想が減り，他の入所者の人たちとのおしゃべりがはずむようになった．

創作活動以外に，高齢者になじみがありかつ作業療法の選択肢として準備したり，してみることを勧めたりしやすい趣味活動には，音楽，園芸，卓上ゲーム（囲碁・将棋・かるた・トランプ・オセロなど），パズルやクイズがある．

◆オルガンを聴く

平家さんは小柄で静かな女性である．発語はなくコミュニケーションはとれない．家族の顔はわかるようだが，無表情である．若い頃小学校の教師だった．ある日，施設に訪ねてきた人が弾くオルガンを聴いて楽しそうな表情をした．そこで作業療法士は昔の小学 1 年生が何を歌っていたかを調べて，オルガンで弾いてみたところ，懐かしそうな表情になった．自分でもオルガンの前の椅子に座ると音を出してみたり，触ったりする．それからは平家さんを中心に，歌が好きな人でオルガンを囲み，小学校の唱歌を歌うことにした．

◆ボランティアと囲碁をする

保坂さんはデイケアに通ってくる脳卒中左麻痺の 70 代の男性である．病前は無類の囲碁好きで，近所の囲碁クラブに毎日のように通っていたと家族から聞いた．しかし作業療法士をはじめ，デイケアのスタッフや他の利用者で囲碁を打てる人がいない．そこで地域の社会福祉協議会に頼んで囲碁ボランティアの募集をしてもらった．保坂さんが通っていた囲碁クラブにも，保坂さんの名前は出さずに募集の張り紙をさせてもらった．2 週間に 1 回だったが来てくれる人がみつかった．保坂さんの笑顔が増えた．その人によると，最初は混乱した手を打っていたが，回を重ねるごとに強くなってきたということである．作業療法士は今後，囲碁クラブの再開や地域の高齢者センターにある囲碁グループの会への参加も念頭に，保坂さんに囲碁ソフトを紹介してみようかと思っている．

高齢者の余暇活動支援として，新しい体験への挑戦の機会をつくることも大切である．高齢であるからといって，過去の体験に根ざした活動でなければ楽しめないと考える必要はない．好奇心とちょっとした冒険心をもつ高齢者にとって，新しい活動にチャレンジし，楽しかった，うまくできた，という成功体験をもつことは，「自分もまだ捨てたものでもない」と，自分を見直し自尊心を高める契機になりうる．

◆陶芸に初挑戦する

加藤さん（90 歳，男性）は，夫婦で通所施設を利用している．陶芸を希望する利用者が多かったため，施設近くで教室を開いている陶芸家に作業療法士が頼んで教えに来てもらったところ，加藤さんは初めてにもかかわらず，「90 の手習いじゃ」と言って，楽しそうに取り組んだ．後日同居家族から，自宅では夫婦で作品を並べ，2 人でどちらの出来がよいかなど，楽しそうに話しているという報告が

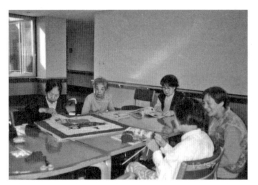
図 6-4-3　パラレルな集団場面
テーブルを囲み，それぞれが違う活動をしている．
楽しそうに見ている人もいる．

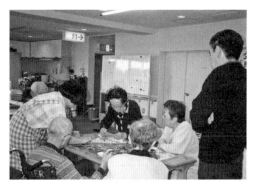
図 6-4-4　一つの作品を一緒に作る
ちぎり絵の大作を数名で制作中．

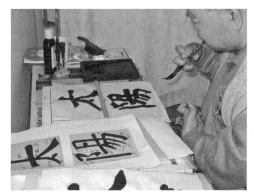
図 6-4-5　一人で集中
施設内の自室で手本を見ながら静かに取り組む．

あった．

　趣味活動の実施形態はさまざまである．在宅訪問の場合は個別に対応するが，施設では個別のほかに，複数の高齢者が，活動を援助する作業療法士やその他のスタッフ，講師やボランティアの人たちと共に，パラレルな集団場面で各自異なる種目に取り組むこともあれば（図 6-4-3），何人かで同じ種目を行うこともある（図 6-4-4）．おしゃべりしながらにぎやかに活動したい人もいるし，自室や静かな場所で一人で取り組むのを好む人もいる（図 6-4-5）．個々の高齢者にとっての意味やリスクを考えたうえで，個別に配慮することが必要である．好きな音楽を聴く，テレビを見る，読書をするなど，一人静かに過ごしたい人に対しても，そのことが実現できるように援助する．

◆短歌を詠んで自己表出する
　右片麻痺とパーキンソン病のある岸辺さん（81歳，女性）は，介護老人保健施設の自室で，体調のよいときにベッドサイドでノートにそのときの気持ちや行事の感想等を短歌にして綴っている．座位

耐久性が低く，また声が小さくて他の入所者との会話は困難であるが，短歌が自己表出や他者との会話の元になっている．作業療法士は習字の得意な人に清書してもらい施設内の掲示板に張ったり，介護雑誌の短歌コーナーへの応募，短歌の得意な人に添削してもらうなどの支援もしている（渡辺他，2012）．

2．知的活動

高齢者のなかには，歴史，地理，思想，文学，語学，科学などに関する本を読んだり講座に参加したりして，今まで知らなかったことを学ぶことが楽しいという人がいる．現役を退いて増えた余暇時間を利用して，関心はあったものの，これまで勉強できなかったことを学びたい，深めたい，またそれに付随して，同じ関心のある人たちと一緒に楽しみたい，などが活動の動機となる．自立した高齢者の場合は，大学やカルチャー教室，自治体などが企画する講座に通ったり，専門家の講演会に出かけたり，書店や図書館で本を手に取ること，インターネットを使って情報収集したり学んだりすることが可能である．しかし作業療法の対象者にとって，そのような活動は心身ともに能力的に難しい場合が多い．

知的な活動がその人らしさをかたちづくる作業であるなら，本人が楽しめるレベルでそのような活動を提供する工夫を考えることが必要である．例えば，テーマに関する本や映像を高齢者が利用できるようにしたり，閲覧の手助けをする，テーマに造詣の深い人にミニ講座の講師になってもらう，作業療法士が勉強して「先生」になり朝の会の話題にとりあげる，などである．その人がどれだけ学習できるかを問うのではなく，高齢者が，新しいことを学び，知的刺激に満ちた時間を楽しんで過ごしているかどうかを重視する．頻回に場面設定することは難しくても，このような活動が自分にとっては意味があると思う高齢者がいることを忘れずに，機会を捉えて試みる．作業療法士自身が関心の幅を広げ教養を磨かないと，高齢者に相手にしてもらえないこともあるので，私たちも向上の努力を怠ってはならない．

◆万葉集を鑑賞する会ができた

久米さん（80歳，女性）は古典文学が好きで，若い頃から短歌を詠んできた．短歌が好きな人が3人いることがわかったので，作業療法士が誘って，万葉集の歌を鑑賞する会を作った．

久米さんが毎回，万葉集から5首の歌を選び，その歌の解説をすることにした．作業療法士は毎回5首の歌と作者名を印刷して資料として配布した．2，3回続けていると仲間が増え，男性も加わった．

◆英語のラジオ講座を聴く

慶田さんは，認知症のある80代の女性である．若い頃，英語の勉強をしたかったが，戦争になってそれができなかったので残念だと言う．息子は英語ができて，今は米国で働いている．作業療法士が慶田さんに「今でも英語は好きですか？」と聞くと「はい」とにこやかに答えた．「英語のラジオ講座を聞かれたらどうですか？」と提案したところ，慶田さんは毎日欠かさずラジオの「基礎英語」を聞くようになった．講座の放送時間だけは忘れずにラジオの前で耳を澄ませている．「覚えられないけれど，とても楽しいです」と話している．

表 6-4-3　四季と行事の例

(山根　寛：ハレとケ—行事がつむぐ生活—四季の行事と作業療法. OT ジャーナル 46, 2012, p1257 より引用)

季節	節月	二十四節気		季節の行事
		節	中	
春	1月	立春	雨水	正月, 成人の日, 七草がゆ, 鏡開き, 書き初め
	2月	啓蟄	春分	初午, 節分（豆まき）, 立春, 針供養, バレンタインデー
	3月	清明	穀雨	桃の節句（ひな祭り）, 春分の日, 啓蟄, お彼岸
夏	4月	立夏	小満	花祭り, 花見, エイプリルフール
	5月	芒種	夏至	端午の節句（こどもの日）, 母の日, 八十八夜, 立夏
	6月	小暑	大暑	夏至, 父の日, 衣替え, 入梅
秋	7月	立秋	処暑	七夕, お盆, 土用の丑の日
	8月	白露	秋分	立秋, お盆（月遅れ）, 暑中見舞い
	9月	寒露	霜降	重陽の節句, 敬老の日, 秋分の日, 十五夜（お月見）
冬	10月	立冬	小雪	体育の日, 十三夜, ハロウィン
	11月	大雪	冬至	文化の日, 勤労感謝の日, 七五三, 立冬
	12月	小寒	大寒	冬至, お歳暮, クリスマス, 大晦日, 事始め

＊立春・立夏・立秋・立冬, 春分・夏至・秋分・冬至は二十四節気では旧暦のため現在より 1 か月早い.

3．年中行事

　正月や花見, ひな祭りや五月の節句, 七夕, お盆, 夏や秋の祭り, お彼岸, 忘年会など, 毎年決まった時期に行われる年中行事は, その地域の人々の重要な生活文化である. 人々は年中行事によって, 季節の移り変わりや一年の区切り, 先祖も含めた世代間のつながりなどを実感する. 年中行事には, 長い伝統をもつもの, まだ歴史の浅いもの, 広域で行われているもの, その土地独自のものなど, さまざまなものがある. 表 6-4-3 はその一例である.

　山根は年中行事の成り立ちや作業療法の中での用いられ方について概説している(山根, 2012). 高齢者の生活史や思い出には, その人が体験してきた年中行事に結びついているものが多い. 昔を思い出したり, 周囲の人々との話題にしたり, 行事にちなんだ料理の腕前を披露したり, 準備や当日の催しに参加して楽しんだり, 若い人たちに風習を伝えたりと, いろいろに活用することができる.

　施設で年中行事を行う場合に, 作業療法士が企画者であることは少ないかもしれないが, 参加する高齢者の能力や興味・関心にもとづいて楽しく, 安全で無理のない行事が行われるよう, 計画や準備に寄与する.

　祭りなどの特別なイベントを催したり地域の行事に参加するという場合に, 当日, 普段の生活においては予測できない, 思いがけない展開が生じることがある. 高齢者の隠れていた一面が表出される機会ともなるが, 一方で不測の事故が生じないよう注意を払う必要もある. 賑わいが苦手な人や疲れてしまう人もいるので配慮する.

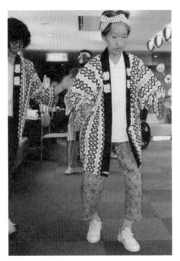

図 6-4-6　盆踊り
いつもは介助歩行の人が，歌につられて一人で踊りだした．

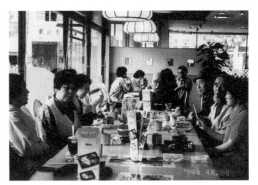

図 6-4-7　外出
近くに寿司屋が開店．バリアフリーという広告の検証に出かけた．

◆立ち上がって踊り始めた

　日頃は歩行が不安定で，杖を使いながら，介助者に手を引かれてやっと歩いている小泉さんが，盆踊りの歌にさそわれてふっと立ち上がり，自ら踊りの輪に入って楽しそうに一人で踊り出した．転んではいけないと，職員があわてて後ろに付き添ったが，小泉さんは手つきあざやかに踊り続けた（図6-4-6）．

4．外出・旅行

　外出を楽しむ余暇活動（以下，外出活動）には，自然に親しむ活動，街に出かける楽しみ，文化的な楽しみ，人と会う楽しみ，新しいことに出会う楽しみ，行事への参加など，多種多様なものがある．高齢者になじみのある活動の例としては，花見や公園でのピクニック，芋煮会，ハイキング，釣り，ショッピング，音楽会や美術展，カラオケ大会やレストランでの外食，お墓参りや宗教行事への参列などがある．一泊以上の旅行も含めれば，お寺参りや温泉めぐり，世界遺産めぐりなど，さらに目的も活動形態も種類が増える．作業療法の介入は，高齢者個人の活動の遂行を支援する場合もあれば，高齢者施設の複数の利用者の外出活動を支援する場合もある．

　このような外出活動は，作業療法士だけの力で実現するというものではなく，準備，移動中，目的地にて，多くの人たちが協力してこそ実現する活動である（図6-4-7）．費用負担や外出先での体調不良，事故の際の対処方法および責任については，関係者間であらかじめ確認しておく．作業療法士が担える支援には以下の事柄がある．

- ある外出活動がその高齢者にとって意味のある作業であることを明らかにすること
- そのことを他の人たちに理解してもらうこと

- 当日必要なリスク管理や必要な介助者の依頼なども含め，本人や周囲の人たちと共に実現化の方法を検討すること
- 外出活動で利用できる社会資源の情報を収集すること
- 移動中や目的地について，トイレやエレベーター，休憩できる所などの物理的環境，事前連絡によって確保できる手助けの有無について情報を収集すること
- 本人自身で行う動作や，介助の方法，必要な福祉用具など，対象者や周囲の人が事前に準備すべきことをリストアップし，動作や使い方の練習をすること

◆下見に行っておけばよかった

　通所施設の利用者12名で植物園にバラを見に行った．天気がよく花は美しかったが，広い園内にベンチなど座って休憩できる場所が少なかったため，杖歩行者が，予想よりも早く疲れてしまった．車椅子利用者は介護する家族が参加し，車椅子を押したが，砂利道が多く，高齢の家族は疲れてしまった．園内のトイレは洋式便器や障害者トイレはあったが，その場所まで移動するのが遠く，便利な場所にはなかった．下見に行かず，電話とインターネットのみで公園の環境を調べた作業療法士は大いに反省した．

◆島に旅行し中学校のクラス会に参加できた

　神津さんは，77歳，男性．脳梗塞後遺症の左片麻痺（Br.stage 上肢Ⅲ，下肢Ⅲ）があるデイケア利用者である．装具をつけてT杖歩行している．ある日，神津さんは，77歳のお祝いに中学校のクラス会があるので参加したいと，作業療法士に相談に来た．神津さんの出身は瀬戸内海にある島である．もう島には帰れないと思っていたが，中学校時代の友達に会いたい，と言う．クラス会は3か月先で，妻が同行できる．作業療法士は，神津さんと共に，旅行の準備をすることにした．行程は，電車，新幹線，船，バスを乗り継いで8時間くらいかかる．車椅子は持参するが，船とバスは杖歩行で移動する．泊まるのは島の旅館（1つしかない）．段差，座る場所，トイレ，移動距離などを一つひとつ確認しながら，3か月間，以下のようなことを中心に準備をした．

①毎日の散歩（自主トレ）：屋外歩行に慣れるために，妻と家の周辺を散歩する．
②トイレ動作の訓練：便器の向きや手すりの位置が異なる場合の訓練．
③段差への対応の訓練：特に船の中には段差があることが予想されるので，昇降に加えて段差をまたぐ訓練．
④電車や新幹線の駅の移動：駅に連絡をして，車椅子移動の対応を依頼する．何回か近い場所に出かけて慣れておくことをアドバイスする．

　旅行から帰ってきた神津さんは，デイケアで利用者への報告会を行った．「実際に出かけたら，想像していたよりも楽で，とても疲れたけれど，楽しかった．自分が参加したことで同級生がみんな喜んでくれた．とてもいい旅行だった．妻には感謝する」という内容だった．神津さんの旅行報告を聞いて，デイケアの皆が，外出は楽しいものだと思えるようになった．

今日では，要介護の高齢者を対象とする旅行を組む会社や旅行付添介助者派遣会社がいくつも
あり，なかには作業療法士が関わっている会社もある．有料なので誰もが利用できるというわけ
ではないが，社会資源の一つの選択肢として紹介することもできる．

6・4・3 認知症のある人の余暇活動

　認知症のある人は，余暇の時間があっても何をするかを考えることが難しい．したがって，ほ
とんどの余暇活動は，誰かに誘われる，目の前のことに参加するなど，周囲の状況の影響を受け
て開始される．活動の提供者は，提供した余暇活動が，その人にとって大切な作業か，その人は
楽しんでいるか，といった点に特に関心をもって関わるべきである．

　ボウルビー Bowlby C（1999a）は，認知症高齢者に比較的保たれている能力の一つとして手続
き記憶をあげているが，これは作業療法の重要な出発点となる（守口，2000）．手続き記憶自体は，
その状況になると無意識に発揮される記憶であるが，作業療法ではそれを意識的に育てていく．
「お上手ですね」「慣れた手つきですね」「楽しそうですね」「教えてください」など，ほめたり励
ましたりしながら，その活動に取り組んでいる場面を周囲の人に見てもらったり，ケアの申し送
りで報告したりする．認知症が重度であっても，若いときに獲得した技術は，周囲が驚くほど本
人は覚えていて，「さすが昔とった杵柄」と言われるものが多くある（図6-4-8）．なじみの活動を
通して認知症のある人は，気持ちを落ち着かせる，自信がつく，何かをした満足感をもてるなど
の貴重な体験をすることができる．

1．趣味活動

　手工芸は，認知症のある人が取り組む種目として多く用いられている．前述した老年期作業療
法で実施される種目（「6・4・1　活動種目の決定」）を参照されたい．現在の女性高齢者は，青年期，
壮年期にいろいろな手仕事を経験しているので，同じ世代に共通する手続き記憶的な活動種目が
ある．しかし，一人ひとりの人生は異なるので，例えば誰もが縫い物を好むというわけではない
ことは，いうまでもない．以下に認知症のある人に対する手工芸のポイントを，ボウルビー
Bowlby C（1999b）を参考にしてまとめておく．

①活動種目は大人向けであること．子ども向けのものは大人としての尊厳を損なうものである．
　塗り絵は，子ども用ではなく，単純であっても大人向きのものにする．
②作品の用途は明確にする．本人がすぐに忘れてしまう場合には，「娘にあげる布巾を縫ってい
　ます」などと，紙に書いてテーブルに置いておく．
③手工芸は自己表現の場なので，作品はきれいで，飾ることができるような仕上がりにする．
　そのためには，本人にあったレベルで，無理のない作業でなければならない．
　例えば「貼る」という行為自体は手指の巧緻性が保たれていれば可能であるが，紙の表裏が
　理解できなければ作品としては成り立たない．その種目や工程が本人のレベルにあっている

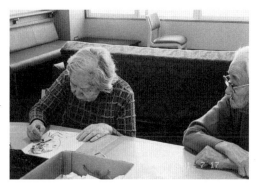
図 6-4-8　昔とった杵柄
若い頃は絵描きだったそうで，皆が見守るなか，
1日1枚の絵を描く．

かどうかは，詳細な評価が必要である．
④興味のある活動があれば，本人が遂行できるやり方や仕上がりのかたちを考える．線に添ってきちんと「切る」ことが難しくても，はさみが使えれば，紙ふぶきを作るなど自由に「切る」ことは楽しめることがある．編み物はできなくても，毛糸を巻き取ったりほどいたりすることならできることがある．
⑤工程や手順を説明する場合は，本人のわかる言葉で伝えることが重要である．例えば，「右にある箱に入れてください」と伝えたときに「右」も「箱」もわからないために指示が理解できなくても，「ここに入れます」と見本を示せばすぐわかることがある．
⑥小川（2013）は「誘い水作業」といい，職員主導で「これをしましょう」というより，活動しているところを見てもらい，参加を促すほうがスムーズであるという．それは，手続き記憶の内発的な動機づけ（「私がしないと見ておられん」）を，作業療法士が意図的に使っているからである．

　活動種目の内容がその高齢者にあっている場合には，3か月，その季節の間，半年など同じ活動を続けるのもよい．認知症高齢者自身は前回のことは忘れているかもしれないが，繰り返し行うことによって，その活動に慣れたり上達したりすることがある．

◆半年続けたら上達した
　90代の佐久間さんは明るい性格の女性であるが，認知症があり，30分前にご飯を食べたことを忘れ，入浴のために浴室に移動する間に，何のために，どこへ行くのかを忘れてしまう．藍染めを半年間やったら，指示しなくても，染め上がった布についている糸をほどいたり，布を広げたりする作業ができるようになり，「こんなに上手なら，紺屋さんからお嫁に来てほしいと言われそうだ」と笑顔で作業に取り組んでいる．

　記銘力が低下している高齢者には，自分がしたことの結果がその場でわかるような種目を選択

する．そうしないと，自分が何をして（させられて）いるのか理解できず，活動も楽しめない．
前回のことを覚えていなくても，その都度まとまりをつけることによって，毎回充実感をもつこ
とができるようにする．

◆活動の選択と計画に失敗した

　認知症高齢者の集団活動として，作業療法でちぎり絵を導入した．毎週１回の活動のなかで，参加
者が和紙をちぎり，模造紙１枚分の大きな図柄を少しずつ完成させていくというプログラムを進めた
が，皆，前の週のことを覚えていないため，少しずつ作品を仕上げていくという楽しみには結びつか
なかった．また，出来上がり予想図を作らなかったため，参加者は和紙を貼って何ができるのか，完
成するまでわかっていなかった．

2．外出

　認知症のある人は一人で外出することが難しいので，付き添っての散歩や外出は，外気に触れ，
社会と接する貴重な機会となる．散歩の時間を近所の子どもたちの下校時間に合わせて，子ども
たちと挨拶できるようにしたり，気持ちのよい午前中に，近くの公園や河原に出かけたりする．
外出すると，施設の中とは違うその人の側面を垣間見ることができる．また施設入所者にとって
地域社会は，以前に生活していた環境でもあるので，本人にとって懐かしい思い出が呼び覚まさ
れることもある．

◆「住職を紹介します」

　デイケアの近所に大きなお寺がある．しだれ桜が有名で結構参拝客も多いが，月曜日だから大丈夫
だろうと，みんなで送迎車に乗って出かけた．

　志田さんは，駐車場について車から降りるまでは，いつもと変わらなかったが，歩いて山門の前ま
で来たとたん，自分がよく知っているお寺であることに気がついたらしい．突然張り切って話し始め
た．

　「このしだれ桜は，樹齢200年といわれていて，大変古いものです．一度枯れそうになったので，何
度も樹木医に見てもらい，やっとここまでになりました」と嬉しそうにみんなに説明をした．一緒に
行った人は「そうか，そうか」と話を聞いた．みんなの真剣な表情を見て，「ちょっと，住職を紹介し
ます．待っていてください」と，志田さんは一人で歩きにくい砂利道を奥の御坊まで行き，出てきた
人と会話をして，戻ってきた．「やあ，住職は出かけているって．皆さんと会ってもらおうと思ったの
に，残念だなあ」と言う．

　デイケアでの志田さんは，言葉を発することも稀で，あいさつも返事もほとんどないままに落ち着
きなく歩き回っている様子であったので，外出に付き添ったスタッフは，この一連の行動を見てびっ
くりし，かつて志田さんが町内会で活躍していた頃の姿を思い浮かべて感動した．

　いろいろな活動場面に参加しても，楽しそうな様子やその人らしさが見えてこない，その人の
もつ特技や才能を見つけられないというような場合には，穏やかに参加できる活動を提供し，そ

の人らしさがどこにあるかを見いだすことに努める.

認知症のある人は,認知症の進行とともに重介護となり,周囲の人から見ると,もう何もできなくなったと思われがちであるが,作業療法士のかかわりによってその人らしい瞬間をつくりだすと,周囲の人もその人に対する見方が変わる可能性がある.

認知症高齢者を対象にした作業療法は,長年,臨床で積み重ねられてきた.必要に応じて,成書(衣川他,1996;大嶋他,1997;太田他,2001;日本作業療法士協会,2007;守口,2017)にあたり,研鑽を積まれたい.これらの経験の蓄積を有効に活用し,臨床の技術をさらに深め,認知症のある人の余暇活動の充実に寄与してほしい.

私たちは,高齢者にとっての余暇活動の意味と重要性を認識する必要がある.施設においても在宅の場合でも,その人らしい生活をかたちづくる余暇活動が,必要としている高齢者に十分に届けられていない現状がある.小林らは,施設入所高齢者を対象にした研究のなかで,高齢者にとって「非常に重要な活動」や「非常に楽しい活動」があることが,行う時間の長さにかかわらず,生活満足感を高めると考察している(小林他,2002).私たちは,対象者の余暇活動のすべてを支援することはできなくても,周囲の人々との連携や社会資源を駆使し,さまざまな角度から可能性を検討し,高齢者が楽しさと自分らしさを実感できる豊かな余暇時間を,生活のどこかで持ち続けられるよう,自らの専門性をかけて支援しなければならない.

● 6・5　近接援助技術を活用する

近年,高齢者ケアの分野では,いろいろな療法が展開されており,それぞれの専門技術をもった専門家によって活動が行われている.それらの近接援助技術のうち,作業療法士自身が学んだり,専門家と連携したりして比較的実践されているものを取りあげて紹介する.詳しくはそれぞれの専門書に拠られたい.

6・5・1　回想を用いた作業療法

回想とは,過去の人生経験を自由に思い出す行為やその過程(矢部,1998)である.回想法は,1960年代に米国の老年精神科医バトラー Butler RN(1963, 1980)により提唱され,その後,世界中に普及した高齢者を対象とする心理療法である(黒川,2008).回想法は,高齢者が昔を思い出すという行為を意味のある営みと捉え,専門家が意図的に働きかけたり,共感的・受容的な聞き手になることで,高齢者自身の人生の再評価やアイデンティティの強化,心理的安定やQOLの向上を図るものである.回想の手がかりとして,写真や雑誌記事,子ども時代の遊具,昔の流行歌など,いろいろな小道具を用いることが多い.

日本で用いられる「回想法」という用語には2つの内容が含まれている.

表6-5-1　グループで回想する場合

時間	30分〜40分
参加人数	4人〜6人くらい
スタッフ	2人〜3人
場所	静かで落ち着けるところ
内容	・共通の話題〔例：小学校の思い出，運動会，子どもの頃の遊び，結婚，仕事など〕 ・地域特性のある話題〔例：米作り，キノコ採り，養蚕，漁など〕
回数と期間	週1回で1か月〜3か月くらい

①レミニセンス（reminiscence）：回想，回想ワークなどといわれるもので，専門家からボランティアまでの多様な人々による幅広い実践を含む．

②ライフレビュー（life review）：自分の過去を振り返って整理し，その意味を問い直すという回想の一形態である．ときにうつ病の患者を対象に，精神的な問題解決を目的にすることもあり，特別な訓練教育を受けた専門家による療法といえる．

　老年期作業療法では，高齢者の生きてきた人生は今のその人の基盤となっていると捉え，回想そのものが目的でなくても，いろいろな場面で対象者の過去の話を積極的に聞くことは多い．例えば，評価者が，潜在化している対象者の作業遂行能力を再び発揮できないかと考え，過去の体験や作業歴，果たしてきた社会的役割とこれらを経て築かれた価値観などを知るために，ゆっくり話を聞く．その回想的な話題は，対象者がよい聞き手を得てこそ成立するという一つの作業である．

◆飼っていた犬の思い出

　末次さん（女性，85歳）は息子と二人暮らし，軽い認知症がある．デイケア利用者だが，生活歴などの情報はほとんどなかった．作業療法の実習生が末次さんを担当し，デイケアで過ごすなかで，子どもの頃の思い出を聞く時間を作った．はじめは何を聞いても思い出すことはなかった．ある日，末次さんが病院で飼っている犬を見て，とてもうれしそうにしたことから，「犬が好き？　飼っていましたか？」と聞いてみると，「とてもかわいかった，茶色の犬で，自分が散歩の係だった」と懐かしそうに話しだした．実習生は，早速，色紙に女の子と犬の絵を描き，末次さんと一緒に塗り絵をして仕上げた．末次さんはとても喜んで，その色紙をいつも車椅子の後ろのポケットに入れて大事にしていた．

　また，何人かのグループで回想する場合は，共有できる思い出がメンバー間の交流を促進するので，楽しい時間を過ごすことができる．グループで行う場合のおおよその枠組みを**表6-5-1**に示す．

　作業療法では言語的，非言語的な回想を作業遂行のきっかけとして利用してきた．治療的なライフレビューを実施するためには，心理療法の知識や技術が必要とされるため，前出の回想法のテキスト（矢部，1998；黒川，2008）などで学ぶとよい．回想を引き出すためのさまざまなアイ

デアは，作業療法においても参考になる．回想法の楽しさや充実感を知るには，100歳前後の5人の高齢者がグループ回想法で，ふるさと，遊び，学校など9つのテーマで人生を振り返る『百歳回想法』（黒川，2003）を参照されたい．

6・5・2　音楽活動を用いた作業療法

音楽療法とは，「音楽の持つ生理的，心理的，社会的働きを用いて，心身の障害の回復，機能の維持改善，生活の質の向上，問題となる行動の変容などに向けて，音楽を意図的，計画的に使用すること」（日本音楽療法学会ホームページ）である．手段には歌唱，楽器活動，音楽に合わせた身体の動き，音楽鑑賞，創作がある．日本では，1995年に全日本音楽療法連盟が発足し，それを母体として2001年に日本音楽療法学会が設立された．

音楽療法では，リズム，メロディ，ハーモニーなどの音楽の要素を用いて，歌をうたう，音楽を聴く，楽器を鳴らす，動くなどの活動を行う．そして，それらの活動をすることによって心身への刺激，非言語的コミュニケーション，感情表現，自信の獲得，社会性の育成などをめざす．

老年期作業療法で音楽を用いることは多い．なかでも，昔の唱歌や流行歌，その土地の民謡などを歌ったり鑑賞したりすること，その音楽に合わせて体操の振り付けをすることは，作業療法場面で広く行われている．特に過去の生活史において音楽とのかかわりが深かった高齢者に対しては，特定の音楽を用いることもある．

◆音楽に乗って踊る

関さんは，80歳，女性で中等度認知症がある．老人福祉施設に入所中であるが，ある日，テレビからタンゴの音楽が流れると，ソファから立ち上がって踊り始めた．気がついた男性介護職員が関さんに近寄って手を差し出すと，関さんはその手を取り，ふたりで踊った．それ以後，その職員はタンゴのCDを用意し，関さんと踊る時間をもつようにした．踊っているときの関さんは，いつも笑顔で楽しそうであった．

作業療法の活動として音楽を用いる場合は，歌の伴奏や楽器の知識・技術などに精通した人の援助があると活動の幅が広がったり，体験が深まったりする．専門家の伴奏や演奏は，参加者を音楽に自然に導く力がある．目的をよく話したうえで，協働するとよい．

6・5・3　園芸を用いた作業療法

園芸療法は，植物という対象そのものや植物が育つ自然環境，植物の育成，植物を利用して庭をつくったりする園芸やガーデニングなどの活動を，人の身体や精神機能の回復，向上に用いることである（山根，1998）．

日本には，花見や紅葉狩りといった，四季折々の植物の変化を鑑賞して楽しむ伝統文化があり，

誰もが生活史のどこかで，木の実や草花で遊んだり，野菜や花を育てることを経験している．また，盆栽が古くから老後の趣味の代表とされてきたように，特に高齢者世代の園芸への関心は高く，男女の別なくなじみのある作業として受け入れられやすい．

　作業療法では，花や野菜作りをプログラムとして導入する，生産されたものを調理して食べる，植物を押し花や染色に利用する，などさまざまな形で取り入れてきた．植物の栽培は命を育む喜びがある．また，水やりなどの世話をしなければ植物は枯れてしまうので，植物の世話は一つの役割となる．生産された野菜や花は，社会貢献の産物となり，社会参加のきっかけとなる．

◆春の準備

　染井さん（80歳，男性）は，息子夫婦が働いているため，日中はひとりになる．暖房の管理に不安があるため，このところ毎年冬の間は介護老人保健施設に入所する．染井さんの施設での仕事は，春になったら自宅に持って帰る予定のプランターに植えた玉ねぎの苗の世話である．プランターは日当たりのよい廊下のいちばん端に置いてあるので，車椅子を使っている染井さんは，毎日水を入れたじょうろを，膝の上に載せて水やりに行っていた．「みんな働いておるじゃ．自分もここでやるべきことはやっとらんとな」と染井さんは言う．

　今年は隣のプランターにチューリップの球根を植えた．3月半ば過ぎに，葉が出，つぼみも見えてきた．花が好きな入所者が毎日見に来るようになった．「かわいいもんじゃ」と染井さんは一日に何度も様子を見に来て，みんなが見に来るのも喜んでいる．

　しかし，植物の栽培は，失敗する恐れも多々ある．栽培品目の選択や土づくりに始まり，植え方，水やりの程度，育つ過程における必要な手入れ，肥料の与え方など，上手に育てるためには多くの知識・技術，経験が必要である．一度枯れてしまうとやり直しがきかない．その人の目的にあった植物でなければ，目標の達成は難しい．このような失敗がないように，やはり園芸療法の専門家，園芸の体験者との協働は大切である．作業療法士は，園芸活動において，作業姿勢の検討や自助具の適合，本人の能力と目的に見合う作業の検討などで，専門知識を発揮できる．

6・5・4　芸術活動を用いた作業療法

　芸術療法は，1942年に英国のヒル Hill A によって，結核患者を対象に絵画制作や絵画を利用するようになったのがはじまりである．わが国では，徳田（1967），中川（1993）などの草分け的研究を経て1969年に第1回芸術療法研究会が発足（1973年に日本芸術療法学会と改組）した．現在では音楽，心理劇，詩歌（俳句，連句），陶芸やダンスといった表現活動など，創作行為のあらゆる分野が包括され，「芸術療法 art therapy」と総称されている（今井，2007）．

　芸術療法は，ノンバーバルな手法を用いるという特性があり，意識下の不安や葛藤が表現されて，カタルシス効果があることも特徴である（星野，2006）．

　芸術療法は，前述のように表現活動，創作行為が包括されているので，プログラムは多岐にわ

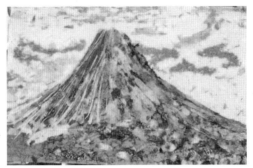

図 6-5-1　富士山（ちぎり絵．共同制作）
デイサービスの利用者で，市の文化祭に出品するために，2か月かかって制作したちぎり絵．大きさは模造紙1枚分．

たっている．例えば，マーブリング，塗り絵，スタンピング，かるた，粘土の花びん，切り抜きアート，ちぎり絵などである．これらは，作業療法でよく用いられている作業活動とも重複している．作業療法でこれらの活動を用いる場合は，その芸術の専門家，専門書（今井，2007；星野，2006）に学ぶとよい．作品の完成度を上げるコツや，材料や道具の使い方，うまくいかなかったときの修復の仕方など，実践的な技術を得ることができる．

図6-5-1は作業療法で制作した作品例である．

6・5・5　アニマルセラピーを用いた作業療法

日本でアニマルセラピーとよばれるものには2種類ある．

1．動物介在活動 animal-assisted activity（以下，AAA）

ボランティアが，犬や猫などとともに，医療施設や老人保健施設などを自由に訪問する活動で，特別な治療上の目標はなく，必ずしも医療従事者の参加は必要ない．日本で実施されているものはこのタイプが多い．詳細は日本アニマルセラピー協会のホームページを参照されたい．

2．動物介在療法 animal-assisted therapy（以下，AAT）

患者の精神的または身体的な障害の治療にいわゆる「ペット」が処方されているもの．専門的な医療スタッフが参加し，治療計画や目標を立てる．

アニマルセラピーに適した動物は，次の4つを満たすものである（日本動物病院福祉協会，2002）が，一般的には犬と猫である．

- 人との暮らしが長く，しつけがしやすい．
- 行動予測がしやすく表情豊かで親しみやすい．
- 動物がストレスを感じていることを認知しやすい．

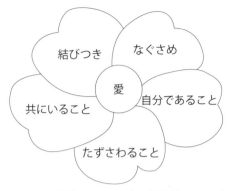

図6-5-2　認知症のある人の潜在的なニーズ
(Kitwood T/高橋誠一・訳「認知症のパーソンセンタードケア」2005, 筒井書房, p142より引用)

- 人と動物との共通感染症が明確である.

アニマルセラピーの効果として，生理学的効果（情動作用，自律神経系および内分泌系への作用など），心理的効果（自己認識の改善，身体活動の促進，意欲の向上，情緒面の改善など），社会的効果（人と人との緩衝材，協調性の促進，社会的自立など）があげられる．1960年代に心理学者レビンソンLevionson Bによってペットの存在が治療の補助的な効果をもつことが発表されて以来，さまざまな分野で研究が報告されている（田丸・戸塚, 2006）.

乗馬療法は，AAA/AATのなかでも最も古い歴史があり，身体への直接的な効果を含む心身両面への効果が認められており，治療方法の基準が確立している（田丸・戸塚, 2006）.

作業療法士は，AATの推進団体などと連携し，動物好きの高齢者が動物と触れ合える機会を提供したり，ペットの飼い主としての役割を果たしたい人や，金魚や熱帯魚にエサをやったりながめたりして楽しみたい人を，飼育に詳しい人とともに支援する.

6・5・6　作業療法も基盤としている2つの理論―パーソンセンタード・ケアとバリデーションセラピー

パーソンセンタード・ケアとバリデーションセラピーは，いずれも認知症ケアのために構築された理論であるが，作業療法の実践においても，対象者とのかかわりのなかで生かされるべきものであるため，ここで紹介する.

1．パーソンセンタード・ケア person-centered care

パーソンセンタード・ケアは，キットウッドKitwood Tが，1980年代に英国で実践し，1998年に研究と業績が認められた認知症ケアの理念である.

キットウッドは，認知症のある人のパーソンフッドpersonhoodを維持することが認知症ケアの目的であるとした．キットウッドは長時間観察することによって，認知症のある人の心理的な

表6-5-2　バリデーションの14のテクニック
(Feil N 著, 藤沢嘉勝・監訳「バリデーション　第2版―認知症
の人との超コミュニケーション法」2002, pp62-74 より筆者作
成)

①センタリング（精神の統一, 集中）
②事実に基づいた言葉を使う
③リフレージング（本人の言うことを繰り返す）
④極端な表現を使う（最悪, 最善の事態を想像させる）
⑤反対のことを想像する
⑥思い出話をする
⑦真心をこめたアイコンタクトを保つ
⑧曖昧な表現を使う
⑨はっきりとした, 優しい声で話す
⑩ミラーリング（相手の動きや感情に合わせる）
⑪満たされていない人間的欲求と行動を結びつける
⑫好きな感覚を用いる
⑬タッチング
⑭音楽を使う

ニーズ（**図6-5-2**）を導き出し, 人としてこれらのニーズが満たされていることが重要であること
を示した. すなわち, 自分であること identity, たずさわること occupation, 共にいること in-
clusion, 結びつき（愛着）attachment, なぐさめ（くつろぎ）comfort である. そして, たとえ認
知症が進行しても, 認知症の状態は, このニーズが満たされているかどうかによって, よい状態
であったり, 悪い状態であったりと変化する. 例えば, よい状態は, 表現できること, 役に立と
うとすること, 自尊心を示すことなどで, 悪い状態は, がっかりしているときに誰からも相手に
されない, 恐怖, 痛み, 不快感などである. そして, そのときどきの認知症の状態は, パーソン
センタード・ケアにもとづいた認知症ケアマッピング（dementia care mapping；DCM）によって
評価する. DCM は, 6時間の観察評価によってよい状態と悪い状態を6段階であらわすもので,
結果はケアチームにフィードバックされる. ケアチームは認知症のある人の立場に立って話し合
い, ニーズを満たすようなかかわりをめざす（Kitwood, 2005）(DCM 評価者はマッパーといわれ,
研修が必要な資格である).

　キットウッドが提示した認知症のある人の心理的ニーズは, 認知症のある人ばかりではなく,
人間がみな同じようにもっているものである. そしてパーソンフッドを維持して生きること, そ
のことを支援することも, 近年の認知症ケアの現場では一致して取り組まれている. 作業療法も
例外ではない.

2．バリデーションセラピー validation therapy

　バリデーションは, 心理療法の一つとして行われていたが, ここで紹介するバリデーションセ
ラピーは, 1980年代後半から1990年代にかけて, 米国のソーシャルワーカーであるナオミ・フェ
イル Feil N が認知症のある人（特にアルツハイマー病の人）に対するコミュニケーション技法と
して提唱し, 世界的に広まったものである.

バリデーションセラピーは，認知症のある人が感じている世界や現実を否定せずに寄り添うことを原則とする．フェイルによると，認知症のある人は，一般に4つのステージを進みつつ，人生の最終段階でやり残した課題を解決しようと奮闘している．すなわち，①認知の混乱，②日時，季節の混乱，③繰り返し動作，④植物状態，である．各ステージの特徴を捉え，それぞれの人のステージにあったコミュニケーションを用いることで，援助者は認知症のある人に尊敬と共感をもって関わろうとするものである．バリデーションのテクニックは14あり（**表6-5-2**），それぞれのステージに応じた，これらのテクニックの使い方が示されている（Feil, 2002）．

フェイルは，認知症の見当識障害のある人に対しての関わり方を提案しているが，認知症の有無にかかわらず，相手を否定せず尊厳をもって向き合うことや，その人にあわせたコミュニケーションをとることの大切さは，作業療法士にとっても基本である．

▌ 6・5・7　その他の療法

作業療法で直接に用いることは少ないが，近接領域で行われている療法は多岐にわたる．

1．アロマセラピー aromatherapy

アロマセラピーは，一般的には精油（エッセンシャルオイル），または精油の芳香や植物に由来する芳香を用いる療法で，病気や外傷の治療，病気の予防，心身の健康やリラクゼーション，ストレスの解消などを目的として行われる．精油を使った医療はアラビアやヨーロッパで昔から行われている民間療法で，日本では江戸時代にオランダ医術が入ってきたときに，精油が薬として利用された．その後1980年代に美容マッサージとして導入されたが，公的な資格はない．日本アロマ環境協会が，セラピスト，インストラクターの検定試験などを行っている．

2．タクティールケア

タクティールケアは，1960年代にスウェーデンで確立した，肌と肌とのコミュニケーションに重点をおくマッサージである．スウェーデンでは認知症のデイケア，グループホーム，ナーシングホームなどで日常的に取り組まれ，コミュニケーションツールとして確立されている．タクティールケアの認定試験は，日本スウェーデン福祉研究所が行っている．

3．化粧療法

化粧療法とは，心理学的な療法の一つで，化粧や身だしなみを整えることによる，気分の高揚や社交性・積極性の増大などの心理的効果を期待するものである．化粧療法の効果についてはいくつかの報告がある（永友他, 1998；堤, 2001；黒瀬他, 2003；島田他, 2006）．化粧の効果は，すべての人に期待できるものではなく，生活歴や習慣，好みなどに左右される．

4．ドールセラピー

　ドールセラピーは，オーストラリアのダイバージョナルセラピー（気晴らし療法）から生まれたもので，認知症のある人に赤ちゃんの人形を抱かせることで，その人の感情にアプローチし，認知症の症状を和らげようとする療法である．特に女性の場合は，自分の子育てを思い出し，生きがいを見つけたり自信を取り戻したりすることが期待できる．

　人形を渡すことで，子ども扱いされたと感じたり，プライドが傷ついたりする可能性があるので注意する．また，人形を抱いていると，他の人から馬鹿にされる可能性もある．そのようなことのないように，その人の尊厳を守りながら行うことが必要である．

◆引用文献

アクティビティ研究会・編（2010）．アクティビティと作業療法．三輪書店．

Bowlby C（1999a）．痴呆で残存する機能．Bowlby C，他著「痴呆性老人のユースフルアクティビティ」pp46-50．三輪書店．原著は，Bowlby C（1993）．Therapeutic Activities with Persons Disabled by Alzheimer's Disease and Related Disorders. Aspen Publishers, Maryland.

Bowlby C（1999b）．治療アクティビティの実際．Bowlby C，他著「痴呆性老人のユースフルアクティビティ」pp127-130．三輪書店．原著は同上．

Butler RN（1963）．The life review：An interpretation of reminiscence in the aged. Psychiatry 26, 65-76.

Butler RN（1980）．The life review：An unrecognized bonanza. Int J Aging Hum Dev 12, 35-38.

Elias N（仲居　実・訳）（1990）．死にゆく者の孤独．法政大学出版局．

Engström B（高橋正樹，中村勝代，光野有次・訳）（1994）．からだにやさしい車椅子のすすめ．三輪書店．

Feil N（藤沢嘉勝・監訳，篠崎人理・高橋誠一・訳）（2002）．バリデーション　第2版─認知症の人との超コミュニケーション法．筒井書房．

藤田佳男，三村　將，元木順子，島田直樹，飯島　節（2017）．後期高齢者の運転実態─高齢者講習時における調査．OTジャーナル51，1010-1012．

外務省ホームページ．障害者の権利に関する条約第二条（定義）．URL：https://www.mofa.go.jp/mofaj/fp/hr_ha/page22_000899.html

長谷川　洋（2015）．高齢者等のための住宅バリアフリー改修の計画手法に関する研究．国土交通省国土技術政策総合研究所．p72．URL：http://www.nilim.go.jp/lab/bcg/siryou/tnn/tnn0825pdf/ks082507.pdf（参照日2018年7月1日）．

橋本浩三（2013）．作品づくりがもたらす影響─老人保健施設での実例を通して．OTジャーナル47，pp114-117．

廣瀬秀行，木之瀬　隆（2014）．高齢者のシーティング　第2版．三輪書店．

Hoffer MM（1976）．Basic considerations and classifications of cerebral palsy. In American Academy of Orthopaedic Surgeons：Instructional course lectures Vol. 25, St Louis, The C. V. Mosby Company, pp97-98.

堀井大輔，亀井雄一（2015）．高齢者の概日リズム睡眠障害．ねむりとマネージメント2，18-22．

星野良一（2006）．芸術療法．金芳堂．

今井真理（2007）．芸術療法の実践．遠藤英俊・監，今井真理・著「高齢者の芸術療法─認知症介護予防プログラム」弘文堂．pp31-53．

Iwama MK（松原麻子，他訳）（2014）．川モデル─文化に適した作業療法．三輪書店．pp90-91．

岩谷清一（2014）．2　車椅子・クッションの選択と調整．リハビリナース　7，571-576．

川口淳一（2006）．リハビリテーションの不思議─聞こえてくる，高齢者の＜こえ＞．青海社．

衣川満哉，角田純子，鈴木明子，守口恭子，三島順子（1996）．作業療法の実際．日本精神病院協会・監「痴呆性老人のための作業療法の手引き」ワールドプランニング．pp51-164．

Kitwood T（高橋誠一・訳）（2005）．認知症のパーソンセンタードケア─新しいケアの文化へ．筒井書房．

小林法一，宮前珠子（2002）．施設で生活している高齢者の作業と生活満足感の関係．作業療法21，472-481．

小菅　律（2017）．健常高齢ドライバーにおける運転行動．OTジャーナル51，982-988．

黒川由紀子（2008）．認知症と回想法．金剛出版．pp76-85．

黒川由紀子・文，小野庄一・写真，大塚宣夫・監（2003）．百歳回想法．木楽舎．

黒瀬亜由美，倉田健一，西川　正（2003）．慢性統合失調症患者に対する"化粧"の効果—意志の側面から．作業療法 22，62-68.

守口恭子（2000）．生活歴を踏まえたプログラムの計画立案．OT ジャーナル 34，459-463.

守口恭子（2017）．高齢期における認知症のある人の生活と作業療法　第 2 版．三輪書店．

森山　泰（2013）．現実見当識訓練法．中島健二，天野直二，下濱　俊，他・編「認知症ハンドブック」医学書院．pp263-267.

永友正子，大賀厚子，吉田ヤエ子，小川智美，他（1998）．痴呆老人の快の感情表出を促す援助—日常生活援助に化粧行為を取り入れて．精神科看護 25，47-51.

中川保孝（1993）．芸術療法．牧野出版．

日本アニマルセラピー協会ホームページ．animal-t.or.jp/animal-assisted-therapy/

日本動物病院福祉協会（2002）．CAPP 訪問活動マニュアル指導者用．日本動物病院福祉協会．

日本音楽療法学会ホームページ．www.jmta.jp

日本作業療法士協会・編（2003）．作業・その治療的応用　改訂第 2 版．協同医書出版社．

日本作業療法士協会（2007）．認知症高齢者に対する作業療法の手引き（改訂版）．日本作業療法士協会．pp31-37.

日本作業療法士協会（2017）．活動と参加につなげる離床ガイドブック　実践編．www.jota.or.jp/wp-content/upload/2011/04/guide-jissen.pdf.

野村　歡，橋本美芽（2012）．OT・PT のための住環境整備論　第 2 版．三輪書店．

小川敬之（2013）．作業療法．中島健二，天野直二，下濱　俊，冨本秀和，三村　將・編「認知症ハンドブック」医学書院．pp282-287.

太田篤志，鎌倉矩子，石附智奈美，高畑進一，斎藤恭子（2001）．重度痴呆患者の日常生活を満たす作業．作業療法 20，241-250.

大田仁史（2010）．脳卒中者の集団リハビリテーション訓練の 13 原則．三輪書店．pp15-17.

大嶋伸雄，進藤図南美，川辺郁代，稲庭千弥子，山田　孝（1997）．女性痴呆患者における調理活動の治療的効果の検討．作業療法 16，201-208.

世界保健機関（WHO）（2002）．ICF 国際生活機能分類—国際障害分類改定版．中央法規出版．

島田智織，秋元陽子，小林幸子，梶原祥子，他（2006）．リハビリテーション期にある患者への化粧療法への取り組み—ユニフィケーションの視点から．茨城県立医療大学紀要 11，163-171.

田ヶ谷浩邦，内山　真（2001）．睡眠・生体リズムと老化．老年精神医学雑誌 12，251-258.

田丸政男，戸塚裕久（2006）．アニマルセラピー．金芳堂．

テクノエイド協会ホームページ．URL：http://www.techno-aids.or.jp/

テクノエイド協会・編（2013）．福祉用具シリーズ Vol.18　福祉用具プランナーが使う高齢者のための車椅子フィッティングマニュアル．

徳田良仁，岡部祥平（1967）．絵画療法と精神療法．病院精神医学 18，67-84.

東京商工会議所・編（2016）．改訂 4 版　福祉住環境コーディネーター検定試験 2 級公式テキスト．

堤　雅恵（2001）．老人保健施設入所者に対する化粧の効果．山口県立大学看護学部紀要 5，75-80.

渡辺展江，佐藤範幸（2012）．高齢者領域における和の作業療法．OT ジャーナル 46，pp1282-1286.

矢部久美子（1998）．回想法．河出書房新社．

山根　寛（1998）．園芸療法．OT ジャーナル 32，125-127.

山根　寛（2012）．ハレとケ—行事がつむぐ生活—四季の行事と作業療法．OT ジャーナル 46，pp1255-1259.

山根　寛（2018）．ひとと集団・場　新版．三輪書店．

7

リスク管理

7・1　リスク管理の基本

7・2　身体運動のリスク管理

7・3　よくみられる症状・病態

　7・3・1　脱水

　7・3・2　低栄養

　7・3・3　転倒・骨折

　7・3・4　褥瘡

7・4　救急時の対応

7・5　生活のなかのリスク管理

　7・5・1　緊急時・災害時の対応

　7・5・2　詐欺，押し売り

　7・5・3　安全な暮らしのために

　　　　　片づけ・整理　　浴室周辺　　福祉用具　　服薬

7・6　認知症のある人のリスク管理

　1．中核症状によるリスク　　記憶障害　　見当識障害　　失語

　2．行動・心理症状（BPSD）によるリスク　　徘徊　　異食　　収集癖

　3．認知症の種類によるリスク

　　　　　アルツハイマー病　　レビー小体型認知症

　　　　　血管性認知症　　前頭側頭型認知症

7 リスク管理

リスク管理という概念は，情報・経済，特に金融や宇宙工学などの領域で構築されていて，本来は医学的概念ではない．医学においては，すべての行為・事態にリスクが伴い，リスク管理とは専門的知識・技術の統合のうえに成り立つといわれている（二木，2000）．その意味では，私たちリハビリテーション専門職は，常にリスクを認識し，管理しなければならない．

この章では，リスク管理の基本，身体運動のリスク管理，よくみられる症状・病態，救急時の対応，生活のなかのリスク管理，認知症のある人のリスク管理についてまとめた．

● 7・1　リスク管理の基本

上記のようにリハビリテーション医学においては常時，リスク管理を伴うものである．そして老年期にある高齢者は背景に老化の進行があり，基本的能力である予備力，回復力，適応力，免疫力の低下もあることから，さらに強いリスク管理の意識をもって関わらなければならない．

また，リスク管理には連携が必要で，医師はもちろんのこと，対象者に関わる多職種の連携によって情報交換し，その情報を共有しなければならない．本人・家族に日頃の生活の話を聞くなかで，リスク管理に関する観察のポイントや潜在的なリスクに気づく可能性もある．

一般的な臨床検査結果は，健康状態の判定や潜在する疾患の発見に役立つが，高齢者は真の健常者が少ないこと，生理機能の低下とそれに伴う検査値の変動には大きな個人差があることから，すべての高齢者に適応できる基準範囲を求めることは困難であるという（矢冨，2010）．また，高齢者では代謝機能や排泄能などの予備力が低下しており，一般成人の基準値をそのまま使用すると過剰診断，過剰治療につながるともいわれる（下方，2008）．このように，高齢者では検査結果も一般成人の場合と区別して考えることが必要である．

● 7・2　身体運動のリスク管理

身体運動におけるリスク管理としては，循環器症状についてのアンダーソン Anderson の基準，あるいはそれを改変したものがある．ここでは，「機能訓練施行と循環器症状の注意」（江藤，2010）から引用する（**表7-2-1**）．

しかし，高齢者の場合は，一般的な基準に照らし合わせるだけではリスク管理としては不十分で，その基準を念頭に置きつつ，日頃の安静時の検査値と比較することが必要である．疾患がある場合には，主治医との連携が重要である．

以下に作業療法の活動をするときの一般的注意点をあげる．

①集団で行う体操は，ゆっくりしたペースで行い，過激なことは避け，比較的弱い人のペース

表 7-2-1　機能訓練施行と循環器症状の注意

(江藤文夫：機能訓練施行と循環器症状の注意. 大内尉義, 秋山弘子・編「新老年学　第 3 版」2010, 東京大学出版会, p1446 より引用)

A．PT，OT などの訓練を行わない	B．途中で休止し様子をみる
1．安静時の脈拍 120/分以上	1．脈拍が運動前の 30％以上増加，または 120/分以上
2．拡張期血圧 120 以上	2．1 分間 10 回以上の期外収縮
3．収縮期血圧 200 以上	3．動悸，息切れの出現
4．心房細動以外の著しい不整脈	C．訓練中止
5．安静時の動悸，息切れあるいは気分不快（悪心，嘔吐，めまいなど）	1．5-10 分休んで，B 症状持続
6．明らかな心不全症状	2．運動中に脈拍 140/分以上
7．動作時に狭心痛しばしば	3．運動中に収縮期血圧上昇 40 以上または拡張期血圧上昇 20 以上

血圧や脈拍数は平常時の安静時所見が参考にされ，立ちあい医師の判断により基準が引き上げられることもある．

に合わせる．一つの運動が終わったら，ひと呼吸休みを入れて参加者を見渡し，呼吸の乱れはないかなどを確認する．

②参加者をよく観察し，身体の動きや顔色などで疲労度や体調の悪さに気づくことが大切である．

③運動時のけがに注意する．例えば次のようなことがある．

- 車椅子や椅子に座って体操をしていて，前かがみになると前方に転落する．
- 風船をつこうとしてバランスを崩し，転倒する．
- マット運動のために床に敷いてあるマット上に降りようとして，車椅子から転落する．
- 立位が安定していても，運動するとバランスを崩すことがある．
- 体操中に，隣りの人と手がぶつかって，けがをすることがある．

④移動時の転倒には，次のようなときに注意する．

- 物を運ぶ．
- 狭いところで誰かとすれ違う．
- 何かに気を取られる．

⑤疲れたときは休むようにする．

⑥オーバーワークで，ひざの痛みが強くなったり，疲労が出たりしないように注意する．

⑦歩行訓練には，何かあったときにすぐに手で支えられる距離で付き添う．

7·3　よくみられる症状・病態

日々の実践でよくみられる症状・病態をあげる．

表 7-3-1　低栄養の要因

(葛谷雅文：低栄養. 大内尉義, 秋山弘子・編「新老年学　第3版」2010, 東京大学
出版会, p585 より引用)

社会的要因	疾病要因
貧困	臓器不全
独居	炎症・悪性腫瘍
介護不足	薬剤効果
孤独感	歯科的・咀嚼の問題, 嚥下障害
栄養に関する知識不足	身体障害
精神的心理的要因	疼痛
認知機能障害	加齢の関与
うつ	臭覚, 味覚障害
窒息の恐怖	食欲低下（中枢神経系の関与）

7·3·1　脱水

　脱水は, 体内の水分量が減少した状態をいい, 体内総水分量は成人男性で体重の約60%, 女性で50%を占める. 体内水分量の3分の2が細胞内液であるが, 高齢者は細胞内液が少なく, 水分の調節が困難なため, 脱水症状を起こしやすい. 夏は高温になり, それに加えて冷房機器の適切な調節が難しい場合には室内がさらに高温になる. また, 冬は, 暖房機器（例えば電気毛布・電気敷布など）を使うことで発汗が起きてしまう. このように日常的に脱水は起こるし, 下痢や嘔吐, 利尿剤の使用などでも起こる場合がある.

　高齢者に必要な一日の経口水分摂取量は, 一般に食物中の水分量を含めて約1,200 ml 以上といわれているが, 高齢者は口渇感が低下しているので, 脱水時に自覚して飲水量を増やすことは難しいし, 例えばトイレに行くのが面倒などの理由で, 水分摂取を控える高齢者はまれではない.

　脱水の症状は, 舌乾燥, 皮膚乾燥, 尿量減少, 発熱, 全身倦怠感, 意識障害などである. 脱水が高度になると混迷, 興奮, 昏睡などをおこす.

〈生活との関連〉

- 日頃から水分の経口摂取に心がけ, 習慣化する. 例えば食事以外に, 10時, 15時などに休憩をとり, お茶を飲むことを促す.
- 脱水の診断は血液生化学検査で判断されるが, 生活のなかでは, 舌や皮膚の乾燥. 尿量減少, 発熱などに早期に気づき, 水分を経口摂取してもらうことが大切である.

7·3·2　低栄養

　介護施設入所者, 在宅療養中の高齢者の3, 4割が低栄養であるという（杉山他, 2000）. 身体の栄養状態は, 血液中に含まれているタンパク質の血清アルブミンを指標にする. 例えば, 東京都健康長寿医療センター研究所は, 介護予防事業における低栄養状態のスクリーニングポイントを3.8 g/dl としている.

低栄養の要因には，表7-3-1のようなものがある．独居の高齢者は，ADLが自立していても十分な食事を摂取していなかったり，食事内容が偏っていたりする．また，ADLが自立していない場合には，十分な介護力がなければ，それだけで栄養障害のリスクがあるといえる（葛谷，2010）．

栄養状態が良好であれば，老化の進行も遅くすることができ，体力維持も可能であるが，低栄養状態は，生活や生命予後に直接影響する．

また，近年，着目されているサルコペニア（Sarcopenia，筋肉減少症）は，高齢者の転倒・骨折などを引き起こす大きな原因であるが，その発症には低栄養による筋蛋白合成基質の不足による筋肉量の減少が関連している（大荷，2008）

〈生活との関連〉

- 全身の栄養状態を正確に把握するために栄養評価を行う．
- 食前には唾液分泌の促進のため，食後には口腔内に残った食物の誤嚥の防止と口腔内の細菌繁殖の抑制のため，食前・食後の口腔ケアを行う．
- 適切な食事摂取量の指導を行う．
- 介護を要する高齢者の場合は，介護の仕方，介護者との関係などを評価する．例えば，介護者のペースで食べ物を差し出していて高齢者のペースでゆっくり食べられない，介護者に遠慮して要求や希望が言えない，などがあり得る．
- いつも一人で食事をしている人の場合には，自治体の配食サービスなどの栄養バランスがよいものを紹介するなど，食事がすすむ環境をつくる．

7・3・3　転倒・骨折

高齢者は，転倒によって約7割が何らかのけが，1～2割が骨折するという．このように転倒をきっかけにして，ADLの遂行が妨げられ，回復に時間を要しているうちに，寝たきりの状態になったり，心身機能が低下したりする．

転倒のリスクはさまざまあるが，内的要因と外的要因に分けられる（表7-3-2）．

これらの要因をみると，高齢者は老化が背景にあることから，転倒のリスクは高いといえるが，そうであっても老化の進行を遅らせたり，健康な状態を維持する努力によって，リスクは軽減される可能性がある．市町村の介護予防事業では，積極的に転倒予防教室などが展開されている（大渕・編著，2005；大渕他，2005）．

また，東京消防庁が救急搬送した転倒事故の発生場所は，1位が「住宅等居住場所」であり，さらに住宅のどこで発生しているかをみると，1位「居室・寝室」，2位「玄関・勝手口」，3位「廊下・縁側」，4位「トイレ・洗面所」，5位「台所・調理場・ダイニング」となっている（東京消防庁ホームページ）．このデータから推測できることは，居室や寝室に，つまずきそうなものがあるということである．布団や読みかけの新聞や雑誌，電気のコードなどの日常の用具につまずいたり，よけようとしてバランスを崩すことが転倒のきっかけになっている可能性がある．しかし，油断していたり，何かに気を取られたりすると，つまずくものがなくても転倒する場合もある．

表 7-3-2　転倒のリスク

〈内的要因〉
・老化
　　筋力低下，筋持続力低下，運動速度低下，反応時間延長，姿勢反射低下，平衡機能低下，深部感覚
　　低下
・身体的疾患
　　①循環器系（不整脈，起立性低血圧，高血圧，心不全，虚血性心疾患，一過性脳虚血発作など）
　　②神経系（パーキンソン症候群，小脳障害，認知症など）
　　③筋骨格系（骨関節炎，関節リウマチ，骨折など）
　　④視覚―認知系（白内障，緑内障など）
・薬物
　　睡眠薬，精神安定薬，抗不安薬，抗うつ薬，降圧利尿薬，抗パーキンソン病薬など

〈外的要因（物理的要因）〉
　　敷居，段差，滑りやすい床，履物（スリッパ，サンダル），電気コード，玄関の上り框など

　認知症のある人は，周囲に対して注意を払って歩行していないため，転倒のリスクは高い．前述の東京消防庁の報告をみても居室での転倒事故が多い．認知症のある人の居室は，使用した後の物の片づけができず散乱していることが推測されるので，日々の介護のなかで整理整頓が必要である．

　さらに，認知症のある人に対して，転倒予防のために身体拘束が行われている病院がある．介護保険施設では，身体拘束の禁止（2000）があり，抑制は禁止になった（第10章参照）が，急性期病院では，車椅子やベッドからの立ち上がりを予防するために，やむを得ず抑制することが続いている．認知症のために，今，自分が立ち上がれない状態であることが認識できない人にはどのように対処するべきか，私たちは真剣に向き合わなければならない．

〈生活との関連〉
・身体機能の維持・向上が有効であるため，具体的には筋力トレーニングやバランス機能の訓練などを行う．
・普段住んでいる居室を整理・整頓するように勧める．

7・3・4　褥瘡

　褥瘡は，皮膚の局所を持続的に圧迫することで血流障害が起こり，虚血性皮膚壊死に至る皮膚潰瘍である．

　褥瘡のリスクはさまざまであるが（表7-3-3），局所だけでなく，全身状態に関連していることがわかる．しかし，もっとも重要なことは，自分で体位変換できない場合に生じることが多いことで，ベッド上寝たきりであったり，手術のために身体を動かせない状態にある高齢者には特に褥瘡対策が必須である．

　褥瘡の好発部位は，背臥位では，肩甲骨，仙骨部，踵部，側臥位では，大転子部，外踵部などである．初期には，圧迫された部分の皮膚が赤くなる程度であるが，進行すると次第に腫脹し，

表 7-3-3　褥瘡発生のリスク

局所要因	圧迫，摩擦，皮膚の乾燥，湿潤
全身要因	低栄養，貧血，知覚・運動麻痺，意識障害 失禁，発熱，脱水，痩せている

硬くなってきて，組織壊死となる．その後は皮下脂肪組織や筋肉組織にとどまらず，骨や関節に及んで骨髄炎や関節炎に至るものもあり，褥瘡に細菌感染が生じると敗血症の原因にもなる．

日常の実践では，例えば，上体を起こすためにベッドを30度以上に起こしたときに，体の痛みを訴える人や，窮屈なリハビリシューズによって踵部分に発赤ができる人もいる．その段階で私たちが気づき，それ以上重篤にしないようにすることが重要である．

〈生活との関連〉

- 褥瘡を作らないことが最も重要である．
- 栄養状態を改善する．
- 除圧のため，3時間に一度の体位変換をする．
- 姿勢を補強するマット・パッドなどの福祉用具を使用して患部への除圧をする．
- 直接皮膚に触れる寝間着やシーツは柔らかいものにして摩擦を避ける．
- 日頃から尿素軟膏を塗布するなどスキンケアをする．
- 早期の褥瘡を見逃さず，治療する．

7・4　救急時の対応

日頃からどんなにリスク管理していても，高齢者に急変は起こり得ることである．宮原（2000）は，応急手当の手順を図7-4-1のように示している．

例えば，訪問作業療法において一人で対象者の在宅訪問をする場合は，前もって人工呼吸法，心マッサージ法など，消防署で行う基礎的な講習を受けておくとよい．突然，救急時の対応といってもなかなか動けない．救急時については，しっかり学ぶ必要があるので，詳しくは成書に拠られたい．

そんなことはめったにないと思っていても，急変はおこる．例をあげる．

◆あわてて窒息寸前に

湯本さんは中等度の認知症があるが，心疾患もあり15年前にペースメーカー植え込み術を受けている．いつも朝9時の訪問作業療法を楽しみにしていたが，その日湯本さんはたまたま寝坊してしまい，いつもの時間に朝食を終えることができなかった．作業療法士が9時に訪問し，ゆっくり湯本さんの座っているところに行くと，いつもなら「おはようございます」と湯本さんのほうから言うのに，何か様子が変である．いつもと違う．両頬は膨らんでいて，顔が蒼白である．「どうしましたか？」と聞いても反応がない．作業療法士が，とっさに口の中を調べたら，何か食

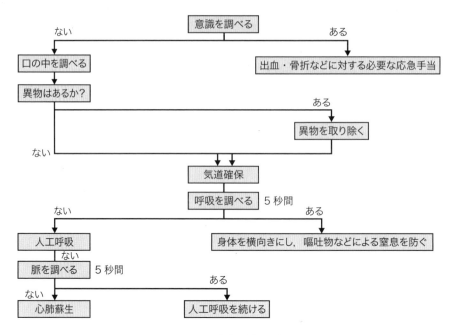

図 7-4-1　応急手当の手順
(宮原伸二「老いを支える医療福祉　第 2 版」2000, 三輪書店, p76 より引用)

べ物が詰まっている．湯本さんは目に涙を浮かべて苦しそうにしているので，下を向いてもらい，作業療法士の指で口の中のものをかき出した．大量の食べ物が出てきて，全部食べ物を出したら，湯本さんは，「ああ，苦しかった！」と言うことができた．その日の作業療法は中止にして，湯本さんはベッドで休んだ．

あとで考えると，食事が終わらないうちに作業療法の時間になり，あわてて残った食事をみな口に入れてしまおうと思ったのではないか．本人も家族も作業療法士も，びっくりした朝だったが，救急車は呼ばずに済んだ．

7・5　生活のなかのリスク管理

以上が，医学的なリスク管理の概要である．しかし，生活にはいろいろな場面があり，当然さまざまなリスクがある．特に，通所や訪問サービスの利用者は，地域で暮らしている在宅の高齢者なので，医学的なリスク管理だけでは生活は守れない．作業療法士の立場で，生活のなかで支援できる高齢者のリスクについて考えてみる．これは，リスクのほんの一部であるが，これをヒントとして対象者の生活のなかにあるリスクを想像し，対処してほしい．

7・5・1　緊急時・災害時の対応

緊急時・災害時の対応は，日頃から準備をしておくことが必須である．災害時の避難は，それ

ぞれの自治体で出されている手引き（災害時要援護者支援の手引きなど）も参考になる.

- 避難路の確保：自宅からどのように屋外に出るか, 避難路を確認する. どのくらいの時間がかかるか, 練習する.
- 避難手段の確保：居室からどのようにして屋外に出るか, その手段（歩行, 車椅子, 背負う, 二人で抱えるなど）を考えておく.
- 必要最小限の携行品：常備薬, 血圧計, 緊急時用の医療情報, 水筒などを持ち出せるようにまとめておく.

普段, 自立歩行でも, あわてると不安定になったり, 夜間は時間がかかったり, 体調が悪いときにはふらふらしたりするので, そのことも念頭に置く. 普段はなんとか自分で歩けても, 緊急時用に自宅に車椅子を置いておく人もいる.

訪問時の緊急対応については, あらかじめ本人・家族に希望を聞いておく. 緊急時には, 作業療法士が所属する病院や訪問看護ステーションに連絡をして判断を仰ぐのはもちろんであるが, 本人や家族がどうしてほしいのかが大切である.

そして日頃から, ケアマネジャーを含めて, 緊急時の対応の手順を決めておくこと, それを誰でも見ることができるように表示をしておくことが必要である. 例えば, どの家族に連絡をとるのか, 訪問看護ステーションから病院へ連絡をするのか, 付き添うのは誰にするのか, などである. 私たちにできることは, 日々のかかわりのなかでこれらを確認しておくことである.

7・5・2 詐欺, 押し売り

高齢者は, 詐欺や押し売りに狙われやすい. 例えば, 電話での「オレオレ詐欺」は, 多発すれば警察が電話や家庭訪問で日常的に指導する地域もある.「オレオレ詐欺」を体験した人に聞いてみると, 突然の電話であわててしまい, 普段の判断力を失った, という.

このようなことに対して, 私たちができることはそれほど多くないが, 少なくともそのような状況におかれながら日々暮らしている高齢者に対して, 共感をもって話を聞くことは必要である. 体験を話すことは, ほかの高齢者にとっては貴重な情報になるし, 警察に届ければ, 警察は近所でこのようなことがあった, と住民に注意を喚起できる. 予想外のことが突然おこると対処できないが, 普段から意識していれば対処できる可能性がある. 被害にあってしまった場合には, 恥ずかしいので黙っているのではなく, 自分だけではなくみんな同じなのだ, と思えるようになるとよい.

7・5・3 安全な暮らしのために

ここでは, 毎日の生活に潜むリスクをあげる. これらのリスクを解決するために, 対象者の生活に分け入って無理に指導するわけではない. 作業療法士として学んできたことを, 機会を捉えて伝え, 知識や経験を生かしていく努力をする.

片づけ・整理：

屋内の事故のところで述べたが（「7・3・3　転倒・骨折」参照），高齢者の事故で救急車が出動するのは，屋内，特に居室の事故が多い．敷いてあるふとんに引っかかる，置いてある新聞の上で滑る，物をまたぎそこなうなど，物理的環境といっても段差などの構造的な障害物ではなく，暮らし方である程度は解決できるものである．それは，居室に限らず，ほかのところでも同じような状況であることが推察される．

- 階段：一段一段の段面の両端に物が置いてある．通れなくはないが，昇降時に物に引っかかって転倒する可能性がある．
- 廊下：段ボールなど，普段使わないものが積んであり，通れなくはないが，緊急時の避難路としては使えない
- 勝手口：出入口として利用していないので，物がたくさん置いてある．普段は必要なくても，緊急時に有効である．
- 物干し：背伸びしなければ届かない．20 cm 程度低くするだけで干しやすくなり，転倒の危険が少なくなる．

浴室周辺：

- 風呂場：バリアフリーになっていても，冬などは室温が寒い．入る前に湯気などで浴室を温めると室温と湯温の差が少なくなる．
- 脱衣場：立位が安定していても，脱衣場には椅子を置く．衣服の着脱には，姿勢の変換が多いし，湯上りでふらつくこともあるので，座位で行う．

福祉用具：

維持管理が行われているか，安全か確認をする．杖の先ゴムのすり減り，車椅子の前輪の可動状態やねじのゆるみ，ブレーキの利き具合，電動ベッドの異常音などに注意する．

服薬：

高齢者は，複数の薬を飲んでいることが多い．処方どおりに飲めているかを確認する．近年は，薬局で服薬支援を行うようになったが，そのサービスを高齢者や家族が知らないこともある．また，飲み忘れ防止に対してもさまざまな福祉用具が開発されていたり，服薬の注意喚起のためにアラームを使うという方法もあり，服薬支援の選択肢は多くなっている（テクノエイド協会，2017）．かかりつけ薬局に相談するのもよい．

● 7・6　認知症のある人のリスク管理

ここでは，認知症のある人のリスク管理について述べる．認知症があっても高齢者であれば，これまで述べたようなリスクはみなあると考えてよいが，認知症の症状のためにさらにリスクが生じている．そのリスクの概要を示したが，詳しくは成書に拠られたい（守口，2017）．

1．中核症状によるリスク

記憶障害：

直前のことも忘れてしまうようになると時間の流れがわからなくなる．目の前のことは目で見て理解できても，その前に起こったことも思い出せず，これから起こることの予想もしなくなる．時間の流れがなくなり，「今」しかない．

- 周囲の人が当然と思っていることとは異なる行動をする可能性がある．つまり，予測できない行動をとることがある．
- 何分前にガスコンロにやかんをかけたか，入浴で，自分は何分浴槽につかっているのか，などの認識がなくなるので，見守りが必要である．

見当識障害：

ここはどこか，今はいつか，の見当がついていない状態のときには，今の現実にすぐには対応できない可能性がある．

- ゆっくり，丁寧に関わる．
- 周囲の環境に，時計，カレンダー，季節の飾りなどを置き，見てわかるようなヒントを示しながら話す．

失語：

なかなか言葉が出てこない場合には，「どうしたのですか？」「何かお探しですか？」など，オープンクエスチョンで質問をし，本人が言いやすいようにする．本人から話すように促さないと，言いたかったことを忘れてしまう．

2．行動・心理症状（BPSD）によるリスク

徘徊：

- 外に出てしまうのが心配な場合は，出入口をカーテンで覆うなどして見えないようにする．
- 介護者に時間的な余裕がある場合は，付き添って歩く．
- なぜ徘徊するのか，理由を考えて対処してみる（ここがつまらない，家に帰らなければ，などと思っているかもしれない）．
- 施設などで自室がわからないときには，本人がわかる，目印や案内板などの表示をして，さらにわからなければ人が誘導する．

異食：

- 本人の周辺に，食べられない生活小物を置かない（石鹸，クレヨン，液体洗剤など）．
- もし食べられないものを口に入れてしまったら，介護者は落ち着いて，出してもらうように誘導する．本人を驚かせると飲み込んでしまう．

収集癖：

- そのものが濡れていても尖っていてもかまわず服の中にしまい込むことがある（例えば，はさみ，ボールペン，湯のみ，おしぼり）．

3．認知症の種類によるリスク

アルツハイマー病：

- 初期から短期記憶障害があり，「今」しか共有できない．
- もの盗られ妄想がある場合には，いちばん身近な人を疑う傾向にあるので，そのことを家族や介護者に伝える．
- 徘徊がある場合には，一人で外に出て事故にあわないように，誰かが付き添う．

レビー小体型認知症：

- 現実的で詳細な幻視がある．錯視の場合もあるので，環境調整の際に引き金になるものを片づける（落ちている靴下がウサギや猫に見える，先祖の肖像写真が人に見える，など）．
- 夜間の照明で，ガラスに部屋にいる人が映ると誰か別の人がいるように見える場合は，ガラスに紙を貼ったり，カーテンで覆う．
- 同居人がいると言って二人分の食事を作る場合などは，周囲が否定しない．
- 日内・日差で症状の変動が激しい場合は，無理をせず状態がよいときに活動する．
- 起立性低血圧，立ちくらみ，失神，便秘，尿失禁など自律神経症状があるので，常に全身状態を管理する．
- 転倒が多いので，注意して見守る．
- レム睡眠行動障害があるので，夜中や明け方に騒ぐが，起こせば症状は消える．

血管性認知症：

- 従来の性格の尖鋭化，興奮などがみられるが，自分なりの意見をもっていることが多いので，意見をよく聞き，プライドを傷つけないようにして，人間関係をこじらせない．
- 自己コントロールが難しく，感情的になった場合は，必要なときに短時間関わる，間を置く，場を変える，などの方法を試みる．
- 独自の意見や態度については個別に対応する．
- 身体機能の管理が難しいので，廃用症候群に陥らないようにする．
- 仮性球麻痺がある場合には，嚥下障害に注意する．
- 引きこもりになりやすいので注意する．

前頭側頭型認知症：

- 急に立ちあがってどこかに歩き出したら（立ち去り行動），その場に必要なものを提示して注意を向けるようにする．例えば，食事中に席の近くを通った人に刺激されて立ち上がりそうになったら，「はい，次はこのほうれん草がおいしいですよ」と声をかけて，食事に注意を向ける．
- 常同行動がみられる場合には，制止するのではなく，よい常同行動に変えていく．例えば，毎朝出かけるので，デイケアに行くことにする．デイケアが休みの日は併設施設の宿直の職員が対応し，お茶を出して休みだと話すと帰宅する，などで対応する．
- 過食，暴食，異食などがある場合は，窒息のリスクがあるので注意する．

引用文献

江藤文夫（2010）．機能訓練施行と循環器症状の注意．大内尉義，秋山弘子・編「新老年学　第3版」東京大学出版会．p1446.

二木淑子（2000）．リスク管理の基本事項．日本作業療法士協会学術部・企画編集「OTが知っておきたいリスク管理（I）」日本作業療法士協会．pp1-12.

葛谷雅文（2010）．低栄養．大内尉義，秋山弘子・編「新老年学　第3版」東京大学出版会．pp579-590.

宮原伸二（2000）．老いを支える医療福祉　第2版．三輪書店．p76.

守口恭子（2017）．高齢期における認知症のある人の生活と作業療法　第2版．三輪書店.

大渕修一，竹本朋代（2005）．介護予防動ける体をつくる本―にこにこ生活・老化にかつ！．一橋出版.

大渕修一・編著（2005）．絵を見てできる介護予防―運動・食事・住まいの工夫で自立した高齢期を．法研.

大荷満生（2008）．健康維持のための栄養．日本老年医学会・編「老年医学テキスト　改訂第3版」メジカルビュー社．pp166-170.

下方浩史（2008）．高齢者の基準値．日本老年医学会・編「老年医学テキスト　改訂第3版」メジカルビュー社．pp153-156.

杉山みち子，清水瑠美子，若木陽子，他（2000）．高齢者の栄養状態の実態．栄養―評価と治療17，553-562.

鈴木隆雄（2008）．転倒・骨折．日本老年医学会・編「老年医学テキスト　改訂第3版」メジカルビュー社．pp104-107.

テクノエイド協会（2017）．認知症高齢者の生活に役立つ道具たち―認知症ケアに携わる人へ．福祉用具シリーズVol. 22．テクノエイド協会．www.technoaids.or.jp/research/vol. 22PDF

東京消防庁ホームページ．救急搬送データから見る高齢者の事故―日常生活の中での高齢者の事故を防ぐために．http://www.tfd.metro.tokyo.jp/lfe/topics/201509/kkhansoudeta.html（参照日2018年7月2日）.

矢冨　裕（2010）．基本的な考え方―高齢者における正常値と基準値．大内尉義，秋山弘子・編「新老年学　第3版」東京大学出版会．pp429-431.

8

介護家族とのかかわり

8・1 家族と高齢者介護

  8・1・1 今日の家族介護が抱える問題

  8・1・2 家族介護とはどういうものか

  8・1・3 介護の社会化と家族の役割

8・2 作業療法と介護家族

  8・2・1 連携相手としての家族

  8・2・2 援助対象としての介護家族

8 介護家族とのかかわり

　行動範囲と社会関係が縮小しがちな，作業療法の対象となる高齢者にとって，通常最も身近な他者は家族である．在宅同居の場合は介護者として，別居あるいは対象者が施設入所の場合であっても，強い感情的つながりをもつ者として，家族は高齢者に影響を与える存在である．また高齢者が役割意識をもつ相手としても，家族は貴重な存在である．

　介護とは，自力では生活を営むことが困難な者に対して行われる日常的な援助のことをいう（袖井，2008）．介護を担う家族の理解と協力，協働は，対象者のその人らしい作業の実現や活動意欲の喚起，継続を支援するための大きな力となる．しかし一方で介護家族は，対象者が介護を必要とする以前からの軋轢，介護を要するようになった対象者との関係悪化，介護疲労や介護うつ，介護離職，他の家族との関係悪化など，さまざまな問題を抱えやすく，援助を必要としていることも多い．作業療法の対象となる高齢者の，その人らしい生活を支えることは重要であるが，そのために介護家族の，その人らしい生活が損なわれてしまうような事態は避けなければならない．

　対象者宅や，入院，入所先で作業療法士が出会う，対象者の家族と対象者の間の関係性を把握し，家族の力を引き出すと同時に支えることもできるよう，本章では多様化する日本の家族介護の課題を紹介し，介護家族との関わり方を考える．

8・1　家族と高齢者介護

8・1・1　今日の家族介護が抱える問題

　儒教倫理に基づく家父長制家族の伝統のある日本では，長い間，介護は長男の妻の役割であるとみなされる社会規範があった．第二次大戦後，家制度は廃止されたが，20世紀終わり頃まで，特に高齢者の間にはこの規範が根強く残存していた（袖井，2008；春日，2010）．この長男の妻を中心とした当時の家族介護の姿は，1972年の発表時にたいへん大きな反響を呼んだ有吉佐和子の小説『恍惚の人』によく描かれている．

　今日の高齢者介護の主たる担い手の内訳は**図8-1-1**のとおりである（内閣府，2017，pp24-25）．同居する長男の妻が介護を担うというかつての社会規範は希薄になり，高齢者自身の配偶者や実子が家族介護の中心的存在となっていることがわかる．

　図8-1-2は，65歳以上の高齢者世帯における同居者の推移である（内閣府，2017，p13）．今日では，高齢者世代，子世代，孫世代の三世代が同居する世帯は激減し，子世代とも同居していない，高齢者単独あるいは夫婦のみ世帯が，全高齢者世帯の半数を上回っている．高齢者である親と未婚の子のみの世帯も増加している．

　このような家族形態の推移は，別居の子どもらによる「別居介護」や「遠距離介護」，介護する

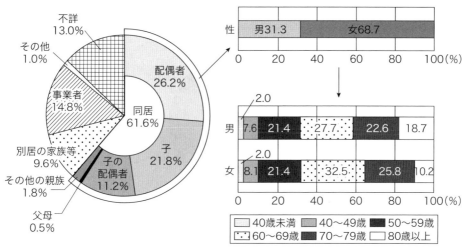

資料：厚生労働省「国民生活基礎調査」（平成25年）　（注）主な介護者の年齢不詳の者を含まない．

図 8-1-1　介護保険制度における要介護または要支援の認定を受けた人からみた介護者の続柄
（内閣府「平成29年版高齢社会白書」2017, p25, 図1-2-3-10 一部改変引用）

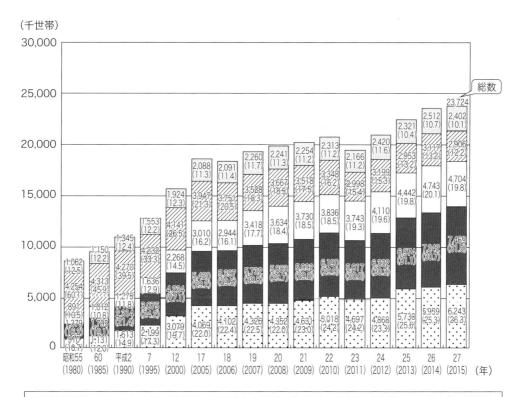

資料：昭和60年以前の数値は厚生省「厚生行政基礎調査」，昭和61年以降の数値は厚生労働省「国民生活基礎調査」による
（注1）平成7年の数値は兵庫県を除いたもの，平成23年の数値は岩手県，宮城県及び福島県を除いたもの，平成24年の数値は福島県を除いたものである．
（注2）（　）内の数字は，65歳以上の者のいる世帯数に占める割合（%）
（注3）四捨五入のため合計は必ずしも一致しない．

図 8-1-2　65歳以上の者のいる世帯数および構成割合
（内閣府「平成29年版高齢社会白書」2017, p13, 図1-2-1-1 を一部改変引用）

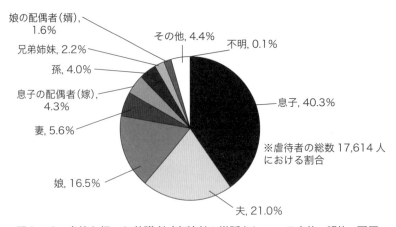

図 8-1-3　虐待を行った養護者（高齢者の世話をしている家族，親族，同居人等）の続柄
（厚生労働省「平成 27 年度高齢者虐待対応状況調査結果（概要版）」2017，p14 より引用）

　側もされる側も高齢で疾患も抱える「老老介護」，また，子どもが親の介護に専念するために仕事を辞めざるを得なくなる「介護離職」といった，家族介護に関わる新たな現象や問題を登場させることになった．夫や息子による「男性介護」も増えている．男性介護者の場合，介護の困難や悩みを周囲に言いにくく，一人で抱え込んでしまうという傾向があるといわれており，そのような閉塞的状況が引き起こす介護対象者への虐待が問題となっている（図 8-1-3）．

　高齢者介護の社会化をうたった介護保険制度が登場し，それ以前に比べ多くの介護サービスが利用できるようになってはいても，高齢者とその家族が介護をめぐって抱える困難は解消されたとはいえない．春日はこのことについて，"問題は単に子どもの数が減ってひとり暮らしや高齢者夫婦が増大したというだけではない．（中略）　家族の「共同性」を支えていた生活基盤の劣化や崩壊によって，要介護高齢者を守る「セーフティネット」としての役割を家族が担うことが非常に困難になっている．そして日常生活の場では，こうした変化をもたらした要因が渾然一体となって作用し，それが家族内の葛藤や家族崩壊，ネグレクトや暴力といった高齢者への虐待問題など，さまざまなかたちをとった「家族問題」として生じている"と概括している（春日，2010，p11）．

　作業療法士も介入の過程で，家族関係に起因するとみられる対象者への暴力の痕跡，不衛生状態，情緒的不安定などに気づくことがある．このようなときに，事実をどのように確認し解決を図るかについて，ひとりで的確に判断し対応することは非常に難しい．独断での対応は避け，その対象者や家族に関わっている職種全体に問題を投げかけて，チームとして慎重に検討すべきである．作業療法士の目の前の介護家族が抱える問題について理解を深めるためには，介護をめぐる家族関係のメカニズムやその背景となる社会構造について，事例をもとに論じている春日（2010）や天田（2011）の成書が参考になる．

表 8-1-1　家族介護の特徴（袖井孝子：家族介護は軽減されたか．上野千鶴子「家族のケア家族へのケア（ケアその思想と実践 4））」2008，岩波書店，pp135-153 より一部文言改変して引用）

①特定されない多面的な仕事である
　　医療看護に近い行為から，身辺ケア，家事援助，金銭管理，各種申請書類の作成，精神的援助まで幅広い内容が求められる．
②断続的，間欠的に出現する
　　介護が必要とされる時間は，介護者にとって都合のよい時間とは限らず，介護者の生活時間は細切れにされる．
③自分で仕事のペースが決められない
　　相手の症状やニーズによって，昼夜を問わず，数時間，数十分，数分おきに働くことが求められる．
④即応性が求められる
　　自分がしたいことを差し置いて直ちに応えなければならない状況が発生しやすい．
⑤症状によっては，四六時中気が抜けないため，ストレスがたまりやすい
⑥密室の作業である
　　介護者が行動の自由を奪われることへの不満やそうした状況を生み出す要介護者への怒りが煮詰まりがちで，それが時として虐待を招くことにもなる．
⑦先の見通し，生活設計を立てることが難しい
　　高齢者の場合，状態が急変，突然亡くなるかもしれないし，10 年以上生き延びるかもしれず，予測がつけにくい．
⑧対象者への愛情と責任と義務感
　　愛情，これまでの恩返し，義務感，世間体，あきらめなど複雑な要素がからみあう．
⑨無償の仕事である
　　家事や育児と同様，金銭的な報酬を伴わない．また何年続けても，それだけで例えば介護関係の資格や受験資格を得ることはできない．
⑩女性の仕事と思われている
　　妻や娘は介護をして当然とみなされがちで，一方夫や息子の場合は，自分が介護しなければならない状況に陥ったことを不条理に感じ鬱屈を高齢者に向けることになる．

表 8-1-2　認知症の人の介護家族が抱える苦労（高見国生：介護家族を支える．上野千鶴子「家族のケア家族へのケア（ケアその思想と実践 4））」2008，pp113-134 より一部文言改変して引用）

①24 時間気の休まるときがない介護で，心身ともに疲労に陥ってしまう
　　失禁，徘徊，異食，物を盗られたという，同じことを何度も聞く―これが昼も夜も続く．これらへの対応に加え，いつ何をするかも知れないという不安と緊張が続く．
②家庭生活が混乱してしまう
　　介護に時間と心を奪われ，普通の生活ができない．受験期の子供や他にも病人のいる場合などは混乱の度合いがいっそう強い．家族同士や親戚とのいざこざも起こる．
③先行きに大きな不安を持っている
　　この先どうなっていくのか，いつまで続くのか．経済的な不安や将来への不安が重なる．
④孤立無援の思いに陥る
　　介護保険制度があり認知症への理解と関心は飛躍的に進んだとはいえ，いざ介護に直面してみると，負担は家族だけにかかり，だれも助けてくれないという思いに駆られる．

8・1・2　家族介護とはどういうものか

　袖井は，家族介護の特徴を**表 8-1-1** のようにまとめている（袖井，2008）．排泄の介護ひとつとってみても，高齢者の状態やペースにあわせて一日に何回も行う必要があり，さらに高齢者のプライドを尊重したり，介護される高齢者が自分を情けなく思う気持ちや介護者に対する気遣いにど

う応じるかという心配りも求められる行為であることがわかる.

高見 (2008) は, 認知症の人の介護家族が抱える苦労として表 8-1-2 の四項目をあげている.

以下に, 介護家族によって語られた介護体験事例を一部ではあるが紹介する (平田, 2013). 表 8-1-1, 表 8-1-2 に掲げた家族介護の特徴や苦労に照らし合わせながら読んでほしい.

いまの家族は, 私ども夫婦と長男夫婦, 2 人の孫と実母の 7 人です. …認知症介護のことはテレビや雑誌などをみて知っているつもりでしたが, いざ自分が当事者となると, それはかなり厳しいものでした. …日中はデイサービスを利用して食事や服薬の管理をしていただきました. ほかの利用者さんと会話して, 楽しい時間をすごすこともできましたし, 入浴させてもらえることは家族にとってたいへんありがたく, 徐々にデイの利用日数も増えていきました. …デイ利用以外の時間は, 常に家族のだれかがそばにいる必要がでてきたのもこの時期であったと思います. 排泄面での自己管理もできなくなり, …間に合わなかった場合には, 便で汚れた母の手を引いて浴室へ連れて行き, 汚れたトイレの掃除をして, さらに便がズボンだけにとどまらず上衣まで付着したものを洗濯しなければならないことが, たびたびありました. そんなときは家族総動員となりますが, 朝の忙しい時や, デイのお迎えに来てくれる時間と重なったりすることもあり, 思わず本人を叱りつけるような言葉がでてしまいます. そんなときは本人の感情も高ぶって「だれも手伝ってくれなんて頼んでないわ」との言葉が返ってきます. そのときの母の表情は目がつり上がり, 自分の耳を覆いたくなるようなどきつい言葉が矢継ぎ早にかえってきます. 私の心はズタズタになってしまい, 母の気持ちを気遣う余裕なんてまったくありません.

病気が原因と頭ではわかっていても, 自分も疲労が抜けず, いつまで続くのかわからない現状に前向きな気持ちになれない自分がいました. いつも主人に申し訳ないと思いながら, 実母であるため, 私がしなければという気持ちばかりが先に立ちます. 親身に相談に乗ってくれるケアマネジャーからショートステイを使ってみてはどうかと言われたときには, 母がかわいそうかな, との気持ちが脳裏をかすめたのですが, 少しでも現状から逃れたいとの思いが勝り, 利用に踏み切りました. …日々の介護から解放されるこのときは, 私がホッとできる時間でもありました. 本当にありがたかったです. (中略)

日中はデイサービスのお世話になり, ショートステイを利用しながらではありますが, 朝夕, 夜間のかかわりだけで私は心も体も疲れきってしまっていました. 母親を殺し, 自分も死んだほうが周囲に迷惑をかけずにすむと何回も思い, 精神的にも追い詰められていっていたように思います.

母は, ケアマネジャーから教えてもらった A 病院を受診し, 認知症の進行を遅らせる薬を服用していました. 症状が劇的に改善するわけではありませんでしたが, 先生に話を聞いていただけると思うだけで私の気持ちが落ち着きました. (中略)

そんな日々が続いたある日, 先のことを思って申し込みをしていた某施設から, 一時

面接の連絡がありました．解放されるかもしれない，との思いと同時に，本当に入所させてよいのか葛藤する自分がいます．…私が小さいころから母に言われて育った「長女なんだから，親の面倒をみるのはあたりまえ」との言葉が頭を離れません．あれほど逃れたいと思っていたはずなのに，人間とは不思議なものです．

　…母は地域の小規模特養へ入所することになりました．

　…夜はゆっくり休めるようになったはずなのに，今度は母のことが心配で眠れません．いまなにをしているのだろう．持病の心筋梗塞は大丈夫だろうか．暴言を吐いて職員の方を困らせてはいないだろうか．場所が変わり，混乱していないだろうかと考えることは尽きません．

　…初めてかかわる職員の方たちに，母のことを少しでも知ってもらおうと，細かい注文をしたこともあります．それでも施設の方たちは，「教えてくれたほうがありがたい…」と言ってくれます．

　家族にも気持ちの余裕が生まれ，入所した母に会いに行って一緒の時間をすごし，笑顔で「また来るよ，ばあちゃん」と言って帰ります．これでよかったはずなのに，私はまた悩みます．母は私のことをどう思っているのだろう．寂しくはないのだろうか．たいへんでも，在宅でみてあげたほうがよかったのだろうかと，私だけがもやもやした気持ちのままでいました．そんななか，面会に行って職員の方と話をすると「いつでも自由に会いにきてあげてください，お部屋へ泊ってくれてもいいですよ．それが本人さんにとって一番うれしいことだと思いますから」と言ってくださいました．その言葉を聞いて，何だかホッとしたのを覚えています．

　事例の文面からは，四世代同居世帯で，実母の介護に他の家族の理解や協力が得られていることがわかる．介護の過程では，介護保険サービスを利用し，医師やケアマネジャー，介護サービスの職員からもサポートを得ることができている．しかし，疲れ果てて母親との心中を思い詰めることもあったとも記されており，ここには書かれていない，書けない葛藤や苦悩，不安もたくさんあったであろうことが推察される．

　ここには母親を施設に預けることに対する逡巡や葛藤も記述されている．在宅介護の家族だけでなく，入院，入所している高齢者に面会に来る，あるいは面会を避ける家族の心情や事情を推し量り，理解に努めることも，家族の心理面での支援や高齢者と家族の関係を良好なものにするために必要なことである．

　しかし一方で，必ずしも介護家族が負担感や葛藤だけを抱えているとは限らない．平成23(2011)年に実施された高齢者の介護家族に対する調査では，77.4％が家族を介護して良かったと思うと答えており，良かったと思うこととして，「家族に対する役目を果たせる/果たせたと感じる」「要介護者がその人らしく生きられる/生きられたことが良かった」「家族や親族との絆が深まる/深まったと感じた」「自身を人間的に成長させる大変良い経験になる/経験になったと感じた」などのポイントが高くなっている（図8-1-4）．また自分がしてきた介護について家族は，「高齢者

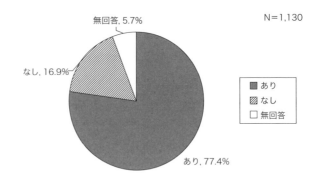
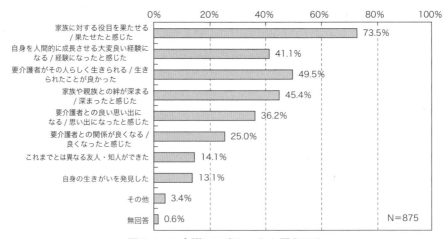

図 8-1-4　介護して良かったと思うこと
(社団法人全国国民健康保険診療施設協議会「家族介護者の実態と支援方策に関する調査研究事業報告書」2012, p43, 図表50, 51 を引用)

への親近感」「介護役割充足感」「自己成長感」という肯定的評価をしているという研究結果もある（広瀬, 2010）.

　介護家族は，それぞれが固有の事情や背景をもちつつ，介護に対するさまざまな否定的・肯定的な感情，葛藤のなかで揺れ動きながら，日々，要介護高齢者に向き合っている存在である．作業療法士が家族と連携したり支援したりする際には，まずそのことを理解するところから始めなければならない．

8・1・3　介護の社会化と家族の役割

　核家族化や少子化，女性の社会進出により，介護者役割を家族の誰が担うかについての規範が

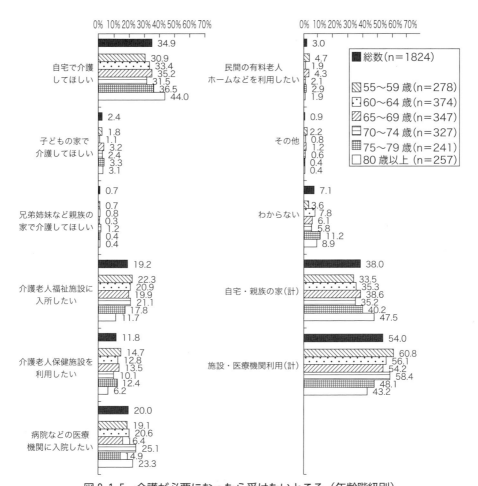

図 8-1-5　介護が必要になったら受けたいところ（年齢階級別）
（内閣府「平成 24 年度高齢者の健康に関する意識調査結果（概要版）」2012，p14 より引用）

変化するなかで，高齢者の介護を家族以外の社会的な機能に委ねる「介護の社会化」が，否応なしに求められるようになった．2000 年に開始された介護保険制度はその一つのかたちである．高齢者自身の，家族以外の外部者による介護を受けることへの抵抗感も薄れる傾向にある．2012 年の内閣府の調査では，介護が必要になったら受けたいところとして，80 歳以上を除き，医療機関と施設の合計が自宅と子どもや親族の家の合計を上回っている（図 8-1-5）．また同調査で，自宅等で介護を受けたいと回答した人に，誰に介護を頼むつもりか（選択肢の中から 3 つ選択）を問うた結果は，配偶者，子どもについでホームヘルパーが高いポイントとなっている（図 8-1-6）．

しかし介護の社会化が進んでも，愛情をもって高齢者の生きる意欲をかきたて，情緒的に高齢者を支える役目は，高齢者と親密な関係にある家族に期待され続けるであろう．なぜなら親密な家族は，高齢者のこれまでの生活やそのなかで培われてきた価値観をよく知り，思い出を共有する，かけがえのない他者だからである．

高齢者と家族のかかわりを希薄にするのではなく，家族がゆとりをもって高齢者を情緒的に支

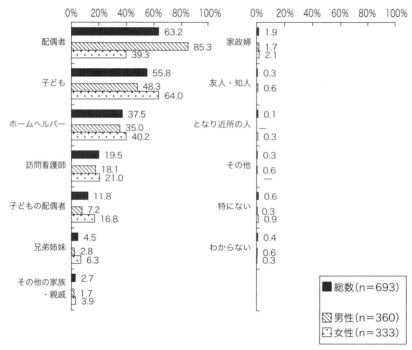

図 8-1-6 「自宅等で介護を受けたい」高齢者が介護を頼みたい相手
(内閣府「平成24年度高齢者の健康に関する意識調査結果(概要版)」2012, p15 より引用)

え, 両者の親密な交流を助けるための介護の社会化は, 今後一層充実させていく必要がある.

8・2　作業療法と介護家族

　高齢者の介護家族とは, 高齢者への介入に際して作業療法士が連携する相手である. また, 介護をめぐって家族と高齢者の関係が悪化したり, 家族の健康が損なわれたりする恐れのあるときには, 支援すべき対象となる.

8・2・1　連携相手としての家族

1. 高齢者が在宅の場合

　在宅生活を営む高齢者への作業療法の直接介入は, 通常, 在宅訪問時か通所施設にて行われる. いずれの場合も直接介入できる時間や頻度は限られるので, 介護家族がいる場合に, 連携して対象者を支援できると, 目標達成はより容易になる. 作業療法士は対象者だけでなく, 介護者とも介入目標を共有し, 目標達成のために家族ができることを家族と共に考え, 介助技術を指導するなどして実施を助ける.

204

家族ができる支援については，家族と話し合い，家族の心身両面における負担感を推し量りつつ判断する．家族も高齢で病気を抱えていたり仕事をもっていたりすれば，同居していてもできることは限られてくる．また高齢者と家族との間の関係は，夫婦や親子の間柄であっても必ずしも親密とは限らず，高齢者が介護を必要とする状態になったことによって関係の変化が生じることもある．連携するにあたっては，事前に家族のもつ介護力や負担感を把握するために次のことを把握しておく．

- 家族が高齢者の現在の状態をどのように理解しているか．
- 高齢者の今後について，どのような見通しや期待をもっているか．
- 介護者自身の健康状態．
- 介護にあてられる時間はいつ，どのくらいあるか．
- 介護にあてられる経済的ゆとりはどのくらいあるか．
- 自分が介護することをどのようにとらえているか．
- 介護保険の各サービスを利用することについての考え方はどのようであるか．
- 実際の高齢者への接し方はどのようであるか．

　直接の面接や観察のほか，家族の生活状況や家族関係の情報については，ケアマネジャーやその他の職種からも情報収集する．

　作業療法士は，たとえ介入の目標が家族と合意したものであっても，目標達成にむけて家族が担う役目とされたものが，介護負担となって家族を追い詰めていないかを，家族に確認したり，家族の行動自体から見極めることが重要である．

　家族が本音で相談でき，在宅介護で抱えている問題を解決する助けになることが実感されれば，家族は作業療法士を信頼し，自宅での高齢者の様子や変化を積極的に話してくれる．それらをもとに，介入の方針や方法を修正したり，一緒に考えたりしていく．

2．高齢者が入院・入所中の場合

　入院・入所中の対象者の目標が自宅復帰ならば，作業療法士は，対象者が在宅生活をスムーズに始められるよう，これからの自宅生活を想定した介入目標を立てたり，介護に不安を抱える家族の相談にのったり，自宅の環境整備の案を提示したりする．

　一方，施設への長期滞在が予定されている場合には，家族であるからこそ可能な対象者に対する情緒的サポートを，面会や手紙・カード，電話，インターネットなどを通じて提供してもらい，施設内での対象者の生活が充実するよう，できるだけ関わってもらう．その人らしい生活をかたちづくってきた作業が何であるかについて，対象者自身のみならず，本人をよく知る家族からも情報を収集する．対象者が昔作った作品や大切にしていたもの，思い出の写真など，その人の人生を知る手がかりになるものを施設に届けてもらえると，対象者とのコミュニケーションを深めるきっかけづくりや，作業歴の把握のために，役立てることができる．

施設の中での対象者の生活の様子を家族が知る機会は限られる．作業療法やその他の作業遂行の場面を家族に見てもらい，施設に来れない場合には書面や写真にて伝える．また施設で行う作業については，対象者の興味関心や経験の有無などについて家族の意見を聴き反映させる．

このようなやりとりを通じて作業療法を家族に理解してもらい，対象者のその人らしい生活が少しでも実現できるよう，家族との協力関係を構築する．対象者を施設に入れたことにまつわる家族の複雑な心境の理解に努め（「8・1・2　家族介護とはどういうものか」の事例参照），入院・入所に至るまでの過程で，さらには入院・入所後に続けてきた，対象者支援の努力を認めて家族をねぎらうことも忘れてはならない．

8・2・2　援助対象としての介護家族

このように介護家族は重要な連携相手であるが，過大な役目を期待してしまうと，負担が重くなってしまうので注意が必要である．

◆介護者が腰痛になってしまった

重度の麻痺と高次脳機能障害を有する66歳の夫について，退院後は毎日一定時間離床するという作業療法士の提案に，初めは同意して実施に努めていた妻であったが，不慣れな車椅子への移乗動作の介助で腰を痛めてしまった．また，離床を嫌がり，起きてもすぐにベッドに戻りたいと繰り返す夫をなだめたり，病前の夫の姿との落差に悩む精神的ストレスが積み重なり，自宅での介護そのものに自信がなくなってしまった．

介護に熱心な家族ほど，高齢者が少しでもよくなるようにと，自分自身が不調のときでも無理して役目を果たそうとしたり，それができない場合に自分を責めたりしがちである．家族の介護負担感が大きかったり，抱えている課題が複雑だったりする場合には，ケアマネジャーや複数の担当者とケア会議などで話し合い，全体の援助方針を統一する．

家族の身体的，心理的負担を軽くするために，作業療法士は次のような援助ができる．

1．障害と能力についての理解の促進

- 機能障害，とりわけ目で見えない認知機能の障害について，わかりやすく説明する．
- 通所先で高齢者が能力を発揮している様子，例えば作業に取り組み楽しんでいたり，他の高齢者と上手に社交している姿などを伝える．ただしそれらの高齢者の振る舞いは，自宅とは異なる配慮された環境だからこそ発揮できていることもあわせて説明し，家族が，自分の接し方が不十分であると批判されていると受け取ったり，逆に家でも高齢者が同じように振る舞えるはずだと過剰な期待をもってしまったりしないよう注意する．

2．介護技術の指導

- これならできると家族が思えるものに留め，実施の様子をみながら内容を調節する．
- 家族自身の身体的負担を軽減できる介助方法や福祉用具の使い方を指導する．
- 転倒や誤嚥などのリスク回避のための方策を具体的に提示する．
- 認知機能障害の程度や状態に応じた ADL の介助の仕方について助言する．

3．心理的サポート

- 家族の介護による負担や葛藤を受容する．

　心理的サポートについては，長らく認知症の人と家族の会の代表を務めた高見の言葉が参考になる（2008）．高見によると，家族を支えるとは，「心や体を休めさせること．家庭生活に平穏を取り戻すこと．先行きの不安を解消すること．ひとりぼっちにしないこと」である．介護家族の支え手には，

　　一番手は同じ介護家族，

　　二番手は介護家族の苦労をわかってくれていると思える専門職，

　　三番手は「いつかわが身」と思っている周りの人たち，

　　四番手は国や地方自治体の施策

があるという．作業療法士も含まれる二番手の専門職について高見は，専門性を発揮して助けてくれることと同時に，たとえ自分自身に介護の経験がなくても，家族の苦労と気持ちをわかってくれていると思える安心感，わかろうとしてくれている信頼感がもてる人であってほしい，そしてそれはその人が家族に寄り添おうという姿勢をもっているかどうかで決まる，と述べている．加えて「家族から学び，家族に教える」専門職であること，すなわち家族の現状をまず受け入れ，家族の実態を知り，多くの家族と深く丁寧に関わって，そこから学んだ「介護のコツ」や「家族が安心するネタ」を（別の）家族に還元できる専門職であることを期待している．

　家族の話に共感的に耳を傾け，その体験や心の状態を受け入れ，介護者の孤立感がやわらぐよう努める．専門的助言が必要かどうかは聴きながら判断するしかないが，介護者自身も整理できないままに話し始めることが多いので，まずは傾聴することが大切である．8・1・2の介護体験事例でも，話を聞いてもらえる人がいると思えるだけで支えられたとある．話しているうちにその人自身の気持ちが収まったり納得したりして，結局何も助言はいらなかったということもあるが，それはその時間が無駄だったというわけではない．介護家族にとっては切実に必要な時間だったと考えてよい．

　他人には些細に思える事柄であっても，毎日のように，ときには何年も続けて実行することがいかに大変なことであるかを理解し，家族の努力を認める．他の介護者の例を参考に伝えたり，介護サービスを利用して休息することを勧めたり，地域や施設の中で介護家族同士が出会う機会を紹介したり作ったりする．これら一つひとつのことが，家族を支え，ひいては高齢者の生活を支えることにつながる．

引用文献

天田城介（2011）．老い衰えゆくことの発見．角川選書.

平田眞佐子（2013）．家族からの実践報告．老年社会科学　34，522-524.

広瀬美千代（2010）．家族介護者のアンビバレントな世界―エビデンスとナラティブからのアプローチ．ミネルヴァ書房．pp192-194.

春日キスヨ（2010）．変わる家族と介護．講談社現代新書.

厚生労働省（2017）．平成27年度高齢者虐待対応状況調査結果概要．pp9-15．http://www.mhlw.go.jp/file/04-Houdouhappyou-12304500-Roukenkyoku-Ninchishougyakutaiboushitaisakusuishinshitsu/0000155596.pdf．（2018年6月15日参照）.

内閣府（2012）．平成24年度高齢者の健康に関する意識調査結果（概要版）．pp14-15．http://www8.cao.go.jp/kourei/ishiki/h24/sougou/gaiyo/pdf/kekka_2.pdf（2018年6月15日参照）.

内閣府（2017）．平成29年版高齢社会白書．pp13-14, pp24-25．http://www8.cao.go.jp/kourei/whitepaper/w-2017/zenbun/29pdf_index.html

社団法人全国国民健康保険診療施設協議会（2012）．家族介護者の実態と支援方策に関する調査研究事業報告書．H23家族介護_報告書.

袖井孝子（2008）．家族介護は軽減されたか．上野千鶴子，他編「家族のケア家族へのケア（ケア　その思想と実践4）」岩波書店．pp135-153.

高見国生（2008）．介護家族を支える．上野千鶴子，他編「家族のケア家族へのケア（ケア　その思想と実践4）」岩波書店．pp113-134.

9

連　携

9・1　連携とは

9・1・1　連携, 協働, チーム

9・1・2　連携のプロセス

9・1・3　円滑な連携構築のために

9・2　作業療法士と連携

9・2・1　多職種チームの中での連携

9・2・2　異なる場所で働く作業療法士間の連携

9・2・3　インフォーマルサポートの担い手との連携

9・3　地域づくりと連携

9・3・1　地域を知る　地域とつながる

9・3・2　地域に働きかける

9・3・3　当事者活動を支援する

9・3・4　連携についての心構え

9 連携

　生活において多様な課題を抱える高齢者を支援するためには，異なる視点をもつ他の多くの専門職や働くところの異なる同職種，インフォーマルサポートの提供者と連携し，チームを組んで協働する必要がある．図 9-1-1 は，老年期の領域で働く作業療法士の代表的な連携相手である．本章では，老年期の領域に携わる作業療法士に必要とされる連携の考え方について述べる．

9・1　連携とは

ここではまず高齢者支援における連携の基本的な考え方を整理する．

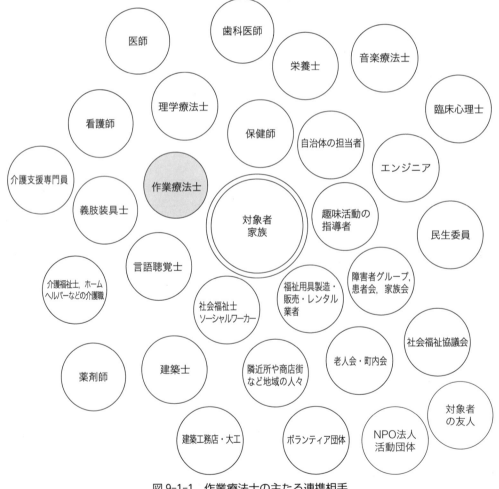

図 9-1-1　作業療法士の主たる連携相手
（作業療法士が働く施設，機関のスタッフ/異なる施設，機関のスタッフをともに含む）

9・1・1 連携，協働，チーム

　要介護状態にある高齢者の生活を支えていくことは，だれか一人のがんばりでできるものではない．生活は多様な要素から成り立ち，また人それぞれに生活の仕方は異なるので，一人の高齢者に対して無駄なく不足もない支援を継続的に行うには，本人を中心に，医療・保健職や介護・福祉職，家族のほか，生活の諸分野における専門家，自治体，近隣の人々，ボランティアなど，その高齢者に関わる多くの人々が協力し，役割を分担し，問題には知恵を出し合って解決にあたることが必要である．

　山中（2003）は連携を，「援助において，異なった分野，領域，職種に属する複数の援助者（専門職や非専門的な援助者を含む）が，単独では達成できない，共有された目標を達成するために，相互促進的な協力関係を通じて行為や活動を展開するプロセス」（p5）と定義している．

　協働，チームという用語も，実践現場では連携と同じ意味合いで使われることも多いが，ここでは次のように整理する（菊池，1999；吉池他，2009）．

　協働（collaboration）：同じ目的をもつ複数の人及び機関が協力関係を構築して目的達成に取り組むこと．

　連携（cooperation）：協働を実現するための過程を含む手段的概念．協働のためには連携が必要．

　チーム/チームワーク（team/teamwork）：協働における連携の実態．明確な共有された目標を達成するために協働して働く，異なった課題や機能をもった二人以上の人達（チーム）およびその人たちによる活動（チームワーク）．（吉池他，2009，p116；菊池，1999，pp276,277）

9・1・2 連携のプロセス

　吉池ら（2009）は，「自然発生的な連携の展開過程」として，次の7過程をあげている（pp117-119）．

①単独解決できない課題の確認
②課題を共有し得る他者の確認
③協力の打診
④目的の確認と目的の一致
⑤役割と責任の相互確認
⑥情報の共有
⑦連続的な相互関係過程

◆入所中の施設で肺炎のために寝込んでいた対象者の食事動作へのアプローチ

　作業療法士は，施設入所中の前田さんについて，食事動作の自立度を肺炎発症前にまで回復させることという目標をたてた．作業療法では，前田さんの食事遂行状況の評価の結果，車椅子座位の耐久性向上，車椅子上の適切な座位姿勢の確保，食事を楽にとれる福祉用具（食器類）の選定と使用練習を行った．しかし，実際の食事の場面に毎回立ちあうことは無理であった（**過程①**）．

　そこで前田さんの食事姿勢の注意事項やテーブルの高さの調整，特別な食器の使用を介護職に提言したところ，介護職の担当者も前田さんの食事動作の介助量を減らしたいとは思っていたが，準備すべき内容が多すぎて，多忙な配膳時には現実的ではないという意見が出された（**過程②③④**）．

　作業療法士と介護職の担当者で話し合った結果，しばらくは作業療法士が昼食時のみセッティングを行い，食事の介助と観察は介護職で行うこととなった（**過程⑤**）．

　その結果，対象者の自立度が増し，介助量が減った．また，特殊な食器でなくても食事が可能になった．これらの食事場面における対象者の様子の変化について，介護職より作業療法士に報告があった（**過程⑥**）．

　その後，食事の際に姿勢の崩れや摂食動作の不得手が目立つ入所者について，作業療法士に相談が来るようになった（**過程⑦**）．

9・1・3　円滑な連携構築のために

　上原（2014）は連携する相手との間で，名前と顔がわかるというだけではなく，考え方や価値観，人柄のわかる関係性，さらには，信頼感をもって一緒に仕事ができる関係性が築かれることが重要であり，そのような関係性が構築されることによって次のような「連携を円滑にする機能」が稼動するとまとめている（pp224-225）．

　①安心して連絡しやすくなる

　②役割を果たせるキーパーソンがわかる

　③相手にあわせて自分の対応を変える

　④信頼を得ることで効率よく仕事が進む

　⑤責任をもった対応をする

　連携相手からの信頼は，専門職としての知識や技術はもとより，こちらの仕事や人生への取り組み方も信頼に値すると，相手が思ってこそ得られるものである．私たちは常に連携相手から信頼される作業療法士であり続けられるよう，努力を怠ってはならない．

9・2　作業療法士と連携

　高齢者支援のために作業療法士が連携を必要とする代表的な相手は次の三者である．ここでは
それぞれの特徴について述べる．

　①支援チームを組む他職種
　②異なる場所で働く作業療法士
　③インフォーマルサポートの担い手

9・2・1　多職種チームの中での連携

1．他職種との連携の進め方

　さまざまな職種がメンバーとなって構成される高齢者支援チームの一員として，作業療法士が
働く機会が増えている．チームの目的が達成されるかどうかは，チームのメンバーがうまく連携
できるかどうかにかかっている．しかし専門性や立場，対象者に対する役割の異なる者が協力し
合うということは，実は容易なことではない．高齢者支援に関して，作業療法士の立場で重要だ
と思うことと，他の職種や違う立場の人が重要だと思うことが一致しないということは多く，そ
の違いの受け入れは，相手を十分に理解し信頼関係が結ばれないかぎり，どの職種にとっても難
しいことだからである．

　他の職種が困っていることの解決や改善に作業療法で貢献できると，作業療法士は専門職とし
て他職種からの信頼を得ることができる．このような潜在的作業療法ニーズを知るためには，「福
祉用具については作業療法士に相談してください．適切なものを選択するお手伝いをします」あ
るいは「認知症の方一人ひとりに合った活動を探して遂行を支援します．必要な材料や道具の入
手先も知っています」など，作業療法士の仕事を説明すると同時に，これらに関して困っている
ことや，他職種が自分たちではうまくできないと感じていることがないかを，積極的に尋ねると
よい．

　他職種が課題であると思っている事柄に首尾よく対応できると，作業療法士への信頼や期待が
大きくなり，同時に作業療法の理解も進む．そうなれば今度は作業療法士から発信する他職種へ
の協働提案も受け入れられやすくなる．作業療法士も，他職種からのリクエストに応じる経験を
通して，相手の仕事や視点に対する理解を深めることができる．

　作業療法士が新規に働き始めた施設や機関で，安定した役割を獲得し，他職種と円滑に連携が
とれる関係を築くには，年単位の期間がかかるのが普通であると考え，あせらず気長に取り組む
ことが大切である．

2．多職種チームモデル

　代表的な多職種チームモデルは次の3つに整理される．ここでは菊池（1999）による定義

（pp273-290）を紹介し，あわせて作業療法士に身近な例をあげる．

①マルチディシプリナリー・モデル（multidisciplinary model）

チームに課せられた人命に関わる可能性がある緊急な課題を達成するために，しばしば一人の人物の指示により，チームの中で与えられた専門職としての役割を果たすことに重点を置いたチームの機能方法である．

このモデルが示すチームとは，各専門職が，それぞれに与えられた役割分担に従って業務を遂行する，「専門職集合型」（筆者訳）のチームである．救急医療の現場がその典型で，リーダーである主治医のもと，同一施設内の医療関連職種は，それぞれが自分の職務を果たす．このタイプのチームは，老年期の領域に限らず，医療機関で働く作業療法士にとってなじみが深い．

②インターディシプリナリー・モデル（interdisciplinary model）

チームに課せられた複雑な，しかし緊急性がなく直接人命に関わることの少ない課題を達成するために，各専門職が協働・連携してチームの中で果たすべき役割を分担する機能方法である．

異なる専門職間で意見を交換して共通目的を作り，目的達成のために各自が役割を遂行する，「専門職間協議型」（筆者訳）のチームである．例として，高齢者の住宅改修チームをあげることができる．対象者と共に，作業療法士，理学療法士，介護支援専門員（ケアマネジャー），福祉用具取り扱い業者，建築士，工務店などが意見を出し合って改修プランを作り，それに基づいて各自が役割を分担し遂行する．それぞれの職種が行うことに整合性をつけたり，各職種が遂行したことの結果を共有したりするためのチーム会議が，必要に応じて開かれる．

③トランスディシプリナリー・モデル（transdisciplinary model）

チームに課せられた課題を達成するために，各専門職がチームの中で果たすべき役割を，意図的・計画的に専門分野を超えて横断的に共有する機能方法である．

「専門性超越型」（筆者訳）であるこのタイプのチームでは，自らの職種の専門性の境界を超えて，チームの一員として役割を果たすことが重要視される．常に自分の専門性を主張するのではなく，多くの業務を合同で行いながら，必要性が生じた際に随時専門性を発揮する．例として，スタッフ数が限られる小規模な通所施設で，利用者の送迎，活動や昼食提供に作業療法士，介護職，看護職，ケアマネジャーが等しく関わるような場合があげられる．

チームが採用するモデルは固定的ではなく，課せられた課題によって変わる可能性がある．また複数のモデルが混合する場合もある．いずれにせよ自分が今どのようなチームの一員であるのかを理解できると，チーム内で自分の果たすべき役割行動が明らかになる．

野中（2014）は「多職種によるチームワークに必要な要素」として，次の5項目をあげている（p203）．

①共通する目標をもつこと
②自他の能力と限界を知っていること

③相手とコミュニケーションがとれること

④意見交換をする場があること

⑤みずからも変容することを受け入れること

近年，医療保健福祉分野の教育機関で学生のうちから専門職連携教育（interprofessional education；IPE）を取り入れるところが増えている．「専門職であることは専門職連携ができること」（篠田，2011，p27）といわれるように，自分とは異なる意見を受け入れる姿勢をもって多職種チームで活動できることも，専門職に必要な基本的技能とみなされるようになったゆえんである．

IPE を受ける機会があればそれを利用して，あるいは公私を問わず種々のチーム活動をするなかで，野中のいうチームワークに必要な5項目の要素の重要性を，体験的に理解してほしい．

9・2・2　異なる場所で働く作業療法士間の連携

高齢者が並行して複数のサービスを利用する場合（例：通所施設と在宅訪問）や，利用するサービスを変更する場合（例：病院から介護老人保健施設へ）に，それぞれの施設・機関の担当作業療法士間で連携できると，効率よく継続性のある介入を進めることができる．

基本的な考え方は多職種連携の場合と同じである．「同じ職種なのだから敢えて伝えなくてもわかって当然」という思い込みをもつと，協力関係が成り立ちにくいので注意する．

高齢者が通所施設の中で振る舞う様子と，自宅での様子は違うかもしれない．また病院入院中の ADL の自立度と，その後の入所先での自立度は異なるかもしれない．環境の違いや時間的推移が高齢者に及ぼしている影響を把握し，これまでの経過から高齢者の今後の変化を予測して作業療法の介入を進めるためには，他施設・他機関における担当作業療法士の情報が役に立つ．とりわけ記憶障害や言語障害のために，自分のことや，自分にとって意味のある作業のことをうまく伝えられない高齢者の場合には，同職種からの情報が，これからの作業療法の方針を決める重要な手掛かりを与えてくれる．

◆複数の作業療法士が並行して関わった事例

通所リハビリテーションと訪問リハビリテーションを同時に開始した事例．対象者を交えた担当者会議にて担当作業療法士同士が話し合い，対象者自身が強く希望する自宅トイレ内動作の自立の再獲得を共通目標として設定した．

・通所施設の担当作業療法士の役割：

　　動的立位バランス訓練

　　衣服の把持や引き上げに必要な上肢機能の強化

・訪問リハビリテーションの担当作業療法士の役割：

　　自宅トイレ内の環境整備

　　自宅トイレにおける実践的練習

◆作業療法士間で引き継ぎが必要だった事例

介護老人保健施設から特別養護老人ホームへ移転することが決まった事例. 移転に伴う環境の変化による対象者の混乱をできるだけ防ぐことを共通の目標として設定した.

・介護老人保健施設の担当作業療法士の役割:

ベッド周辺の物理的環境, 本人が慣れている移乗動作の手順を, 移転先の作業療法士に伝えた.

作業療法を含めた施設内諸活動への参加状況, 入所中の変化, 対象者がにぎやかな活動への参加を好まず, 施設内の喫茶コーナーで静かに一人でコーヒーを飲んだり, そこで流れているクラシック音楽を聴くのを好んでいたことを伝えた.

・特別養護老人ホームの担当作業療法士の役割:

介護老人保健施設から得た情報を参考に, 追加評価を行い, 環境調整や活動プログラムを立案した.

前施設における対象者の ADL や活動への参加状況, 興味・関心の所在について, ホームの他職種にわかりやすく伝えた.

9・2・3　インフォーマルサポートの担い手との連携

医療保健福祉分野の多くの専門職による連携は, 高齢者を支援するために必要不可欠といえるが, 老年期の領域で働く作業療法士の連携相手は専門職だけではない.

医療保険制度や介護保険制度など法制度に基づいて提供される公的支援(フォーマルサポート)の担い手である専門職とは別に, 家族や地域の住民, ボランティア団体や患者会, 介護家族の会のメンバーなど, 個人的な取り決めに基づく支援(インフォーマルサポート)を提供する人々も, 作業療法士の重要な連携相手である.

インフォーマルサポートの提供者の中には, 専門職の肩書はなくても, 例えば自分の身内を長年介護していた, あるいはボランティアの活動歴が長いなど, それぞれの立場で高齢者支援を経験してきた人たちがいる. また対象者との個人的付き合いが長く, その人のことをよく知る人もいる. フォーマルサポートでは届かない支援の手をさしのべてくれる人たちである. 作業療法士は, 他の専門職とチームを組むときと同様, インフォーマルサポートの提供者とも信頼関係を結び, 連携相手として真摯な態度で接し, 高齢者への援助の輪を広げていくことが必要である.

以下に, 作業療法士が地域のインフォーマルサポートの担い手と連携して, 認知症高齢者の独居生活を支えた事例を示す(谷川, 2015, 発表されたものの構成を筆者一部改変).

◆近隣の人や商店, 市民センターと連携する

三井さんはアルツハイマー型認知症の82歳の女性. 5年ほど前から近隣住民とゴミ出しに関するトラブルが増え, 2年前からは家にゴミをため込むようになり, 1年前から訪問介護を拒否するようになった. 作業療法士はケアマネジャーからの依頼を受け, 時間をかけて三井さんと信頼関係を築き, 通所リハビリテーションの利用にこぎつけた. 作業療法士は通所先での介入のほかに, 地域に対して以下の働きかけを実施した.

①地域住民による見守り体勢の構築として

　　作業療法士は民生委員と共に，三井さんの両隣に住む人に，三井さんの安否確認として「雨戸の開閉が同じ時間になされているか」を注意してみてもらうことを依頼した.

②三井さんの生活圏内の社会資源サポート体制の構築として

　　作業療法士はケアマネジャーと共に，三井さんの買い物先のスーパーに対し，店内で迷いやすい三井さんに声をかけて案内してもらうことを，同じく八百屋には多めに買いすぎないように見守ってもらうことを依頼した.

③近隣住民との関係回復として

　　介護職員が三井さんと一緒に市民センターに定期的に本を借りにでかけることにした. 市民センターの職員は，三井さんと住民が図書を通じて交流できるよう，民生委員やケアマネジャーに仲介役を担ってもらった.

　　作業療法士が関わり始めてから4か月後，①は継続され，さらに三井さんの家の前の清掃を，両隣の人たちが三井さんと一緒にするようになった. ②については，三井さんが買いすぎないよう商店主が気を配ってくれている. ③については，三井さんが市民センターに行くと，「本のおばあさん」と気軽に声をかけられるようになった.

　契約や職業的なかかわりであるフォーマルサポートとは異なり，インフォーマルサポートは，高齢者との個人的，情緒的つながりや，隣人という地域的つながりに基づく非契約的なかたちで提供されることが多い. インフォーマルサポートの担い手とチームを組むには，高齢者を「見過ごせない」「支援したい」「役に立ちたい」という彼らの意思を尊重し，彼らのもつ支援力を把握したうえで，それを生かす関わり方で協働する.

● 9・3　地域づくりと連携

　対象者の外出や地域活動への参加を容易にするためには，個々の対象者への介入と同時に，地域社会に対する働きかけも欠かせない. 高齢者にとって住みやすい地域社会をつくるために，地域の人々と連携し，積極的に関与していくことは，作業療法の専門性を生かしてできる社会貢献である.

9・3・1　地域を知る　地域とつながる

　地域づくりへの関与は，作業療法士自身が地域を知るところから始まる. 地域包括支援センターや社会福祉協議会には，地域社会資源や住民活動の情報が集まっている. また，地域住民である高齢の人たちから，その地域で生活することのよさや，困っていること，不便だと思うことを聴いたり，実際に高齢者の外出や買い物に同行したりしてみると，その地域が高齢者の生活をどのように支え，あるいは課題を抱えているのかを具体的に把握することができる.

　作業療法士が地域を知ることだけでなく，作業療法士を地域の人々に知ってもらうことも必要

である．高梨ら（2015）は震災後の被災地での活動実践として，地元の作業療法士，理学療法士，言語聴覚士が療法士グループを作り，市の職員や地域包括支援センターと協働して，高齢者の孤立化の防止や単独世帯者の生活の見守り，高齢者の安心な暮らしとコミュニティの再構築を目的に，介護予防事業や高齢者向けサロン活動を行ったことを報告している．その経験から，地域づくりを進めるにあたっては，自分も「市民の一人として，地域特性やそこに暮らす人をよく知り，さまざまな職業の方々と手を携えて，想いをかたちにし，行動に移していくこと」，そのためにまず「地域の方々とよく会話をし，足を運び，顔を知り，知っていただくという，職種の垣根を越えた人としてのつながりをつくること」が，作業療法士のすべきことであると述べている（p1260）．

9·3·2 地域に働きかける

　高齢者が地域の中で作業を遂行しようとしたときに，その地域の物理的，社会的，制度的な環境が作業遂行の障壁になっていることがある．すぐには変えられないことも多いが，高齢者の生活に大きな影響を及ぼす事柄なので，作業療法士も問題意識をもって関わり，高齢者をはじめ地域のいろいろな人たちと話し合い連携して，改善をめざした働きかけやそのための組織づくりを行う．

　地域の物理的環境の改善を目的とする働きかけの例としては，公共交通機関や建物その他の公共空間が高齢者にとって利用しづらい場合に，具体的な改善策を提案するということがある．手すりの設置や障害物の移動，福祉用具やユニバーサルデザイン仕様の用具の常備，案内板の色や形状や位置，あるいは交通機関の待合スペースへの椅子の設置など，必要に応じて作業療法士はさまざまな提案ができる．

　社会的環境に対する働きかけの例として，高齢者の地域活動を支援する人の育成がある．例えば平成17年度より厚生労働省が始めた「認知症サポーター」養成事業は，認知症に対する正しい知識と理解をもち，地域で認知症の人やその家族に対してできる範囲で手助けする人を，数多く養成していこうというもので，その養成講座の講師役を，所定の研修（キャラバン・メイト養成研修）を受けた作業療法士は担うことができる．また，高齢者が利用する交通機関や公共施設，旅行業などで働く人たちを対象とした高齢者理解や基本的介助技術の研修にも，作業療法士は貢献できる．

　高齢者支援に関する施策や制度の改善への働きかけは，各地域にある作業療法士の職能団体（都道府県の作業療法士会）や高齢者支援団体（認知症の人と家族の会，介護家族の会など），地域づくりの活動団体などに所属し，団体として意見書を出したり行政に働きかけるという方法が一般的である．

9・3・3　当事者活動を支援する

同じ疾患や障害を抱える当事者，介護家族などの当事者グループが，自分たちにとって住みやすい地域づくりをめざして活動することは，今日ではめずらしいことではない．活動の内容は，会合，地域自治体への提言，講演会開催，バザー，インターネット上での情報発信，地域イベントへの参加などさまざまである．彼らの活動を手助けしたり，情報を提供したり，当事者が集える場を増やす支援をしたり，一緒に行動したりすることも，作業療法士が関われる地域づくりの一つの在り方である．

例えば「認知症カフェ」は，日本では2012年発令の「認知症施策推進5か年計画（オレンジプラン）」（「3・2・7　認知症の人の地域生活を支える施策」参照）以降推進されている．認知症の人やその家族が，地域の人や専門家と相互に情報を共有し，お互いを理解し合う，ゆるやかな集いの場である（社會福祉法人東北福祉会・認知症介護研究・研修仙台センター，2017，p66）．

運営主体や活動プログラム，呼称はさまざまであるが，共通する目的には次の3項目がある（同，p14）．

①情報の提供や学び
②認知症の人や介護家族の居場所
③家族と本人のピアサポート

表9-3-1は作業療法士である工藤ら（2016）による認知症カフェの活動事例である．

このような地域活動の企画や参加を通じ，支援の傍ら当事者の声に耳を傾ける機会をもつことによって，作業療法士が新たに学ぶことも多い．工藤ら（2016）は，認知症カフェの活動を展開したからこそ気がついた地域の課題として以下の事柄をあげ，今後はこれらの課題にも取り組んでいきたいと結んでいる．

- 孤独に介護し，対応に苦慮するようになってから受診したという人が少なくない．
- 認知症の人の「できること」を続けるための支援が少ない．
- 介護家族の人から教わる対応の実際は他の家族のアドバイスにつながる．
- 地域の人の認知症への関心は高いが，一方でネガティブなイメージも強い．
- ADLの自立度が高い認知症の人への援助の仕方がわからない専門職が多い．
- 専門職が，介護家族へのアドバイスの仕方に不安をもっている．

9・3・4　連携についての心構え

ここまで述べてきたことを基に，作業療法士が，高齢者にとって暮らしやすい地域づくりに関わる際に必要とされる，連携の心構えを以下にまとめておく．

表9-3-1　認知症カフェ「思いやりカフェ」における作業療法士の活動
（工藤克行，松浦夏美：認知症カフェと作業療法士の役割—認知症カフェ活動を通じて．臨床作業療法 13，2016，
31-34 より一部改変して筆者作成）

名称：　　　思いやりカフェ（岩手県盛岡市）
設立目的：認知症について，インフォーマルな相談やざっくばらんな話ができる場所
運営主体：作業療法士を含む有志（誰でも入会できる）によるボランティア団体「NPO 法人　もりお
　　　　　か認知症サポーターズもりもり会」　活動は無報酬
開催場所：商店街の貸し会議室で開始，その後，助成金の関係で公民館に移動
スタッフ：運営主体の NPO 法人メンバー（作業療法士，看護師，介護士，ケアマネジャー，病院事務
　　　　　員など），介護家族，ボランティア
開催日程：毎月1回　土曜日午後1～3時（好きな時にきて，好きな時に帰る）
参加費：　お茶菓子代として1回200円
参加者：　毎回10名程度（専門職，介護家族，認知症の人本人）
活動内容：いろいろな立場の人による認知症への思いについてのミニレクチャー
　　　　　誰でも輪に入れるピアカウンセリング的座談会
作業療法士の役割：
　　　1．カフェでの環境づくり
　　　　　場のセッティング，ミニレクチャーの講話依頼，座談会での話題の提供
　　　2．介護家族や地域の人へのケアや対応
　　　　　傾聴し思いを吐き出してもらう，ケアについての助言，環境・生活での工夫や福祉用具の選
　　　　　定，認知症についての講演
　　　3．認知症の人への対応
　　　　　その人に合ったアクティビティやレクリエーションの提供，生活へのアドバイス
　　　4．その他
　　　　　助成金などの申請，財務管理，広報活動

①自分も地域の一員であるという自覚をもって，自分が住んでいる地域や働いている地域の社
　会資源を知る．

②積極的に地域の人たちと会って話し，職種や領域を超えた，顔の見える関係を築く．

③地域の課題が何であるかを，地域の人たち，とりわけ当事者である高齢者から謙虚に学ぶ．

④課題解決への取り組みとして，既存の地域活動に参加したり，ない場合には，同じ関心や問
　題意識をもつ人々と共に新たな活動を始める．そのなかで作業療法士としてできることを行
　う．

⑤継続性と広がりをもつ活動を展開するためには，活動主体が個人に留まるよりも，人が替わっ
　ても活動が途切れずに続けられる組織体であるほうがよい．

⑥地域づくりへの取り組みは5年，10年と継続してこそ成果があがるものと捉え，多くの人と
　協働しながら根気よく続ける．

　作業療法士も高齢者自身も含めた，その地域で暮らす人たちのそれぞれが，これは自分たちで
取り組む必要がある，これならできる，と思うことを，小さなことでも少しずつでも続けてみる．
その積み重ねの先に，高齢者にとっても，おそらく誰にとっても暮らしやすい地域はつくられる
のである．

引用文献

菊池和則（1999）．多職種チームの3つのモデル—チーム研究のための基本的概念整理．社会福祉学 39，273-290．

工藤克行，松浦夏美（2016）．認知症カフェと作業療法士の役割—認知症カフェ活動を通じて．臨床作業療法 13，31-34．

野中　猛（2014）．連携を実現する．野中　猛・野中ケアマネジメント研究会「多職種連携の技術　地域生活支援のための理論と実践」第 10 講．中央法規出版．pp199-204．

篠田道子（2011）．多職種連携を高めるチームマネジメントの知識とスキル．医学書院．

社会福祉法人東北福祉会・認知症介護研究・研修仙台センター（2017）．認知症カフェの実態に関する調査研究事業報告書．p14，p66．

高梨信之，千葉愛実（2015）．陸前高田リハシステムの構築に向けて—住民を支え，行政を支え，地域を支える—陸前高田のまちづくりへの協働．OT ジャーナル　49，1255-1260．

谷川良博（2015）．単身生活の継続を支援する生活向上マネジメント—ゴミ屋敷で生活する女性を地域で支える過程．日本作業療法士協会誌　45，16-18．

上原　久（2014）．連携の概念と関係性．野中　猛・野中ケアマネジメント研究会「多職種連携の技術—地域生活支援のための理論と実践」第 11 講．中央法規出版．pp219-243．

山中京子（2003）．医療・保健・福祉領域における「連携」概念の検討と再構成．社會問題研究　53，1-22，117-119．

吉池毅志，栄セツコ（2009）．保健医療福祉領域における「連携」の基本的概念整理．桃山学院大学総合研究所紀要 34，109-122．

10

高齢者の人権と権利擁護

10・1　高齢者の人権
　10・1・1　身体拘束の禁止
　10・1・2　日常的ケアにおける人権の侵害
　10・1・3　高齢者虐待防止法

10・2　権利擁護
　10・2・1　成年後見制度
　10・2・2　日常生活自立支援事業
　10・2・3　自己決定権の支援と作業療法

10 高齢者の人権と権利擁護

本章では，高齢者の人権と権利擁護について述べる．

人権とは，人間が人間らしく生きていく権利なので，すべての人が生まれながらにもっている．私たちは，普段，人権についてあまり意識しないで生活をしているが，戦争や災害時には容易に侵害される．そればかりでなく，私たち自身が無意識のうちに日常生活で人権を軽んじたり，侵害したりしている可能性もある．

ここでは，私たちが，実践現場で体験することを中心に述べるにとどめた．一人の人間として学ばなければならないことは多くあるが，それは各人が考えながら，成書にあたることをお勧めする．

● 10・1　高齢者の人権

第1章の冒頭で「高齢者のための国連原則」（1991年国連総会）（国際連合広報センター，1999）を紹介したが，今一度思い起こしてほしい．そこでうたわれている自立，参加，介護，自己実現，尊厳の5領域18の原則は，高齢者が主体性を保ち，社会参加し，適切なケアを受け，自己実現を追求し，尊厳のある生き方をすることを明記し，各国政府ができるかぎり国内プログラムに盛り込むように国連が促している．

わが国においても日本国憲法第11条には，「国民は，すべての基本的人権の享有を妨げられない」として，多くの種類の人権を保障していることはよく知られている．それでは人権が守られているか，というと，わが国でも人権侵害はあちこちでおこっている．やっと，世界の趨勢にあわせて人権が論議の俎上にのってきたというべきか．まだまだこれからである．高齢者に関連する人権についても，2000年になってようやく法や制度の整備が始まった．

▌ 10・1・1　身体拘束の禁止

2000年（平成12年）の介護保険制度の導入に伴って，厚生省令で，指定介護老人福祉施設サービスの提供にあたっては，「緊急やむを得ない場合を除き，身体的拘束その他利用者の行動を制限する行為を行ってはならない．」（厚生省，1999）という規定が示された．それまでは身体拘束とはどのような行為をさすかあいまいであったが，11項目に整理され示された（**表10-1-1**）

2000年（平成12年）に厚生省に「身体拘束ゼロ作戦推進会議」が発足し，「身体拘束ゼロへの手引き―高齢者ケアにかかわるすべての人に」（2001）が作成された．特に，身体拘束をなくすための車椅子や椅子の基本姿勢や座位保持については，リハビリテーション職種は手引きの作成に貢献し，臨床現場の理学療法士，作業療法士も積極的に関わり，身体拘束の廃止の流れに参加し

表 10-1-1　身体拘束禁止の対象となる具体的な行為

①徘徊しないように，車いすやいす，ベッドに体幹や四肢をひも等で縛る．
②転落しないように，ベッドに体幹や四肢をひも等で縛る．
③自分で降りられないように，ベッドを柵（サイドレール）で囲む．
④点滴・経管栄養等のチューブを抜かないように，四肢をひも等で縛る．
⑤点滴・経管栄養等のチューブを抜かないように，または皮膚をかきむしらないように，手指の機能
　を制限するミトン型の手袋等をつける．
⑥車いすやいすからずり落ちたり，立ち上がったりしないように，Ｙ字型拘束帯や腰ベルト，車いす
　テーブルをつける．
⑦立ち上がる能力のある人の立ち上がりを妨げるようないすを使用する．
⑧脱衣やおむつはずしを制限するために，介護衣（つなぎ服）を着せる．
⑨他人への迷惑行為を防ぐために，ベッドなどに体幹や四肢をひも等で縛る．
⑩行動を落ち着かせるために，向精神薬を過剰に服用させる．
⑪自分の意思で開けることのできない居室等に隔離する．

（厚生労働省身体拘束ゼロ作戦推進会議「身体拘束ゼロの手引き―高齢者ケアにかかわるすべてのひとに」2001，p7 より引用）

た．

　2015 年（平成 27 年），厚生労働省の老人保健健康増進等事業で，全国抑制廃止研究会によって，その後の身体拘束の状況を把握するため大規模な調査が行われた（全国抑制廃止研究会，2015）．その調査結果を見ると，拘束率（被拘束者の累計/入所者の累計）が，特別養護老人ホーム 2.3%，介護老人保健施設 2.1%，介護療養型 12% となっている．例えば特別養護老人ホームには 47 万8,000 人の利用者がいるので，約 10,100 人が身体拘束をされていることになる．そして，この研究会の推計によると，わが国の高齢者のうち，約 6 万人が拘束されていることになる．

　また，この報告書によると，全対象施設の 60.8% に BPSD がある認知症の人がいて，この 10年間で増えている．さらに全対象施設の 3 分の 2 が，介護職の責任や労働量は「過酷・厳しい」とアンケートに答えている．介護報酬の改定により，施設の介護報酬は切り捨てられている．このような現状のもとでは，身体拘束廃止はとても困難である．

　身体拘束禁止は，2007 年（平成 19 年）以降は，都道府県の「高齢者権利擁護等推進事業」に移行して取り組まれている．例えば，市町村からの通知として，身体拘束などの適正化のための対策を検討する委員会を設置すること，3 か月以内に委員会を開催し，指針などを整備しておくこと，その体制が整わない場合は，減算することになっている．そのほかに 3 か月に 1 回の対策を検討する委員会，その結果の周知徹底，指針の整備，定期的な研修などを定めている．それでもなくならない身体拘束に対して，私たちは人権という観点からもう一度考えてみなければならない．

　身体拘束は，少数の職員が倫理的な問題を感じていても，廃止の行動をとることはむずかしく，組織全体で取り組むことが求められる．

　日本看護倫理学会の「身体拘束予防ガイドライン」（2015）では，身体拘束に至る「やむを得ない状況」の 3 原則，「切迫性」「非代替性」「一時性」について，本当にやむを得ないかどうかを検討し，症状に応じ拘束以外の対応をするように求めている．

　今後も，拘束廃止に向けてチームで討論し，合意形成した方向性に基づいて，チームで行動す

ることを定着させることが重要である.

10・1・2　日常的ケアにおける人権の侵害

　パーソンセンタード・ケア（第6章参照）を体系化したキットウッド Kitwood T は，日常のケアの観察から認知症のある人の personhood を深く傷つける援助者の心理をリストアップし，「悪性の社会心理」と名づけた．キットウッドは，これらは必ずしもケアする側に悪意があるわけではなく，文化的遺産の一部であるといい，それほど，無意識・無自覚に行っていることを指摘する（Kitwood, 2005）．それらの心理を**表10-1-2**に示す.

　これらを見ると，私たちは，日頃の医療現場で思い当たることがいくつもある．私たちの現場におけるこのような態度が，認知症のある人の人権をないがしろにしている．国や地方公共団体が法の整備を行うとともに，私たち一人ひとりが人権に対して向き合い，自覚し，努力することが重要である.

10・1・3　高齢者虐待防止法

　介護保険制度の普及とともに，高齢者に対する身体的・心理的虐待，介護や世話の放棄・放任などが，表面化してきたことを背景に，2005年（平成17年）に「高齢者虐待の防止，高齢者の養護者に対する支援等に関する法律」（以下，高齢者虐待防止法）（厚生労働省，2005）が成立し，2006年（平成18年）4月1日から施行された.

　高齢者虐待防止法は，①「養護者による高齢者虐待」と②「養介護施設従事者等による高齢者虐待」に分けている．①の養護者が「高齢者の世話をしている家族，親族，同居人等」で，②の養介護施設従事者が「老人福祉法及び介護保険法に規定する養介護施設又は養介護事業の業務に従事する職員」となっている．①②とも高齢者虐待にあたる行為は i 身体的虐待，ii 介護・世話の放棄・放任，iii 心理的虐待，iv 性的虐待，v 経済的虐待，となっている（**表10-1-3**，**表10-1-4**）.

　高齢者虐待の防止に対する責務は，各主体ごと（国および地方公共団体，国民，保健・医療・福祉関係者）に規定されており，保健・医療・福祉関係者に関しては，以下のようになっている.

- 高齢者虐待を発見しやすい立場にあることを自覚し，高齢者虐待の早期発見に努める.
- 国・地方公共団体が講ずる高齢者虐待防止のための啓発活動および高齢者虐待を受けた高齢者の保護のための施策に協力するよう努める.

　市町村では，介護保険法に規定する包括的支援事業として高齢者虐待の防止，対応の実施が義務づけられている.

　また，本法律の基本的な視点として，高齢者本人と共に養護者を支援することが必要であることが述べられている．虐待をしている養護者を加害者として捉えがちであるが，介護疲れなど養

表 10-1-2　悪性の社会心理

（Kitwood T/高橋誠一・訳）「認知症のパーソンセンタードケア―新しいケアの文化へ」2005，筒井書房，pp83-90 より筆者作成）

行　為	内　容
1．だます	本人の関心をそらしたり，本人になにかをさせたり，言うことを聞かせるために，だましたりごまかしたりすること．
2．できることをさせない（ディスエンパワーメント）	本人がもっている能力を使わせないこと，本人がやり始めた行為を最後までやり遂げる手助けをしないこと．
3．子ども扱い	無神経な両親が幼児を扱うように，保護者的態度で（「昔の病院の師長」のように）接すること．
4．おびやかす	おどしたり，力ずくで，本人に恐怖心を抱かせること．
5．レッテルを貼る	本人と関わるときや，本人の行動を説明するとき，認知症，または「器質性精神障害」といった診断区分をおもな分類として使うこと．
6．汚名を着せる（スティグマ）	本人をあたかも病気の対象，部外者，落伍者のように扱うこと．
7．急がせる	本人がとても理解できないほど速く情報を提供したり，選択肢を提示すること．本人ができる以上の速さでものごとをさせようと圧力をかけること．
8．主観的現実を認めない（インバリデーション）	本人が経験している主観的事実，とくに本人の気持ちを理解しないこと．
9．仲間はずれ	物理的に，あるいは心理的に本人を追いやり，排除すること．
10．もの扱い	生命のない塊のように本人を扱うこと．本人に感覚があるとは考えず，押したり，持ち上げたり，食べ物で口を一杯にしたり，食べ物を口に流し込んだり，排泄させること．
11．無視する	本人がその場にいないかのように，本人の前で（会話や行為を）続けること．
12．無理強い	本人になにかを強いること，要求をくつがえしたり，本人の選択の機会を否定すること．
13．放っておく	願いを聞こうとしない，明らかなニーズを満たそうとしないこと．
14．非難する	本人の行動や能力不足から起こる行動の失敗を非難することや，本人が状況を誤解したことを非難すること．
15．中断する	本人の行為や考えを突然妨げたり，妨げて不安にさせること．露骨に本人なりの行為や考えを止めさせること．
16．からかう	本人の「おかしな」行動や言葉をあざけること．いじめる，恥をかかせる，本人を出しにして冗談を言うこと．
17．軽蔑する	能力がない，役立たず，価値がないなどと本人に言うこと．本人の自尊心を傷つける発言などをすること．

表 10-1-3　養護者による高齢者虐待

i	身体的虐待：高齢者の身体に外傷が生じ，又は生じるおそれのある暴行を加えること．
ii	介護・世話の放棄・放任：高齢者を衰弱させるような著しい減食又は長時間の放置，養護者以外の同居人による虐待行為の放置など，養護を著しく怠ること．
iii	心理的虐待：高齢者に対する著しい暴言又は著しく拒絶的な対応その他の高齢者に著しい心理的外傷を与える言動を行うこと．
iv	性的虐待：高齢者にわいせつな行為をすること又は高齢者をしてわいせつな行為をさせること．
v	経済的虐待：養護者又は高齢者の親族が当該高齢者の財産を不当に処分することその他当該高齢者から不当に財産上の利益を得ること．

表 10-1-4　養介護施設従事者による高齢者虐待

i	身体的虐待：高齢者の身体に外傷が生じ，又は生じるおそれのある暴行を加えること．
ii	介護・世話の放棄・放任：高齢者を衰弱させるような著しい減食又は長時間の放置その他の高齢者を養護すべき職務上の義務を著しく怠ること．
iii	心理的虐待：高齢者に対する著しい暴言又は著しく拒絶的な対応その他の高齢者に著しい心理的外傷を与える言動を行うこと．
iv	性的虐待：高齢者にわいせつな行為をすること又は高齢者をしてわいせつな行為をさせること．
v	経済的虐待：高齢者の財産を不当に処分することその他当該高齢者から不当に財産上の利益を得ること．

(参考)「家庭内における高齢者虐待に関する調査」(平成 15 年度)，財団法人医療経済研究機構
(厚生労働省「I　高齢者虐待防止の基本」2005，p4 より引用)

護者自身が何らかの支援を必要としている場合も少なくない．高齢者虐待の問題は，家庭全体の状況から理解し，支援することが必要である（厚生労働省，2005）．

10・2　権利擁護

権利擁護（アドボカシー）とは，人権侵害に対して，自己の権利や援助のニーズを表明できない人に代わって代弁して支援することをいうが，ここでは，権利擁護システムの一つである成年後見制度を中心に紹介する．

10・2・1　成年後見制度

成年後見制度は，認知症高齢者，知的障害者，精神障害者などのうち，判断能力の不十分な人を法律的に支援する制度で，2000 年（平成 12 年）4 月にスタートした．

本制度は，任意後見制度と法定後見制度に分かれている（図 10-2-1）．

任意後見制度は，本人の判断能力が十分にあるうちに自分で後見人を選び，任意契約に基づいて，将来の判断能力の低下に備えて後見のあり方を自らの意思で決定するものである．事前に契約をしておいて必要になったときから効力を発揮し，もし必要にならない場合には契約しただけで終わることになる．

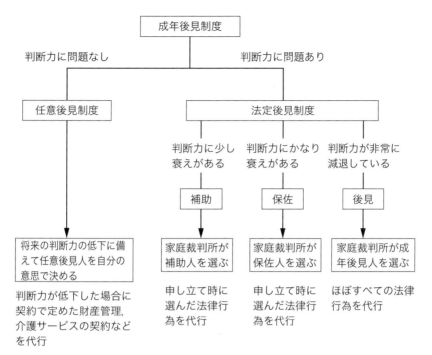

図 10-2-1　成年後見制度

表 10-2-1　法定後見制度

段階	対象者の例	説　　明
補助	軽度認知症の人	鑑定を必要とせず，医師の診断書により判定され，手続きは簡便化されている．どのような法律行為について代理権・同意権を付与するか，当事者の選択に委ねられている．
保佐	中等度認知症の人	原則として鑑定を必要とする．民法第12条で列挙されている行為について同意権が付与されるが，日常生活に関する行為は除外されている．
後見	重度認知症の人	原則として鑑定を必要とする．広範な代理権と取消権が付与されるが，日常生活に関する行為は取消権の対象から除外されている．

　法定後見制度は，本人の判断能力に応じて，補助・保佐・後見に分けられ，後見の場合が一番重度である．それぞれの内容については，図 10-2-1 と表 10-2-1 を参照されたい．

10・2・2　日常生活自立支援事業

　日常生活自立支援事業とは，認知症高齢者，知的障害者，精神障害者等のうち，判断能力が不十分な人が，地域において自立した生活が送れるよう，利用者との契約に基づき，福祉サービスの利用援助等を行うものである．

　実施主体は，都道府県と指定都市社会福祉協議会である．対象者は，判断能力が不十分で，本

事業の契約の内容について判断し得る能力を有している人である．援助内容は，

- 福祉サービスの利用援助
- 苦情解決制度の利用援助
- 住宅改造，居住家屋の貸借，日常生活上の消費契約及び住民票の届出等の行政手続きに関する援助等

で，これらに伴う援助の内容は，

- 預金の払い戻し，預金の解約，預金の預け入れの手続等利用者の日常生活費の管理（日常的金銭管理）
- 定期的な訪問による生活変化の察知

となっている（厚生労働省）．

　成年後見制度が財産管理などの法律行為全般を行う場合があるのに対し，本事業で代理する法律行為は，在宅福祉サービスの利用手続きおよび預貯金の払い出しの範囲に限定されている．そして利用者は，契約内容を理解できる程度の判断力を有する人に限定されている．

▎ 10・2・3　自己決定権の支援と作業療法

　権利擁護の基本となる自己決定権の支援は，日頃の作業療法と無関係ではない．財産管理や身の回りのことが困難になった高齢者は，周囲の考えによって動かされやすくなり，反対意見を主張しにくくなることが容易に想像できる．また，一人暮らしや老夫婦世帯の場合には情報も少なくなりがちで，可能性のある選択肢の中から選んでいない，あるいは必要なサービスすら受けていない状況もある．

　作業療法士が行う支援においても，住宅改修や福祉用具の導入などにあたって，高齢者本人の自己決定権が十分に行使されているかどうかが問題となる．例えば，サービスを受ける主体者は誰か，決定者は誰か，などがあいまいな場合がある．援助者側も，選択肢を提示しているか，主体者が検討したり拒否したりすることは可能か，専門家主導になっていないか，十分な説明をしているかなど，自己決定にあたって基本的なことを保証しなければならない．援助者が十分な説明をしたと思っても対象者が理解したとは限らない．相手に理解される説明がなされて初めて自己決定権の支援といえる．

引用文献

Kitwood T（高橋誠一・訳）(2005). 認知症のパーソンセンタードケア―新しいケアの文化へ. 筒井書房. pp83-90.
国際連合広報センター (1999). 高齢化に関する国際行動計画および高齢者のための国連原則.
厚生労働省「身体拘束ゼロ作戦推進会議」(2001). 身体拘束ゼロへの手引き―高齢者ケアにかかわるすべての人に.
厚生省 (1999). 身体拘束禁止. 厚生省令, 平成 11 年 3 月 31 日.
厚生労働省 (2005). Ⅰ　高齢者虐待防止の基本. p4. www.mhlw.go.jp/topics/kaigo/boushi/060424/dl/02.pdf（参照日 2018 年 7 月 2 日）.
厚生労働省. 日常生活自立支援事業. http://www.mhlw.go.jo/stf/seisakunitsuite/bunya/hukushi_kaigo/seikatsu hogo/chiiki-fukusi-yougo/（参照日 2018 年 7 月 2 日）.

日本看護倫理学会臨床倫理ガイドライン検討委員会（2015）. 身体拘束予防ガイドライン. 日本看護倫理学会.
全国抑制廃止研究会（2015）. 介護保険関連施設等の身体拘束廃止の追跡調査及び身体拘束廃止の取組や意識等に
　関する調査研究事業報告書. 厚生労働省平成 26 年度老人保健健康増進等事業.

11

ひとの老いと作業療法

11・1 伝承文化にみる老い

11・2 社会問題としての老い

11・3 老いの人称

11・4 老いの多様性

11・5 ひとの老いと作業療法

11 ひとの老いと作業療法

　最後に，本書の主旨よりも少しばかり広い観点から，ひとの老いを捉えてみたい．俯瞰することで，私たちの立脚すべき地点が，より明確になるかもしれない．

● 11・1　伝承文化にみる老い

　民俗学者の宮田（1996）によると，日常的な民間伝承を通して日本文化を考えてみたときに，「おい」という言葉には2つの相反するイメージが伴う．ひとつは「老い」であり，盛り上がってくるという意味をもつ「若い」に対して，盛りを過ぎたことを表すもので，マイナスイメージの語感を有している．もうひとつは，追加する，新しく付け加わるという，あえて漢字を当てはめるならば「追い」と表現することのできる，プラスイメージをもった言葉である．

　前者が，日本各地に残っている，生活苦をしのぐための口減らしを理由に行われたとされる姥捨ての伝承（解釈には諸説ある）に代表されるような，社会の負担としての老人のイメージであるならば，後者は，さまざまな出来事の体験者であり，若者にはない知恵をもつ賢人であって，畏敬の念をもって遇される長老のイメージであるといえる．

　これらとは別に，神事を司る巫女や翁に代表されるような，死後の世界と現世を往来する霊的な存在，あるいは呪的な力をもつ存在としての老人像も，民間伝承や祭祀にはたびたび登場する．この現世と来世をつなぐイメージは，死して祖霊となってもやがてよみがえる，あるいは子どもとして生まれかわるという，再生への期待を伴っている．

　今日，このような日本文化の深層にある老いの原型的イメージを私たちが思い起こす機会は，それほど多くないかもしれない．しかし，死別した身近な高齢者を心の中で思うとき，高齢者の語りに耳を傾けるとき，古くから人々が育んできた老いのイメージが，必ずしも消え去ってはいないことに気づかされる．

　老いのもつ両義性は日本固有のものではない．浅海がタイ北部にあるチェンマイ大学で，作業療法学科の学生や教員と，地域にある臨床実習施設に通っていたときのことである．タイでは暑さがピークに達する4月に正月があり，人々は帰省し家族とのんびり過ごしたりお寺をお参りしたりする．その休み明けのある日，ダムフアという正月の伝統的儀式が，実習先の通所施設で行われた．ダムフアは，年長者に旧年中の無礼を詫びて感謝の気持ちを伝え，年長者から祝福の言葉をかけてもらう儀式である．学生は実習スケジュール上，たまたまそこに居合わせたにすぎなかったのだが，全体儀式が終わると誰に言われたわけでもないのに三々五々に散らばって，高齢の通所者の足元に跪き，頭をたれて祝福を請い始めた．

　「障害老人」が「長老」に変転した瞬間であった．

11・2　社会問題としての老い

　日本では，1950年代から始まった高度経済成長に代表される著しい社会の産業化とともに，寿命が飛躍的に延び，急速な人口の高齢化が進んだ．テクノロジーの発達や，大量生産方式の普及は，経験の積み上げによって得られる熟練労働や職人的な腕前，勘といったものを周辺に追いやった．定年退職制度は，ある年齢に達することそのものが社会的地位や収入を低下させ，アイデンティティの危機を招くことを意味するのだという考えを，社会に浸透させた．

　このような高度産業社会のなかで，高齢者は「社会活動の主体になる機会をうばわれた，養われる者，ケアされる者，治療される者といった受動的な存在」（栗原，1994）になり，特に人口に占める割合の増大とともに，若い世代に社会的・財政的な負担を強いる否定的存在，社会問題的存在とみなされるようになった．2025年に75歳以上の後期高齢者の全人口に対する割合が18%を超え，65歳以上の割合は30%を超えることが予測されているが，この人口高齢化率の上昇がもたらす社会・経済への影響が「2025年問題」と呼ばれ語られていることも，その表れといえよう．

　高齢者は社会のお荷物であり，存在そのものが問題であるとの認識は，高齢者にも内面化される．長く生きること自体が祝福に値するとはみなされず，社会に迷惑をかけずに，生涯現役であり続けることや健康寿命の延長にむかって努力する姿が，高齢者の生き方として賞賛され，高齢者の支持を集める．歳をとっても健康を維持し活動し続けたい，という願いは否定されるものではない．しかしどこかで，そうあらねばならない，になっていないか．老いの社会問題化の捉え直しが，老いの肯定ではなく，老い衰えることの先送り，今風の表現を借りれば，老いの「見えない化」になっていないか．

11・3　老いの人称

　ノンフィクション作家である柳田邦男が，息子の死に直面し綴った著書の中で提唱した「死の人称」は，今では広く知られている．すなわち，自分の死である「一人称（私）の死」，家族など人生と生活を分かち合った人の「二人称（あなた）の死」，第三者の立場から冷静にみることのできる「三人称（彼・彼女，ヒト一般）の死」である（柳田，1995）

　これになぞらえれば，ひとの老いにも「一人称の老い（自分の老い）」，「二人称の老い（親や配偶者など親しい人の老い）」，「三人称の老い（ヒト一般の老い）」があるといえよう．先に述べた，社会問題として語られる老いが三人称の老いとするならば，老親や配偶者などの介護体験は「二人称の老い」，高齢者自身の語りは「一人称の老い」である．近年この「一人称の老い」をテーマにした本が増えている．100歳を過ぎた語り手もめずらしくない．本だけではない．老医師が自分自身の老いや病いを公開し，体験を語るドキュメンタリー映像が反響を呼んだりもする．一人称といっても，自分の体験や感情を誰かに伝えるためには，言葉にするプロセスが必要であるし，出版物や放映作品には何らかの意図にそった編集が施されていたりもするので，一人称というよりも一人称半の老いと表現したほうがふさわしいかもしれない．

作業療法士は専門職として，対象者を自分でも身内でもない「三人称」の視点で評価し，目標設定や介入手段を説明する．それができなければ専門職とはいえない．ではそれだけでよいか．柳田は脳死の息子を病院で看取ったときの体験から，「科学的・客観的判断と行為ができると同時に，苦悩する患者・家族に寄り添うことを大事にする接し方」が専門家には必要であると説き，それを三人称と二人称の間の「二・五人称の視点」と表現した（柳田，2002）．

　筆者は「一人称の老い」の戸口にいる者のひとりとして，若い作業療法士にはこの「二・五人称の視点」の獲得をめざしてほしいと願う．客観性と主観性，論理性と共感，事実の一般化と個別の物語（鷲田，2013），これらの間を行き来できる作業療法士に，自分がやがて対象者になったときには出会いたい．専門書をひもとく傍らで，自らの老いや親しい人の老いを描いた本や映像作品にたくさん触れ，あなたの身近な人が語る体験談にも耳をすませてほしい．

　「二・五人称の視点」で老いとらえた良書として，ガワンデ Gawande A の『死すべき定め』を挙げておく．米国のインド系医師による，老いとその先にある死についてのノンフィクションである（Gawande, 2016）．

● 11・4　老いの多様性

　南米大陸の中央部にパラグアイという小国がある．日本から最速でも 30 数時間，最低 2 回飛行機を乗り継がないとたどり着かない，文字どおり地球の裏側にある内陸国である．そこには主に戦後の移民に連なる日系人が数千人暮らしている．浅海は，優に 80 歳を過ぎた一世の人たちを支援する名目で，彼の国に滞在したことがある．アマゾンから続く密林を斧一本で切り開き，日本から持ってきた種で野菜や穀物を育て，と思ったらバッタの大群に全部食われ，という開拓の艱難辛苦の物語は，「うちの土地はあそこまで」と，緑に輝く大豆畑の地平線を指さされた日には想像もつかなかった．

　第一世代は日本生まれ．多文化国家のなかにあって，自分たちのアイデンティティである日本の文化をとても大事にしている．食文化はもとより（大豆が豊富に生産されているので，味噌，醤油，豆腐，納豆には事欠かない），子どもや孫への日本語教育，太鼓や踊り，演歌のカラオケ，ゲートボール大会等々．いつも NHK 放送を見ているから，日本発の介護予防の知識も豊富だ．暑さが厳しい気候であるが，医療サービスが行き届かないお国柄なので，自分の健康は自分で守るという態度が染みついている．食事，運動，人とのつながり．人々の日本との行き来もこちらの予想以上に頻繁で，彼らの会合に出席すれば，そこには日本以上に日本的な社会があった．

　一世の人たちの底力を感じたのは，異なる移住地の老人会が集まって催された交流食事会でのこと．海がなく牛の数が人より多い国であるから，なにかというと牛肉のバーベキューが登場する．日本のステーキのようなペラペラなものを想像してはいけない．脂身を切り落とした噛み応え十分な赤身の肉塊を，岩塩だけを味つけに時間をかけて炭火で焼く．それがお昼にどーんと出た．80 過ぎのしかも女性が多い集団である．入れ歯の人も多い．どうなることかと見ていたら，皆さん一斉にフォークとナイフを持って，各自のお皿に置かれた握りこぶし 2 つ分くらいの大き

さのお肉を，おいしいおいしいと，ぺろりと平らげてしまわれた．斧一本でやってきて，今や世界の大豆相場が相手というこの人たちには，自分の老いの面倒ぐらい自分でみるという，人間としての迫力が備わっていることを，痛感させられた光景であった．

11·5　ひとの老いと作業療法

　健康科学や医療やテクノロジーがいくら進んでも，ひとは老い衰えることから免れることはできない．自分がどういう老いを迎えるのか，本当のところは誰も予測することはできない．誰もが直面する可能性をもつ，"動かない身体""働かない頭"に耐えつつ老いを生きるということに，わたしたちが意味を見いだせないならば，老いゆくひとに作業療法は届いていかない．

　木下（1997）は，援助する側に立つ者が，高齢者を，それまでの時代を刻印した生活歴をもつ一人の人として理解し，援助行為を媒介として高齢者が生きてきた歴史を若年世代が継承していくという両者の関係性そのものに，それぞれの個人にとっての老いの意味を超えた，老いの社会的意味があると述べている．

　老いゆく人の，心と身体に刻まれた人生の物語に耳を澄ませ，心を寄せることによって，自分自身が避けがたく影響されるという経験．それぞれの人がそれぞれの人らしい生活を送るために作業療法を役立てることが私たちの責務なのだけれども，そのなかで多くの年月を生き抜いてきた人たちから，生きることの深みと面白さ，自分の人生に向き合うために必要なたくましさを分けていただいているという実感．

　ひとが生きてゆくことの引き継ぎと受け継ぎ，そこに身を置いて立ち会えること，老年期作業療法の魅力はこれに尽きる．

引用文献

Gawande A（原井宏明・訳）（2016）．死すべき定め—死にゆく人に何ができるか．みすず書房（原著は Gawande A（2014）. Being motal medicine and what matters in the end. Metropolitan Books）．
木下康仁（1997）．ケアと老いの祝福．勁草書房．
栗原　彬（1994）．人生のドラマトゥルギー．岩波書店．
宮田　登（1996）．老人と子供の民俗学．白水社．
柳田邦男（1995）．犠牲　わが息子・脳死の 11 日．文芸春秋．
柳田邦男（2002）．言葉の力，生きる力．新潮社．
鷲田孝保（2013）．作業療法における作品づくりの意味．OT ジャーナル 47，110-113．

改訂第3版　あとがき

　初版を出すのに6年かかり，それから15年たってやっと全面改訂して第3版を終えた．合わせると20年以上かかっていることになる．私たち二人のスタートとなった初版のあとがきを見ると，多くの方々のお蔭でこの本が生まれたことが昨日のことのように思い起こされる．あらためて感謝の気持ちでいっぱいである．その流れのなかに第3版がある．

　今度はもう少し薄い本にしようと思って改訂作業を始めたが，「はじめに」にあるように，あれもこれもと入れるうちに，内容が広がってしまった．これには3つの理由がある．

　一つ目の理由は，高齢者人口が漸増し，認知症も700万人を超えると推計されることから，社会も国も大きく動いている．私たちもそのなかにあって，いまできることをするべきだと思ったからである．理由の二つ目は，たとえ未熟であっても20年目にたどり着いたことを書き残しておけば，次の世代の人は，それを取捨選択し，内容を発展させていくだろうと考えたからである．そして，3つ目は，著者の浅海が海外で高齢者の生き方に接し，作業療法のあり方を体験したことは，私たちの議論のなかでは大きな影響を及ぼし，修正を迫られ，勉強になった．このことは，老年期作業療法の考え方には，日本だけでなく，文化を超えた普遍的なものもあるのかもしれない，と感じたからである．この3つのことが改訂に向き合う私たちの推進力になった．

　本書の読者は初学者である学生を想定しているのだが，20年もかかって書いている内容を押し付けるつもりはなく，若い人なりに考えて自分らしいスタンスをもって臨床に出てほしいと思っている．その気になれば，臨床でさらに学ぶことができる．老年期は，特有の作業療法技術があるのではなく，作業療法は変わらないが，対象者にこそ魅力があり，深みがあることを知ってほしいと願っている．人間はみな老いていくのである．

　最後に，いつも静かに私たちのそばにいて，粘り強く話を聞き，励ましてくださった三輪書店の佐々木理智様に，著者二人より，心よりお礼申し上げます．また長い間，見守り，この本を出し続けてくださった，社長青山　智様にも感謝いたします．

　私たちは，本書を書きながら多くのことを学びました．皆様にも少しでも得ることがあるように願っています．

2018年7月　　　守口恭子

索　引

【欧文】

α シヌクレイン　77
ADL における不自由　50
ADL の遂行支援　129
　　——，FIM　91,129
　　——，ICF　129
　　——，置けるてすり　131
　　——，木のスプーン　130
　　——，セルフケア　129
　　——，洗濯ばさみで薬袋を立てる　131
　　——，高さ可動式車椅子用テーブル　130
　　——，立ち上がりのある皿　130
　　——，針金ハンガーを折り曲げた簡易軽量リーチャー　132
　　——，服薬カレンダー　132
　　——，太い柄のスプーン　130
　　——，ペンダント形式の通報ボタン　133
　　——，ポータブルトイレ（腰掛便座）　131,137
　　——，前見ごろにブローチをつける　131
　　——，ループ式取っ手付きはさみ　132
Arking R　53
BBS　98
BI　93
BPSD に対する向精神薬使用ガイドライン　75
Butler RN　171
CDR　100,102
COPM　10
DASC-21　106
DSM-5　72,92
Elias N　150
Erikson EH　65
FAST　100
Feil N　177
FIM　91,129
FRT　96
Havighurst RJ　65
HDS-R　99

Horn と Cattell の理論　61
IADL　94
　　——における不自由　51
IADL の遂行支援　133
　　——，自動車運転　133
　　——，代行サービス　134
ICD-10　72
ICF　3
　　——の概念図によるまとめ　110
　　——の活動と参加　4
　　——の構成要素間の相互作用　4
Kielhofner G　8
Kitwood T　176,226
Lawton 手段的 ADL 尺度　95
MMSE　100
MOCA-J　100
MOHO　8
MTDLP　87
Peck R　65
PGC モラールスケール　96,97
SDS　104
SF-36　96
　　——の下位尺度　98
Timed "up and go" test　99
Type II 線維　59
VI　103
WAIS（ウェクスラー成人知能検査）　61
Zarit 介護負担尺度日本語版　104,105

【あ】

アーキング　53
アームサポート　124
アイデンティティの危機　235
悪性の社会心理　226,227
朝の集い　125,126
アニマルセラピー　175
　　——，金魚や熱帯魚　176
　　——，社会的効果　176
　　——，乗馬療法　176
　　——，心理的効果　176
　　——，生理学的効果　176

　　——，動物介在活動　175
　　——，動物介在療法　175
アルツハイマー病　75
　　——，喚語困難　76
　　——，既知化　76
　　——，偽会話　76
　　——，焦燥感　76
　　——，なじみの関係　76
　　——，徘徊　76
　　——，もの盗られ妄想　76
　　——，老人斑　76
アルツハイマー病のリスク　192
　　——，短期記憶障害　192
　　——，もの盗られ妄想　192
アレン認知レベルテスト　108
アロマセラピー　178
　　——，精油　178
アンダーソンの基準　182

【い】

家制度　196
意味ある作業の確認表　19
意欲の指標（VI）　103
インターネット利用率　71
インフォーマルサポート　210
インフォーマルサポートの担い手　216
　　——，介護家族の会　216
　　——，家族　216
　　——，患者会　216
　　——，ケアマネジャー　217
　　——，地域の住民　216
　　——，ボランティア活動組織　216
　　——，民生委員　217

【う】

うつ性自己評価尺度（SDS）　104
姥捨ての伝承　234

【え】

柄澤式老人知能の臨床的判定基準　103

エストロゲン　58
エピソード記憶障害　74
エリアス　150
エリクソン　65
　──の心理社会的人生段階　65
園芸　173
　──，命を育む喜び　174
　──，花見　173
　──，紅葉狩り　173
　──，役割　174
炎症性サイトカイン　59
援助対象としての介護家族　206
　──，介護技術の指導　207
　──，介護者の腰痛　206
　──，障害と能力についての理解の促進　206
　──，心理的サポート　207

【お】

老い　235
　──，一人称の　235
　──，三人称の　235
　──，二人称の　235
　──の社会問題化の捉え直し　235
オレオレ詐欺　189
音楽療法　173
　──，体操の振り付け　173
　──，土地の民謡　173
　──，昔の唱歌　173

【か】

介護　196
　──，遠距離　196
　──，家族　199
　──，男性　198
　──，別居　196
　──，老老　198
　──して良かったと思うこと　202
　──者の続柄　197
　──の社会化　203
　──疲労　196
　──離職　198
介護家族
　──，援助対象としての　206
　──，苦労　199
　──，高齢者への親近感　201

　──，自己成長感　202
　──，負担感　201
　──，役割充足感　202
介護サービスの種類　34
介護支援専門員（ケアマネジャー）　33，86
介護保険制度　32
　──，給付対象の福祉用具　137
　──，住宅改修　143
　──で作業療法士の配置が記されている事業　35
　──における介護サービス利用までの流れ　35
　──のしくみ　33
　──の設立理由　32
　──の導入　32
　──の理念　32
介護保険被保険者に占める要支援，要介護の認定者　29
介護予防・日常生活支援総合事業　17
外出・旅行　166
　──，意味のある作業　166
　──，下見　167
　──，準備　167
　──，報告会　167
概日リズム　92，118
　──障害　125
回想　171
　──，グループ　172
回復期　16
過活動膀胱　58
家族介護　199
　──，家族内の葛藤　198
　──，家族崩壊　198
活性酸素　59
活動と休息のリズム　118
活動と参加に焦点を当てたリハビリテーション　39
活動理論　68
カテコールアミン　58
カナダ作業遂行測定　10，84
カナダ作業遂行モデル　9，84
　──，作業遂行と結び付きのカナダモデル（CMOP-E）　10
　──におけるクライアント中心の実践　10
家父長制家族　196
カルシトニン　58

感覚記憶　63
観察で得られる情報例　90
観察評価　90
甘味　56

【き】

キーフホフナー　8
記憶　62
　──，感覚　63
　──，宣言的　63
　──，短期　63
　──，長期　63
　──，手続き　63
　──，展望　64
　──，非宣言的　63
　──の分類　63
キットウッド　176，226
機能訓練事業（通所事業）　31
機能訓練事業の手引書　31
機能訓練施行と循環器症状の注意　182，183
機能的上肢到達検査（FRT）　96，98
機能的自立度評価法（FIM）　93
基本的な座位姿勢の指標　121
虐待を行った養護者の続柄　218
キャラバン・メイト養成研修　218
嗅覚　56
救急時
　──，応急手当の手順　188
　──，人工呼吸法　187
　──，心マッサージ　187
急性期　16
協働　211
興味・関心チェックシート　39，40，87，159
緊急時・災害時　188
　──，災害時要援護者支援の手引き　189
緊急時の対応の手順　189
筋線維数　59

【く】

クッション　125
クリニカルリーズニング（臨床推論）　8，84
グループ回想　172

241

車椅子座位姿勢のくずれ　121

【け】

芸術療法　174
　　——，絵画制作　174
　　——，カタルシス効果　174
　　——，芸術療法研究会　174
継続性理論　68
軽度認知障害（MCI）　72，100，
　　104
化粧療法　178
血管性認知症　76
　　——，仮性球麻痺　77，192
　　——，血管の病気　76
　　——，社会適応能力　76
　　——，性格の尖鋭化　198
　　——，リスク　192
結晶性知能　61，62
健康寿命と平均寿命　29
見当識障害　74
権利擁護（アドボカシー）　238

【こ】

抗精神病薬　75
向精神薬　75
拘束率　225
高齢者が介護を頼みたい相手
　　204
高齢者虐待　226
　　——にあたる行為　226，228
高齢者虐待の防止，高齢者の養護
　　者に対する支援等に関する法律
　　（高齢者虐待防止法）　226
高齢者権利擁護等推進事業　225
高齢者の状態像　15
　　——，終末期における　22
　　——，生活期における　21
高齢化の推移　28
高齢者のための国連原則　2，3，
　　224
高齢者保健福祉施策　30
語音の弁別　56
国際疾病分類第10版（ICD-10）
　　72
国際生活機能分類　2，4，110
骨萎縮　59
骨量　59
異なる場所で働く作業療法士間の

連携　215
コラーゲン　59

【さ】

最大酸素摂取量　57
在宅訪問　45
　　——，医学的インシデント・ア
　　クシデント　46
　　——における作業療法　45
作業同一性　9
作業に必要な心身機能の強化
　　127
作業面接　89
作業療法
　　——，在宅訪問における　45
　　——，長期滞在型の施設での
　　42
　　——，通過施設での　42
　　——，通所施設における　43
　　——，入院・入所施設における
　　41
　　——の介入　42
作業療法ガイドライン2012年版
　　15，84
作業療法士自身の用い方　157
支えあい集団の中での役割　153
　　——，集団の効果　154
　　——，相互支援の役割関係
　　154
　　——，パラレルな場　154
　　——，ピアサポート　154
　　——，ピアサポートの関係づく
　　りの介入技術の原則　155
座面シート　124
サルコペニア　185
三人称の老い　235

【し】

シーティング　120
シーティング技術　120，125
色覚　55
四季と行事　165
自己決定権　230
自宅内事故の危険性がある物品
　　142
している ADL　93
自動車運転　133
死の人称　235

習慣化　9
住環境整備の手順　144
就業　69
住宅改修
　　——，介護保険の給付対象とな
　　る　143
　　——，段差解消機の例　143
　　——費，介護保険制度における
　　143
集団の効果　154
終末期　16，22
　　——，日本老年医学会の「立場
　　表明」　22
　　——に実施される作業療法　23
　　——リハビリテーション（大田
　　の）　22
儒教倫理　196
趣味活動　160
　　——，新しい体験への挑戦
　　161
　　——，手工芸　161
　　——，陶芸　161
　　——，パラレルな集団場面
　　163
　　——，木工　161
趣味・娯楽の種類　70
生涯現役　235
障害高齢者の日常生活自立度（寝
　　たきり度）判定基準　106
障害者の日常生活及び社会生活を
　　総合的に支援するための法律
　　（障害者総合支援法）　138
情報収集　86
褥瘡　186
　　——，虚血性皮膚壊死　186
　　——，血流障害　186
　　——，好発部位　186
　　——，発生のリスク　187
人格特性の年齢比較　67
人格の生涯発達理論　64
　　——，エリクソン　65
　　——，ハヴィガースト　65
　　——，ペック　65
人権　224
神事を司る巫女や翁　234
人生の物語　237
身体機能の加齢変化　54
身体拘束
　　——，やむをえない状況の3原
　　則　225

——禁止の対象となる具体的な
行為 225
——ゼロ作戦推進会議 224
——ゼロの手引き—高齢者ケア
にかかわるすべてのひとに
224
——の禁止 186,224
——予防ガイドライン 225
心拍数 57
心理的サポート 207

【す】

スライディングボード 139

【せ】

生活期 16
生活行為聞き取りシート 87
生活行為向上マネジメント 85,
87
生活行為向上リハビリテーション
39,85
生活行為の考え方 5
生活行為の分類 4
生活のなかのリスク管理 188
成年後見制度 228,229
生理機能の加齢変化 54,55
生理的老化 54
セーフティネット 198
脊柱後弯症 121
宣言的記憶 63
全国抑制廃止研究会 225
仙骨座り 121
潜在的作業療法ニーズ 213
全体像例 110
前頭側頭型認知症 77
——，意欲の低下 77
——，影響されやすさ 77
——，常同行動 77
——，食行動異常 77
——，立ち去り行動 78
——，パターン化 77
——，反社会的な行動 77
——，病識の欠如 77
——，無関心 77
——，抑制の外れた行動 77
——，リスク 192
専門職連携教育 215
せん妄 74

【そ】

祖霊 234
存在役割 150

【た】

体温調節 58
代行サービス 134
対象者との出会いと終了 14
対象者の状態像区分 16
——，急性期，回復期 20
——，予防期 16
対象者の全体像 85,109
体操 126
——，頭の 127
——，顔の 127
——，臥位 127
——，動作の模倣ができない場
合 127
——，二重課題 127
——，ラジオ 126
——，立位 126
第2号被保険者の特定疾病 36
タクティールケア 178
——，スウェーデン 178
——，肌と肌のコミュニケー
ション 178
多職種チームモデル 213
——，インターディシプリナ
リー・モデル 214
——，トランスディシプリナ
リー・モデル 214
——，マルチディシプリナ
リー・モデル 214
多職種によるチームワークに必要
な要素 224
脱水 184
——，一日の経口水分摂取量
184
——，口渇感 184
——，体内総水分量 184
短期記憶 63

【ち】

地域づくり 217
——，認知症カフェ 219
——，認知症施策推進5か年計
画（オレンジプラン） 219

地域に働きかける 218
——，キャラバン・メイト養成
研修 218
——，高齢者の地域活動を支援
する人の育成 218
——，「認知症サポーター」養成
事業 218
地域包括ケアシステム 36,37
地域リハビリテーション活動支援
事業 36,37
知的活動 164
——，インターネット 164
——，カルチャー教室 164
——，講演会 164
——，講座 164
——，大学 164
長期記憶 63
長期滞在型の施設での作業療法
42
長老 234

【つ】

通過施設での作業療法 42
通所施設 43
——，活動内容 44
——，目的 43
通所施設における作業療法 43

【て】

低栄養 184
——，血清アルブミン 184
——，サルコペニア 185
——，の要因 184
定型RO 125
定年退職制度 235
ティルト機能 124,125
できるADL 93
テクノエイド協会 141
テストステロン 58
手作り自助具のアイデアと作り方
141
手続き記憶 63
転倒・骨折 185
——，介護予防事業 185
——，身体拘束の禁止 186
——，転倒事故の発生場所
185
——，転倒のリスク 186

243

転倒の予防　144
　　——，床材の変更　144
　　——，床上の障害物の撤去
　　　144
　　——，段差の解消　144
　　——，手すりの設置　144
　　——，目印や明るい照明　144
　　——のための身体拘束　186
展望記憶　64

【と】

当事者活動の支援　219
動物介在活動　175
動物介在療法　175
ドールセラピー　179
　　——，オーストラリア　179
　　——，ダイバージョナルセラ
　　　ピー　179
特定疾病　36
トップダウンアプローチ　11

【な】

ナオミ・フェイル　177

【に】

日常生活自立支援事業　229
　　——，実施主体　229
　　——，対象者　229
日常生活用具給付等事業　138
二・五人称の視点　236
日本国憲法第11条　224
日本語版 MOCA-J の検査用紙
　　101
日本老年医学会の「立場表明」
　　22
入院，入所施設　42
　　——における安全管理の重視
　　　42
　　——における作業療法　41
尿失禁　58
任意後見制度　228
人間作業モデル　8
認知症　72
　　——，居場所　73
　　——，介護家族の負担軽減
　　　147
　　——，住環境整備　146

　　——，生活の自立性　147
　　——，慣れ親しんだ生活　147
　　——とせん妄の区別　74
　　——の原因疾患　73
　　——の行動・心理症状（BPSD）
　　　74
　　——の診断基準　72
　　——の中核症状　74
　　——の有病率　73
認知症カフェ　220
認知症高齢者の日常生活自立度判
　　定基準　106,107
認知症サポーター養成事業　224
認知症施策推進5か年計画（オレ
　　ンジプラン）　219
認知症施策推進総合戦略（新オレ
　　ンジプラン）　38,73
認知症のある人の余暇活動　168
　　——，誘い水作業　169
　　——，なじみの活動　168
　　——，満足感　168
　　——，昔とった杵柄　168
認知症のある人のリスク管理
　　190
　　——，異食　191
　　——，記憶障害　191
　　——，見当識障害　191
　　——，失語　191
　　——，生活小物を置かない
　　　191
　　——，徘徊　191
認知症予防教室プログラム　18

【ね】

ネグレクト　198
年中行事　165
年齢差別（ageism）　16

【は】

バーセル指数（BI）　93
パーソンセンタード・ケア　176,
　　226
　　——，悪性の社会心理　226,
　　　227
　　——，キットウッド　176,177,
　　　226
　　——，心理的ニーズ　176
　　——，認知症ケアマッピング

　　　177
　　——，パーソンフッド（per-
　　　sonhood）　176,226
　　——，マッパー　177
徘徊　76
背筋力　60
排尿困難　58
廃用症候群　79
　　——の悪循環　79
ハヴィガースト　65
　　——の発達課題　66
パチニ小体　57
バックサポート　123,124
バトラー　171
パラレルな場　154
バリデーションセラピー　177
　　——，14のテクニック　177
　　——，ナオミ・フェイル　177
　　——，4つのステージ　178
反応時間　60

【ひ】

ピアサポート　154
　　——の関係づくりの介入技術の
　　　原則　155
光療法　119
非宣言的記憶　63
非定型 RO　125
ひとの老い　234
　　——，引き継ぎと受け継ぎ
　　　237
ヒヤリ・ハット事例　142
病的老化　54

【ふ】

ファイブ・コグ　104
副甲状腺ホルモン　58
福祉用具　135
　　——，介護保険の保険給付の対
　　　象となる　137
　　——，買い物袋用グリップ
　　　136
　　——，車椅子クッションのカ
　　　バー　140
　　——，滑り止めマット　136
　　——，スライディングボード
　　　139
　　——，電動ベッド　139

——，取り外し式のアームサ
ポート・フットサポート付き
車椅子　139
——，日常生活用具給付等事業
138
——，ベッド用手すり　139
——，ボトルオープナー兼プル
トップオープナー　136
福祉用具の研究開発及び普及の促
進に関する法律　136
物理的環境の整備　141
——，介護者の負担が増す変更
145
——，介護保険の給付対象とな
る住宅改修　143
——，高齢者が慣れ親しんだ環
境　145
——，住環境整備の手順　144
——，将来の身体機能の低下
144
——，生活空間の模様替え
148
——，段差解消機　144
——，手掛かりの提供や隠蔽
148
——，同居者の意思を確認
145
——，福祉用具の導入　148
プライミング　63
フリーラジカル説　53
プログラム説　53

【へ】

閉眼片脚立ち　60
ペック　65
——の発達課題　66

【ほ】

放送大学在学者　71
法定後見制度　228,229
訪問指導事業　31
ホッファーの座位能力分類　122,
123,138
ボトムアップアプローチ　11
ホメオスタシス機構　54
ボルグのバランス指標（BBS）
98

【ま】

マイスナー小体　57
マクロファージ　59

【み】

民間伝承　234

【も】

妄想　75
もの忘れ　75

【や】

役割　149
——，支え合い集団の中での
153
——，社会的　149
——，存在　150
——，弟子入り　152
——の自覚　151
——を伴う作業　152

【ゆ】

ユニバーサルデザイン　136

【よ】

養介護施設従事者等による高齢者
虐待　226,228
養護者による高齢者虐待　226,
228
余暇活動　158
——，種目を決定する際の考慮
点　160
——，認知症がある人の　168
4つの喪失　69
予防期　16

【ら】

ライフレビュー（life review）
172

【り】

リアリティオリエンテーション

125
リーズニングの一般的疑問　8,9,
87
リクライニング機能　124
離床の効果　120
リスク管理　182
——，かかりつけ薬局　190
——，片づけ・整理　190
——，車椅子の前輪の可動状態
189
——，生理機能　182
——，多職種の連携　182
——，杖の先ゴム　190
——，福祉用具の維持管理
190
——，服薬　190
——，浴室周辺　190
——，予備力　182
離脱理論　68
流動性知能　61,62

【れ】

霊的な存在　234
レビー小体型認知症　77
——，αシヌクレイン　77
——，幻視　78
——，抗精神病薬に対する感受
性の亢進　77
——，視空間認知障害　78
——，自律神経障害　77,78
——，注意や覚醒レベルの変動
77
——，転倒の危険性　77
——，パーキンソン症状　78
——，幻の同居人　78
——，レム睡眠行動障害　78
レビー小体型認知症のリスク
192
——，ガラスに紙を貼る　192
——，幻視　192
——，引き金になるものを片づ
ける　192
レミニセンス（reminiscence）
172
連携　158,211
——，異なる場所で働く作業療
法士間の　215
——のプロセス　211
——を円滑にする機能　212

245

連携相手 210
連携相手としての家族 204
　——，介助技術を指導する
　　204
　——，家族からも情報収集する
　　205
　——，家族の相談 205
　——，作業歴の把握に役立てる
　　205
　——，自宅の環境整備の案を提
　　示する 205

【ろ】

老化 53
　——，生理的 54
　——，病的 54
老視 55
老人性痴呆疾患治療病棟 31
老人性痴呆疾患デイ・ケア 31
老人性痴呆疾患療養病棟 31
老人性難聴 56
老人性白内障 55
老人の知恵 62

老人保健法 30,31
　——，機能訓練事業（通所事業）
　　31
　——，機能訓練事業の手引書
　　31
　——，訪問指導事業 31
老年期への適応理論 68
老研式活動能力指標 95

【わ】

私のことを知ってねノート 19

〈著者略歴〉

浅海奈津美（あさみ　なつみ）

1956 年　東京都生まれ.
1978 年　都立府中リハビリテーション専門学校作業療法科卒業.
作業療法士として日本鋼管病院，東京都老人医療センター，東京都リハビリテーション病院，渋谷区あやめの苑代々木（特養，高齢者在宅サービスセンター）などに勤務. 1996 年立教大学大学院社会学研究科修士課程修了. 2000 年北里大学医療衛生学部リハビリテーション学科作業療法学専攻専任講師. 2009 年ホームレス支援組織にて介護支援専門員. 2013 年より 2 年間 JICA 日系社会シニアボランティアとしてパラグアイの日系社会高齢者支援. 2016 年より 2 年間 JICA 海外シニアボランティアとしてタイのチェンマイ大学医療技術学部作業療法学科にて活動.
趣味：冒険ノンフィクションを読む，染織の手仕事にうっとりする，能を観ながらうたたねする，ジャンルを問わず上手い演奏に感動する.
著書：『生活場面から見た福祉機器活用術』（分担執筆，中央法規出版），『作業―その治療的応用　改訂第 2 版』（分担執筆，協同医書出版社），『地域作業療法学』（標準作業療法学シリーズ，分担執筆，医学書院），『臨床判断学入門』（分担執筆，協同医書出版社）など.

守口恭子（もりぐち　きょうこ）

1950 年　東京都生まれ，広島県育ち.
大学を卒業後，出版社勤務 10 年を経て，1983 年国立療養所東京病院附属リハビリテーション学院に入学，作業療法士を目指す.
卒業後は，長谷川病院（精神科作業療法），老人保健施設枚岡の里勤務の後，1991 年，国際職場交換研修生として米国テネシー州の高齢者施設で研修. 帰国後，高齢者在宅サービスセンターシャローム南沢に勤務する. 1996 年北里大学医療衛生学部リハビリテーション学科作業療法学専攻専任講師. 2001 年筑波大学大学院教育研究科修士課程修了. 2003 年健康科学大学作業療法学科教授. 2016 年 3 月定年退職，名誉教授となる. 認定作業療法士，専門作業療法士（認知症）.
趣味は，音楽を聴くこと，童話を読むこと. ひまな時間には，刺繍などの手仕事をするのが好き. 毎朝，スープをつくるのが楽しみ.
著書：『高齢期における認知症のある人の生活と作業療法第 2 版』（三輪書店），『作業療法実践の仕組み（事例編）』（分担執筆，協同医書出版社），『高齢者総合的機能評価ガイドライン』（分担執筆，厚生科学研究所），『着る・装うことの障害とアプローチ』（分担執筆，三輪書店），『認知症高齢者の作業療法の手引き』（共著，ワールドプランニング），など.

老年期の作業療法　改訂第 3 版

発　行	2003 年 12 月 1 日　第 1 版第 1 刷
	2004 年 8 月 27 日　第 1 版第 2 刷
	2005 年 3 月 20 日　第 2 版第 1 刷
	2008 年 3 月 15 日　第 2 版第 4 刷
	2009 年 3 月 30 日　第 2 版増補版第 1 刷
	2018 年 2 月 1 日　第 2 版増補版第 6 刷
	2018 年 8 月 30 日　改訂第 3 版第 1 刷ⓒ

編　者　鎌倉矩子・山根　寛・二木淑子

著　者　浅海奈津美・守口恭子

発行者　青山　智

発行所　株式会社 三輪書店

〒 113-0033 東京都文京区本郷 6-17-9　本郷綱ビル

☎ 03-3816-7796　FAX 03-3816-8762

http://www.miwapubl.com

印刷所　三報社印刷 株式会社

本書の内容の無断複写・複製・転載は，著作権・出版権の侵害となる
ことがありますのでご注意ください．

ISBN 978-4-89590-638-8　C 3047

JCOPY　＜（社）出版者著作権管理機構　委託出版物＞

本書の無断複製は著作権法上での例外を除き禁じられています．
複製される場合は，そのつど事前に，（社）出版者著作権管理機構
（電話 03-3513-6969，FAX 03-3513-6979，e-mail：info@jcopy.
or.jp）の許諾を得てください．